Pédiatrie, pédopsychiatrie et soins infirmiers

ÉTUDIANTS

IFSI

DIRIGÉE PAR

Nicole Loraux

Pédiatrie, pédopsychiatrie et soins infirmiers

[illegible]e édition

Brigitte Algranti Fildier

Louis Kremp

Christine Paitrault

Marie-Françoise Rivet

module n°6

Éditions Lamarre

1, rue Eugène-et-Armand-Peugeot

92500 Rueil-Malmaison

Collection dirigée par Nicole Loraux

Le docteur **Brigitte Algranti Fildier** est pédopsychiatre, psychanalyste, lauréate de la faculté Necker-Enfants-Malades. Ancien assistant spécialiste des hôpitaux de Paris et praticien hospitalier en secteur infanto-juvénile, elle donne également des cours à l'IFSI d'Orsay.

Louis Kremp, ancien chef de service de pédiatrie de l'hôpital de Laon, dirige depuis de nombreuses années des ouvrages destinés aux puéricultrices et aux infirmières.

Christine Paitrault, cadre infirmier, enseignante à l'ISFI de la Pitié-Salpêtrière à Paris, a été infirmière en pédiatrie. Elle participe actuellement au module de pédiatrie et encadre les étudiants en soins infirmiers dans différents services recevant des enfants.

Marie-Françoise Rivet, infirmière en pédiatrie, puis puéricultrice, est actuellement cadre supérieur formateur à l'IFSI de la Salpêtrière.

ISBN 2-7573-0022-9

table des matières

Notes

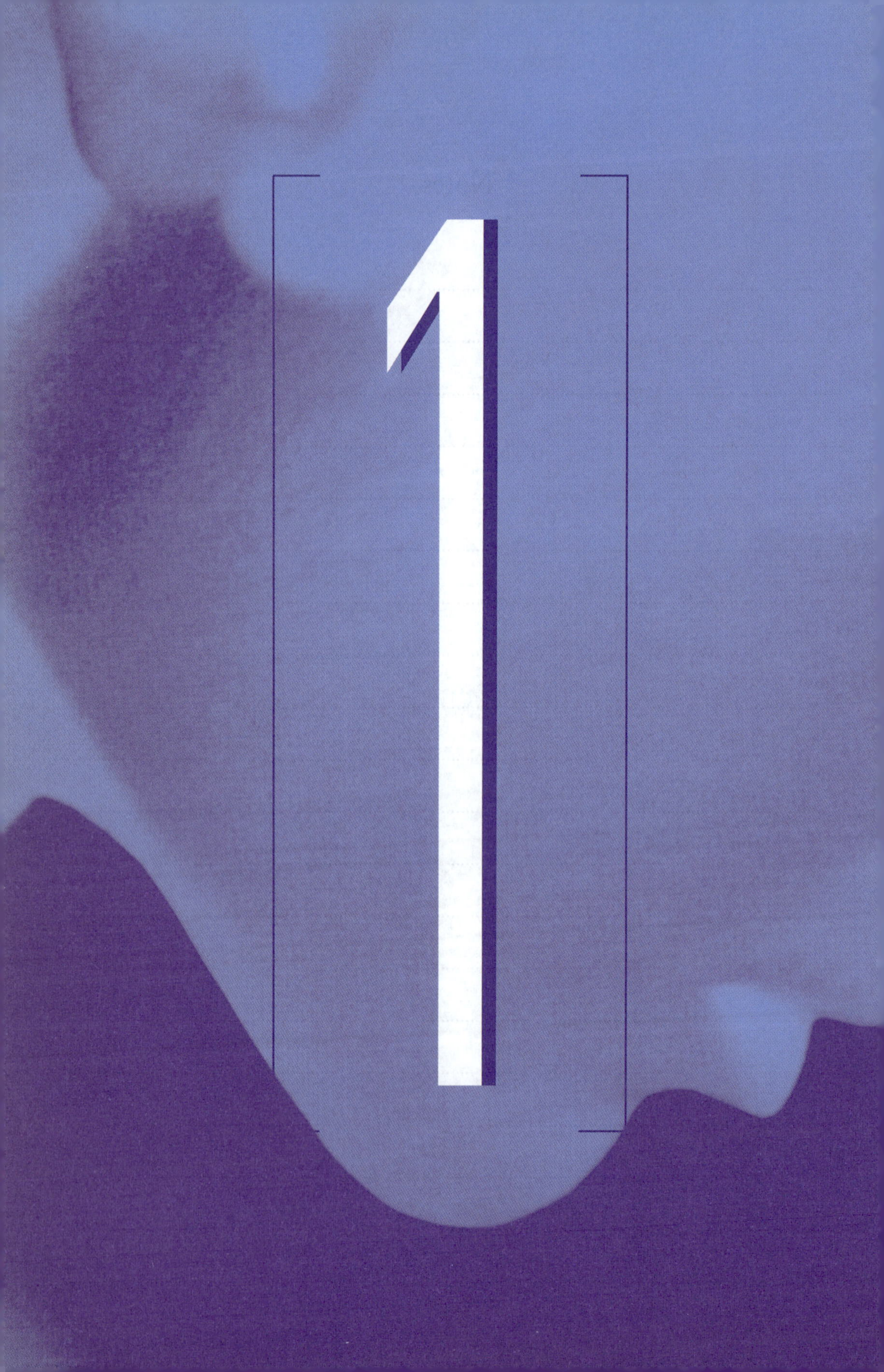

1

Pédiatrie

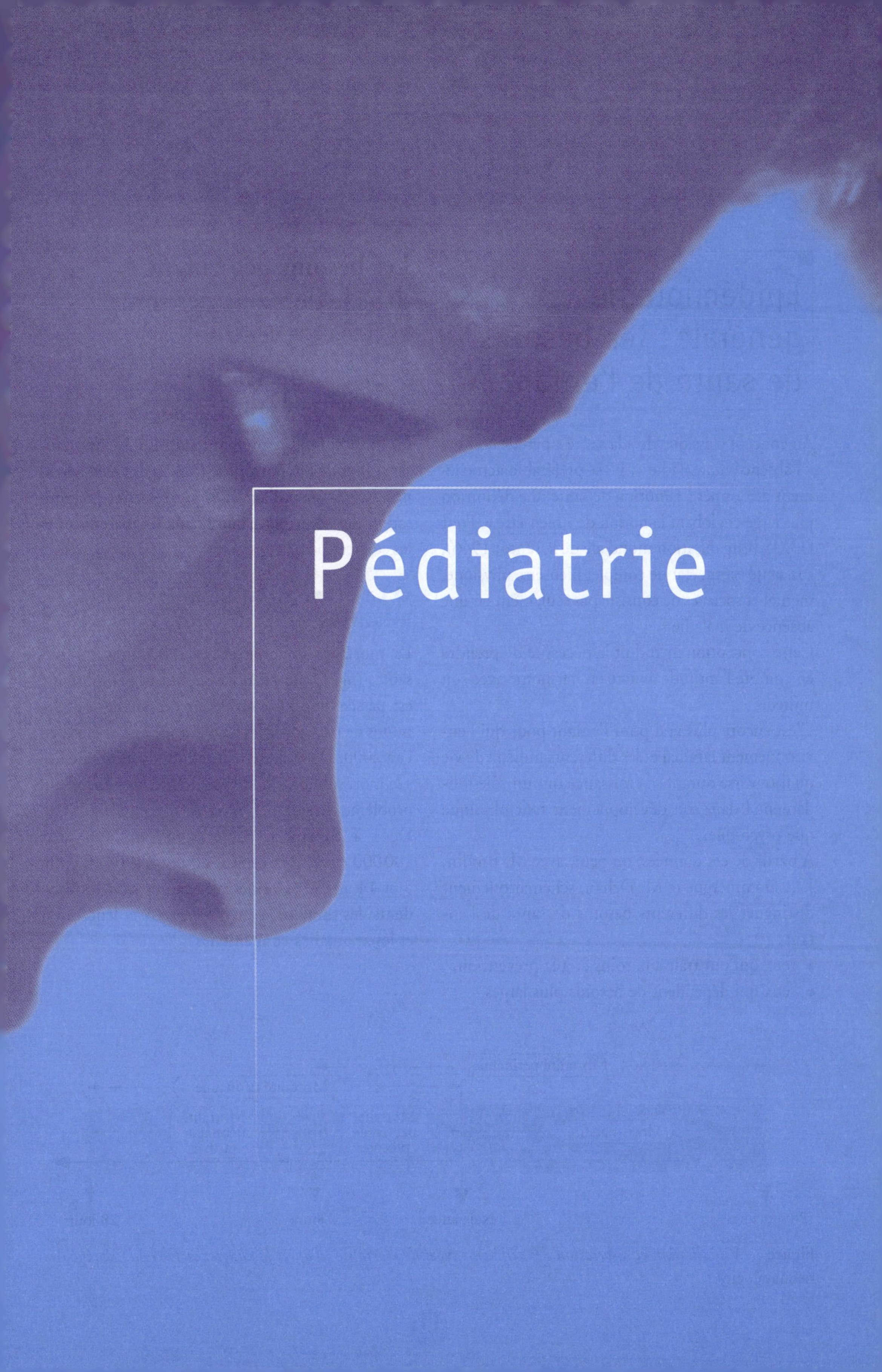

Épidémiologie générale : les besoins de santé de l'enfant

Au concept classique de « la santé » perçue comme « l'absence de maladie », il est préférable actuellement de donner à la notion de santé une définition plus large englobant la notion de « bien-être ». Pour l'OMS (Organisation mondiale de la santé ; 1946), « la santé est un état de complet bien-être physique, mental et social et ne consiste pas seulement en une absence de maladie ».

Cette conception introduit la nécessité de prendre en compte l'aptitude à vivre en harmonie avec son milieu.

C'est encore plus vrai pour l'enfant pour qui l'environnement familial et les différents milieux de vie qu'il traverse durant sa croissance ont un rôle fondamental dans son développement tant physique que psychique.

À partir de ces données, on peut, avec M. Brodin, J.-P. Dommergue et M. Dehan, schématiquement distinguer les différents besoins de santé de l'enfant :

- ceux qui ont trait aux soins et à la prévention,
- ceux qui dépendent de besoins plus larges.

Les besoins de l'enfant dans le domaine des soins et de la prévention

Dans le domaine de la périnatalité

La lutte contre la **prématurité** (4,8 % des naissances) et de l'**hypotrophie** (5,3 % des naissances) nécessite la surveillance des grossesses et l'organisation des soins périnataux dans les maternités et les services pédiatriques.

La prévention de la mortalité infantile

La mortalité infantile et ses différentes composantes *(fig. 1)* ont beaucoup diminué : la mortalité est passée de 40 ‰ au début des années 1950 à moins de 6 ‰ dans les pays européens du Nord en l'an 2000. Dans la première année, la mortalité liée à la mort subite du nourrisson représente encore un problème majeur.

De 1 à 14 ans, les décès sont rares (40 pour 100 000 entre 1 et 14 ans, 20 pour 100 000 entre 5 et 14 ans). Les principales causes sont les **accidents**, les **tumeurs** (système nerveux et leucémies) et les **anomalies congénitales**.

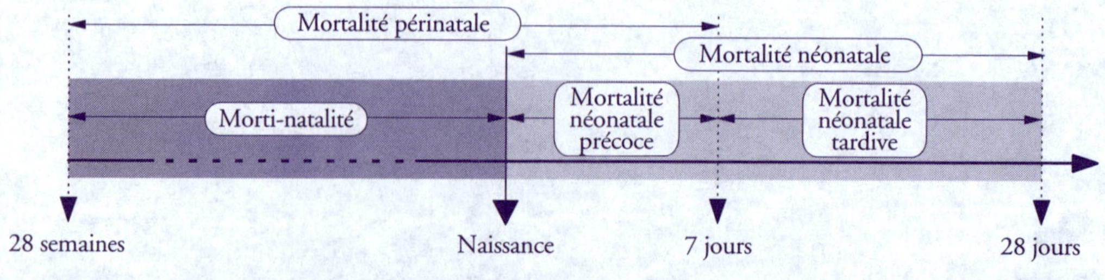

Figure 1 : *Visualisation et association des différents types de mortalité (d'après J. Laugier et F. Gold,* Abrégé de néonatalogie*).*

La prévention de la morbidité

Dans le domaine de la pathologie aiguë

Ce sont essentiellement dans les cinq premières années de la vie, les maladies **digestives** et **respiratoires** souvent d'origine infectieuse, les **traumatismes** et les **intoxications**.

Dans le domaine de la pathologie chronique

Ce sont l'asthme, le diabète, les malformations congénitales, les maladies génétiques, le handicap sensori-moteur ou psychique.

Les besoins de l'enfant dans le domaine du « bien-être »

La prise en compte de la santé de l'enfant passe par l'analyse des facteurs d'inadéquation entre son environnement et l'enfant lui-même *(tab. 1 à 3)* nécessitant :

- la surveillance d'une croissance harmonieuse non seulement de tout ce qui a trait au corps, mais aussi des fonctions motrices, cognitives et du développement psychoaffectif ;
- l'évaluation de son aptitude à s'adapter aux différents milieux de vie, que ce soit dans sa famille, à la crèche, à l'école ou dans les milieux de loisirs.

Les responsables des structures de santé publiques et les pédiatres estiment que l'enfant a besoin d'un « pilote de santé », un « référent coordonnateur » centralisant « la connaissance des problèmes concernant son développement harmonieux en fonction de ses capacités ou de ses éventuels handicaps face à la diversité et à la mouvance des personnes gravitant autour de lui au cours de son développement [1] ». Auprès du pédiatre, l'infirmière a une place spécifique pour activer les réseaux de protection et de soins et aider à la cohérence des actions entreprises en cas de difficulté.

Tableau 1 : *Les besoins de soins (curatifs) de l'enfant (d'après Brodin M., Dommergue J.-P., Dehan M.,* et al. In *: Enseignement et avenir de la pédiatrie. Société française de Pédiatrie/Doin Éditeurs, 1995).*

	Nourrisson	Jeune enfant (2-13 ans)	Adolescent (13-19 ans)
Morbidité courante	Infections respiratoires, ORL et bronchopulmonaires Reflux gastro-œsophagien Gastro-entérites Affections dermatologiques	**Infections respiratoires, ORL et bronchopulmonaires** Gastroentérites Douleurs abdominales récurrentes Terrain allergique Troubles de la statique rachidienne	**Affections respiratoires aiguës** Affections dermatologiques Affection gynécologiques Acné Tentatives de suicides
Maladies chroniques	Asthme Handicaps psychomoteurs Malformations congénitales Tumeurs cérébrales Leucémies	Asthme Diabète Cancers Épilepsie Handicaps psychomoteurs Leucémies	Asthme Diabète Mucoviscidose
Mortalité	Mort subite du nourrisson Traumatismes et accidents Malformations graves non améliorables Tumeurs	Accidents et intoxications Anomalies congénitales (cardio-vasculaires et système nerveux) Tumeurs	Accidents Suicides

1. L'enfant et la société : Brodin M., Dommergue J.-P., Dehan M., *et al. In* : Enseignement et avenir de la pédiatrie. Société française de Pédiatrie/Doin Éditeurs, 1995.

Tableau 2 : *Énumération des besoins de santé de l'enfant en développement (d'après Brodin M., Dommergue J.-P., Dehan M.,* et al. In *: Enseignement et avenir de la pédiatrie. Société française de Pédiatrie/Doin Éditeurs, 1995).*

	Nourrisson	**Jeune enfant (2-13 ans)**	**Adolescent (13-19 ans)**
Médecine préventive et dépistage somatique et psychologique	Promotion de l'allaitement au sein Vaccinations Prévention des carences nutritionnelles et des caries dentaires Dépistages : – anomalies sensorielles – retard psychomoteur – autisme – retard de croissance – troubles somatiques – relation mère-enfant	Dépistage retard de croissance Déséquilibre nutritionnel Troubles du langage Difficultés psychoaffectives Capacités d'apprentissage	Dépistage HTA Contraception Prévention MTS Prévention drogues Problèmes de santé liés à la pratique du sport Croissance et maturation pubertaire Troubles du comportement alimentaire (obésité, anorexie)
Adéquation	Adéquation enfant-famille Adéquation milieu de vie (crèche, nourrice) Compétences parentales Prévention des mauvais traitements Prévention de la mort subite	Relation enfant-famille Adéquation milieu scolaire Instabilité psychomotrice Comportement alimentaire Rythmes de vie Mauvais traitements Violences sexuelles Sport et jeunes enfants	Sévices physiques Violences sexuelles Usage de drogue Difficultés liées au processus de sexualisation Décryptage des « symptômes vagues » Psychopathologie Scolarité et insertion professionnelle

Tableau 3 : *Besoins liés à des conditions de vie particulières (d'après Brodin M., Dommergue J.-P., Dehan M.,* et al. In *: Enseignement et avenir de la pédiatrie. Société française de Pédiatrie/Doin Éditeurs, 1995).*

Famille	Isolement Famille monoparentale ou recomposée Pathologie du VIH
Liés à la société, au milieu	Enfants de migrants : problèmes somatiques particuliers (tuberculose, drépanocytose, VIH, saturnisme) et problèmes psychosociaux spécifiques de la multiculture
Besoins méconnus	Prise en charge de la douleur Prise en charge des phases terminales des enfants cancéreux, handicapés, ou atteints de malformations graves

Notes

vous devez savoir faire...

Actes professionnels

- Préparer autant que possible l'admission de l'enfant hospitalisé.
- Accueillir l'enfant et ses parents à l'admission.
- Favoriser la présence des parents auprès de l'enfant hospitalisé.
- Faire participer les parents aux soins de l'enfant.
- Adapter les soins et les conditions de traitement à l'âge de l'enfant et l'y préparer.
- Favoriser l'endormissement et le sommeil de l'enfant.
- Organiser des activités ludiques et scolaires.
- Répondre aux questions des parents (en dehors des informations strictement médicales).
- Au cours de l'hospitalisation, tenir compte des spécificités liées à l'adolescence.

..donc vous devez savoir :

Connaissances requises

- Expliquer les conséquences psychologiques de l'hospitalisation d'un enfant.
- Citer les signes d'un mal-être affectif chez l'enfant.
- Énumérer les recommandations préconisées dans la circulaire du 1er août 1983 relative à l'hospitalisation des enfants.
- Décrire la conduite à tenir pour favoriser l'endormissement et le sommeil de l'enfant.
- Expliquer le rôle des jeux et citer les jouets et les jeux pouvant être proposés à un enfant en fonction de son âge et de son développement psychomoteur.
- Expliquer le retentissement de la maladie et de l'hospitalisation sur le psychisme de l'adolescent. Expliquer les mesures à prendre pour rendre le séjour de l'adolescent plus agréable en tenant compte des spécificités liées à l'âge.

Soins infirmiers

Introduction

On sait aujourd'hui qu'un enfant ne peut se développer normalement que dans un climat de continuité et de **sécurité affectives**. Il a besoin pour cela de maintenir une relation personnelle étroite, à la fois précoce et ininterrompue, avec quelques personnes proches : sa mère, son père ou une autre personne et, progressivement, son entourage immédiat. C'est seulement à cette condition qu'il peut ressentir la tranquillité et la confiance indispensables pour structurer sa personnalité et faire face aux événements de la vie.

Une relation mal engagée avec la mère après la naissance ou par la suite, une séparation brutale avec le milieu de vie habituel entraîne toujours des effets néfastes. Dans l'immédiat, elle est vécue douloureusement par l'enfant ; à moyen et à long termes, elle peut avoir un retentissement profond sur son équilibre. Elle risque de perturber ses relations ultérieures avec sa famille. Dans les cas les plus graves, elle peut même déclencher un processus d'intolérance réciproque aboutissant à des mauvais traitements.

Ces données de base de la psychologie infantile montrent que toute hospitalisation comporte inévitablement un danger pour la personnalité de l'enfant. Celui-ci ressent en effet l'hôpital comme un monde étranger potentiellement hostile. Comme l'adulte, il éprouve ou ressent la souffrance physique, d'autant plus qu'il n'en comprend pas la raison. Mais surtout, il craint de perdre la protection de ceux qui l'aiment et dont il a encore plus besoin dans cette période de peur et de douleur.

Les risques de détresse et de traumatisme sont particulièrement élevés :

- quand l'enfant est jeune. Le temps lui paraît démesurément long et il peut très vite se croire abandonné. S'il ne sait pas parler, il ne peut ni poser de questions ni exprimer son angoisse ;
- si l'hospitalisation a eu lieu en urgence ou dans des circonstances perturbantes, par exemple à l'occasion de difficultés familiales ;
- si l'hospitalisation s'accompagne de soins douloureux ;
- si l'enfant ne bénéficie pas, dans sa propre famille, de conditions affectives satisfaisantes ;
- si, étant étranger, l'enfant ne peut communiquer en français.

Si l'hospitalisation est un épisode de la vie perturbant pour tout individu, elle l'est d'autant plus chez l'enfant qui ne comprend pas ce qui lui arrive. L'hospitalisation représente chez lui une expérience difficile car, en plus des épreuves physiques douloureuses, il perd plus ou moins le contact affectif avec ses parents et avec ses repères habituels, environnement (chambre, jouets, odeurs) entourage (parents, fratrie).

Les réactions de l'enfant

Elles sont fonction :

- de son âge ;
- de son niveau de développement ;
- de son environnement.

Le bébé naît immature et dépend entièrement de son entourage immédiat. La relation entre la mère et l'enfant qui s'établit essentiellement par le contact physique est le fondement de l'attachement affectif. Le contact physique est essentiel pour apporter bien-être et sécurité.

Pour les enfants plus grands, de cette séparation familiale va naître un sentiment d'abandon, de perte de sécurité, de peur, mais aussi de culpabilité. En effet, l'enfant comprend mieux ce qui lui arrive, mais il conçoit souvent l'hospitalisation et la maladie comme une punition.

Si la mère ne peut être présente auprès de son enfant, celui-ci peut manifester une angoisse profonde sous la forme de troubles du sommeil, d'anorexie, de régression, d'agressivité, de troubles du comportement, en particulier des colères répétées. Quelle que soit la durée de l'hospitalisation, elle est toujours vécue comme longue par l'enfant. Dès son arrivée à l'hôpital, l'enfant passe par différentes étapes :

- une phase de protestation. Il pleure, s'agite. Il est inconsolable et attend désespérément que sa mère vienne le chercher comme elle a l'habitude de le faire lorsqu'il va à l'école ;
- une phase de désespoir. Comme sa mère ne revient pas, l'enfant se replie sur lui-même, il est triste, plus calme. Il attend encore mais désespérément, il est anxieux et découragé ;
- une phase de négation. L'enfant montre un désintéressement grandissant pour ce qui l'entoure et son entourage. Il ne joue plus, ne sourit plus, présente des troubles du sommeil. Il n'a plus d'appétit, ne participe à aucune activité. Il peut sucer son pouce des heures entières et se bercer rythmiquement dans son lit.

Conséquences

Toute séparation pendant la période de la petite enfance, pendant les 3 et 4 premières années de la vie de l'enfant, lui est particulièrement douloureuse. Les conséquences sont fonction de la durée de la séparation et de sa répétition. Elles peuvent avoir un retentissement sur le développement psychique, à court terme, agressivité, troubles du sommeil, et à long terme, difficultés dans les rapports sociaux, troubles de la personnalité.

La législation

La circulaire n° 83-24 du 01/08/83 a été élaborée pour améliorer les conditions de séjour de l'enfant à l'hôpital. Son objectif est de définir une politique globale qui prenne en compte systématiquement les besoins psychologiques et affectifs de l'enfant. Deux principes dominent dans cette circulaire :

- rassurer l'enfant ;
- maintenir l'enfant en relation aussi étroite que possible avec sa famille.

Cette circulaire comporte onze points :

1. Éviter les hospitalisations non strictement nécessaires.
2. Préparer l'admission (hors les situations d'urgence).
3. Accueillir l'enfant et ses parents à l'admission.
4. Admettre l'enfant avec un de ses parents.
5. Faire participer les parents.
6. Adapter les soins et les conditions de traitement à l'âge de l'enfant et l'y préparer.
7. Améliorer les conditions de séjour.
8. Développer les visites.
9. Informer les parents au cours du séjour.
10. Préparer la sortie.
11. Favoriser l'introduction de ces mesures auprès de l'équipe médicale et soignante.

En février 1995, un groupe de travail constitué par le ministère de la Santé s'est réuni pour compléter cette circulaire et en particulier :

- prévoir des locaux hospitaliers mieux adaptés permettant la visite des frères et des sœurs ;
- mieux informer le personnel soignant qui travaille en pédiatrie et notamment les personnels de remplacement ;
- développer la présence d'autres catégories de personnel dans les hôpitaux de pédiatrie : éducatrices de jeunes enfants, psychologues, assistants de services sociaux ;
- évaluer et calmer la douleur de l'enfant ;
- accompagner l'enfant tout au long de l'hospitalisation, atténuer l'angoisse d'abandon, réserver un véritable accueil à l'enfant en lui expliquant l'hôpital, ouvrir l'hôpital sur l'extérieur en faisant intervenir des bénévoles, différencier l'habillement de la journée de celui de la nuit, faire prendre les repas dans une salle adaptée avec les autres enfants, permettre les communications avec l'extérieur, notamment par téléphone, respecter l'intimité de l'enfant, notamment dans sa chambre qui demeure son territoire, maintenir une activité scolaire, permettre la visite à d'autres membres de la famille que les

parents, écourter l'hospitalisation chaque fois que cela est possible ;

- favoriser la présence des parents auprès de l'enfant et leur apporter un soutien, notamment à la mère ;
- si l'enfant décède à l'hôpital, il doit être accompagné jusqu'à son terme ainsi que les parents.

La circulaire du 23/11/1998 a été élaborée pour favoriser la présence des parents auprès de l'enfant hospitalisé : « En tout état de cause, la mère, le père ou toute autre personne qui s'occupe habituellement de l'enfant doit pouvoir accéder au service de pédiatrie quelle que soit l'heure et rester auprès de son enfant aussi longtemps que ce dernier le souhaite, y compris la nuit ».

L'hospitalisation des adolescents

L'hospitalisation des adolescents fait, elle aussi, l'objet de textes officiels, notamment de la circulaire n° 132 du 16 mars 1988 intitulée « L'adolescent à l'hôpital, amélioration des conditions d'hospitalisation des adolescents ».

Cette circulaire comprend trois chapitres :

- évaluation des conditions d'accueil et de séjour, définition des besoins ;
- amélioration de l'accueil et de l'hospitalisation ;
- participation à la mise en place de structures de santé extrahospitalières pour les adolescents.

L'adolescence est définie par l'Organisation mondiale de la santé comme une période s'étalant entre 10 et 19 ans. Elle est une étape entre l'enfance et l'âge adulte qui correspond à une crise de maturation et d'identité. Les limites d'âges définies par l'OMS sont extrêmes et varient donc avec chaque individu.

Pendant cette période, l'adolescent voit son corps se transformer et éprouve un sentiment d'insécurité et de doute vis-à-vis de ses capacités. Sa personnalité se construit, il cherche une plus grande autonomie et une indépendance par rapport à sa famille. La socialisation s'opère au sein d'un groupe d'autres adolescents dans lequel le jeune se reconnaît. L'adolescence est marquée par les rites de passage et la capacité d'engager une relation intime. C'est l'âge des attirances et des ruptures brutales.

Dans les unités d'hospitalisation réservées aux adolescents, deux pathologies se rencontrent avec une plus grande fréquence : l'anorexie mentale et les troubles du comportement tels que la toxicomanie et les tentatives de suicide.

Retentissement de la maladie et de l'hospitalisation sur le psychisme de l'adolescent

L'hospitalisation et la maladie ont un retentissement important sur ce fragile processus qui peut en être déstabilisé.

Pour l'adolescent, l'hospitalisation signifie :

- un isolement d'avec les amis de son groupe, un sentiment de solitude accentué par l'impossibilité de partager ses émotions et ses impressions ;
- une impossibilité de libérer de façon contrôlée ses bouffées de stress et d'anxiété car il ne peut plus parler avec ses copains, ni vaquer à ses activités habituelles, travailler, faire du sport notamment ;
- un manque d'espace et la perte de ses repères habituels, ses objets familiers notamment, tels que ses photos, ses musiques ;
- une rupture avec ses projets immédiats ;
- une difficulté à supporter les règles de fonctionnement de l'hôpital, la hiérarchie institutionnelle.

La situation est plus grave s'il est obligé de garder la chambre, voire de rester dans son lit en pyjama, ce qui constitue une atteinte à son image corporelle.

Au moment où l'adolescent cherche son autonomie, il se retrouve en état de dépendance vis-à-vis de son entourage.

Quelles mesures peut-on prendre ?

- Ne pas confondre les adolescents et les enfants.
- Regrouper les adolescents.

- Réussir l'accueil car il conditionne la qualité de l'hospitalisation à venir.
- Adapter les horaires et les loisirs.
- Créer des lieux de rencontre où les adolescents peuvent se retrouver en dehors des soins.
- Prévoir des temps d'information et d'écoute.

Le sommeil des enfants

Le sommeil est fréquemment perturbé au cours de l'hospitalisation. Il est pourtant un élément essentiel du repos et du bien-être et il contribue à l'amélioration de la santé. Il faut savoir le préserver et le favoriser à l'hôpital. Pour cela, il faut :

- inviter les enfants à se coucher dès les premiers signes d'endormissement au cours desquels l'enfant se frotte les yeux, suce son pouce, ne joue plus, refuse de s'alimenter ;
- s'informer auprès de la famille des rites d'endormissement de l'enfant pour les respecter ;
- donner à l'enfant son objet favori (« doudou », chiffon, peluche, tétine) ;
- respecter le réveil naturel de l'enfant autant que possible.

La durée du sommeil varie avec l'âge. En moyenne, un nouveau né dort 20 heures par jour, un enfant de 1 à 3 ans 15 heures par jour, l'enfant de 10 ans a besoin de 10 heures de sommeil et l'adolescent de 8 à 9 heures de sommeil.

Les jeux de l'enfant

Les activités ludiques sont essentielles pour le développement de l'enfant. Elles lui permettent de « faire ses expériences », de développer son intelligence et de construire sa personnalité.

Il n'y a pas de style de jouet à un âge bien précis car chaque enfant évolue à son rythme. Il est possible de classer les jouets selon cinq catégories :

- les jouets du développement moteur ;
- les jouets de l'éveil intellectuel ;
- les jouets de la créativité ;
- les jouets symboliques ;
- les jouets de la socialisation.

Les jouets ont souvent plusieurs rôles. Par exemple, les puzzles développent à la fois l'habileté manuelle et l'éveil intellectuel par l'analyse des formes, et la pâte à modeler favorise le développement moteur ainsi que la créativité.

Que peut-on proposer en fonction de l'âge de l'enfant ?

De 2 à 6 mois

Le bébé aime sucer, voir et écouter des sons nouveaux. Les anneaux de dentition, les boîtes à musique, les hochets, les bouliers sont les jouets adaptés à son âge.

De 6 mois à 1 an

L'enfant maîtrise la préhension et le relâchement volontaire, il peut passer les objets d'une main à l'autre, il se tient assis seul. On lui proposera un portique pour le lit, des jouets en plastique qu'il peut jeter à terre, des cubes, des tableaux, des découvertes.

De 1 an à 18 mois

Il marche seul, aime introduire, retirer, superposer les objets. Il aime aussi la musique. Il aimera les boules à enfiler, les boîtes à introduire, les jeux porteurs.

De 18 mois à 2 ans

L'enfant commence à s'exprimer dans les graphismes.

Vers deux ans

Il aime lancer, pousser, tirer, se balancer, chevaucher et appréciera donc les jouets à roulettes, le cheval à bascule. Il aime toucher la terre, l'eau, le sable, la pâte à modeler. Il aime gribouiller, entendre et raconter des histoires, mimer.

Au-delà de deux ans

L'enfant s'identifie aux adultes, c'est l'âge de l'animisme : l'enfant donne vie aux choses. C'est aussi le début de la socialisation, de la réflexion, de la concentration. C'est l'âge de la créativité.

Le jeu et le soin

Les activités ludiques permettent aussi de maîtriser les situations difficiles.
En pédiatrie, c'est par le jeu que sont intégrées de nombreuses contraintes médicales.

Par le jeu, l'enfant malade devient acteur de sa maladie qu'il peut ainsi combattre et moins subir. De plus, jouer permet de combattre l'ennui.

Notes

vous devez savoir faire...

Actes professionnels

- Effectuer les soins d'hygiène au nouveau-né en faisant participer les parents.
- Prévenir ou traiter l'érythème fessier.
- Installer confortablement l'enfant en fonction de son âge.

Soins infirmiers

L'hygiène du corps

La présence d'un des parents de l'enfant au cours de l'hospitalisation est recommandée pour le bien-être affectif de l'enfant et pour maintenir la continuité des liens parents-enfants. Il s'agit le plus souvent de la mère qui va pouvoir ainsi continuer à jouer son rôle et assurer à l'enfant l'ensemble des soins du corps, et maintenir la relation chaleureuse indispensable au bien-être de l'enfant.

L'infirmier n'assurera ce rôle que lorsque les parents sont absents.

Partager avec les parents les soins à effectuer auprès de l'enfant n'est pas toujours aisé. Il faut se souvenir que l'enfant n'est à l'hôpital que pour un temps très court, le plus court possible et qu'au retour à son domicile, il doit retrouver sa famille dans les meilleures conditions. Il ne faut donc pas déposséder la mère de son enfant.

S'il s'agit d'un nouveau-né et d'une mère inexpérimentée, il faudra lui expliquer tous les soins et envisager avec elle les conditions de réalisation au domicile. Une ou plusieurs démonstrations seront nécessaires avant que la mère puisse le faire à son tour en présence du soignant qui guide et explique à plusieurs reprises.

Pour les mères plus expérimentées, il est utile de familiariser celle-ci avec les installations de l'hôpital (matériels, éclairage, etc.), demander si la présence du soignant est souhaitée, sinon indiquer où il peut être joignable, des conseils sont quelquefois fort utiles.

La toilette de l'enfant doit être faite tous les jours ; il peut s'agir d'un bain.

Au domicile des parents, le bain peut être donné le matin ou le soir. À l'hôpital, l'heure du bain est choisie en fonction de l'état de l'enfant, de l'allaitement et de la présence des parents. Si l'enfant ne peut pas être immergé dans l'eau, il bénéficiera d'une toilette.

Quel que soit le moment choisi, la toilette ou le bain sont des moments de détente pour l'enfant. Les parents et soignants doivent prévoir un temps suffisant pour être disponibles vis-à-vis de l'enfant et profiter eux aussi de ce moment agréable. On peut prévoir également quelques jouets en plastique notamment pour l'enfant plus grand. Ce moment de plaisir exclut que l'on réveille l'enfant même si « c'est l'heure ».

La durée du bain est fonction de l'âge de l'enfant et de son état de fatigue. Plus il est petit, plus il se fatigue et se refroidit vite.

Les soins d'érythème fessier

La peau du siège est fragile. Sous les couches, lorsque l'enfant s'est souillé, se produit un phénomène de macération qui est responsable d'un érythème fessier. Celui-ci peut survenir très rapidement, en quelques heures. Le meilleur moyen de prévenir cet érythème est donc de faire des changes très fréquents. Le siège sera lavé au savon doux et rincé abondamment, puis séché doucement en tamponnant sans frotter.

Si l'érythème est déjà constitué, il faut continuer les soins comme précédemment en multipliant le nombre de changes afin que l'enfant reste le plus souvent au sec. Il est recommandé, lorsque cela est possible, de laisser le siège de l'enfant à l'air, en glissant une couche ouverte sous les fesses pour faciliter le travail des soignants. Divers produits peuvent être utilisés pour accélérer le processus de guérison (éosine aqueuse, crème à l'oxyde de zinc, bleu de Millian) ou tout autre produit prescrit par le médecin.

Le confort de l'enfant

L'enfant hospitalisé reste de longues heures dans son lit. Lorsque son état de santé le permet, il doit être levé. Il peut aller à la salle de jeux ou, selon l'âge, à l'école à l'hôpital.
Sa vie à l'hôpital doit être la plus proche de celle de tout autre enfant non hospitalisé. Si l'enfant doit rester dans son lit, il faut veiller à son installation la plus confortable possible. Les enfants en incubateur, lorsqu'ils sont installés en proclive, ont tendance à glisser s'ils ne sont pas bien maintenus. Il faut les réinstaller fréquemment afin qu'ils ne se blessent contre les parois.
De nombreuses activités sont organisées dans les hôpitaux de pédiatrie, elles ont changé l'atmosphère des services qui sont plus gais, plus animés, plus décorés. Des équipes de théâtre, de musiciens se déplacent jusqu'aux lits des enfants qui ne peuvent bouger, sans parler du travail des bénévoles, discret et remarquable.

Notes

vous devez savoir faire...

Actes professionnels

- Éduquer la mère en ce qui concerne l'allaitement maternel et/ou artificiel.
- Planifier le régime alimentaire en fonction de l'âge de l'enfant.
- Évaluer l'équilibre du régime alimentaire d'un enfant.
- Évaluer le développement staturopondéral d'un enfant.

Diagnostic infirmier

- Allaitement maternel inefficace.
- Allaitement maternel efficace (besoin d'apprentissage).
- Allaitement maternel interrompu.
- Excès nutritionnel.

...donc vous devez savoir :

Connaissances requises

- Citer les avantages et les inconvénients de l'allaitement maternel et de l'allaitement artificiel.
- Expliquer l'installation de la mère et de l'enfant au cours de l'allaitement maternel ou artificiel.
- Citer les règles d'hygiène corporelle et d'hygiène de vie nécessaires lors de l'allaitement maternel.
- Citer les incidents pouvant survenir au cours de l'allaitement maternel et les moyens d'y remédier.
- Citer et expliquer les différents facteurs qui influencent la croissance.
- Citer les principes de base de l'alimentation de l'enfant de la naissance à 2 ans.
- Lire et interpréter une courbe de croissance.

Le choix de l'allaitement

In utero, c'est la circulation sanguine maternelle qui assure les besoins de l'enfant par l'intermédiaire du placenta. À partir de la naissance, c'est habituellement l'allaitement qui va répondre aux besoins alimentaires du nouveau-né.

L'alimentation est exclusivement lactée jusque vers les 5 mois de vie de l'enfant. La mère a la possibilité de choisir le mode d'allaitement de son enfant : soit un allaitement au sein, soit un allaitement au biberon. Quel qu'il soit, il ne peut réussir que s'il a été librement choisi. Pour ce faire, le soignant a un rôle important dans les informations puis dans l'éducation qu'il va dispenser auprès des parents. Il devra toujours rester ouvert par rapport à ce choix et ne pas culpabiliser les mères qui auraient opté pour l'allaitement artificiel.

Dans tous les cas, il faut envisager l'allaitement de l'enfant bien avant sa naissance. En parler régulièrement à la femme qui vient en consultation est une bonne chose car souvent, les décisions de cet ordre ne se prennent pas en quelques minutes, voire en quelques jours. Pour faire ce choix, les parents ont besoin de connaître les avantages et les inconvénients des deux types d'allaitement. Ceux-ci peuvent se résumer de la façon suivante.

L'allaitement maternel

Les avantages

Le lait de femme est adapté au nouveau-né ; en particulier, il contient des **anticorps** qui vont le protéger contre certaines maladies infectieuses, notamment les infections intestinales.

De par sa composition bien équilibrée en protides, lipides, glucides et sels minéraux, aussi bien en qualité qu'en quantité, le lait de femme est un bon aliment pour la croissance de l'enfant dans les premiers mois.

La première sécrétion lactée, le **colostrum**, favorise l'élimination du méconium et sa composition particulière correspond aussi aux besoins du nouveau-né dans les premiers jours de vie.

Une fois la lactation mise en route, ce lait est toujours à disposition, même la nuit et à la bonne température ; il ne demande pas de manipulations pour la préparation, il permet donc l'allaitement à la demande.

Sa digestion est rapide, de l'ordre de 1 h 30 environ. La présence indispensable de la mère favorise le contact corporel entre la mère et l'enfant et développe ainsi leur **lien affectif**. Enfin, c'est un lait économique.

Les inconvénients

Ils sont minimes par rapport aux avantages.

L'allaitement n'est pas toujours facile, notamment au début, ce qui peut expliquer le nombre d'arrêts précoces chez des mamans qui n'auraient pas bénéficié d'une aide et de conseils suffisants de la part des soignants.

La peau du mamelon est fragile et les succions répétées peuvent provoquer des crevasses. Elles sont très douloureuses et sont souvent, à elles seules, à l'origine de l'arrêt prématuré de l'allaitement. Pour les éviter, il faut que l'enfant prenne la plus grande partie possible de l'aréole dans la bouche et pas uniquement le bout de sein. De plus, les seins doivent rester au sec entre les tétées.

Si malgré tout les **crevasses** surviennent, il faut s'abstenir de donner le sein douloureux pendant 12 heures (dans ce cas, faire vider le sein pour éviter l'engorgement).

La présence de la mère est nécessaire à chaque tétée et ceci peut paraître très contraignant à une époque où les femmes ont de nombreuses activités et ont besoin de se déplacer souvent. Si besoin est, une tétée peut être remplacée par un biberon, mais il est difficile d'aller au-delà dans une seule journée, car

la lactation se tarit dès que l'on réduit de façon prolongée le nombre de tétées.
Enfin, le lait maternel accélère le transit intestinal et donne des selles souvent molles, quelquefois liquides, ce qui inquiète nombre de mamans inexpérimentées.

Les modalités

Le nouveau-né comme la maman ont besoin d'un temps d'apprentissage qui peut être plus ou moins long. La présence des soignants est ici indispensable. Ils remplacent les mères et grands-mères d'autrefois quand les naissances avaient lieu dans les villages au sein des familles. La jeune mère, inexpérimentée, a besoin d'une présence pour être confortée dans son rôle de mère et pour apprendre les gestes élémentaires qui lui permettront d'élever son enfant sans problème majeur.

L'apprentissage

La première mise au sein doit être précoce car elle entretient le réflexe de succion et favorise la montée laiteuse (sécrétion, par l'hypophyse, de prolactine qui déclenche la lactation). Elle facilite également l'apprentissage pour l'enfant et la mère. L'allaitement précoce évite l'hypoglycémie du nouveau-né, redoutable parce que responsable de convulsions difficiles à déceler cliniquement. Enfin, rappelons-le, la première sécrétion lactée, le colostrum, favorise l'évacuation du méconium.
Mais, s'il est recommandé de faire une mise au sein précoce, toutefois il ne faut pas forcer et attendre que le bébé soit prêt, en particulier s'il s'endort.
Avant chaque tétée, le lavage des mains est indispensable. Le nettoyage des mamelons avant et/ou après une tétée semble augmenter l'incidence des douleurs (une douche quotidienne est suffisante).
L'installation confortable de la mère et de l'enfant est un facteur de réussite de l'allaitement ; en particulier, elle évite une fatigue source de moindre lactation et parfois d'abandon de l'allaitement. En général, la mère trouve d'elle-même la position qui lui convient le mieux. Deux positions peuvent être conseillées :

- la maman est couchée sur le côté, l'enfant allongé contre elle ;
- la maman est assise au bord du lit ou sur un fauteuil, les jambes surélevées pour éviter les douleurs dorsales, les bras soutenus par les accoudoirs du fauteuil ou des coussins.

➡ Les horaires

In utero, l'enfant est alimenté directement par le placenta, sans interruption. Dès la naissance, il va devoir attendre. Pour certains nouveau-nés, l'attente est difficile et ils manifestent souvent leur faim. L'allaitement à la demande permet de respecter au mieux le rythme propre de l'enfant. Cependant, des points de repères permettent de mener l'allaitement de manière satisfaisante.
Le lait de femme se digère en 1 h 30, l'enfant aura donc faim environ 2 heures à 2 h 30 après la tétée, parfois avant s'il n'est pas endormi.
La montée laiteuse se fait vers le 3e jour ; à ce stade, le bébé peut prendre plus de lait et donc être mieux rassasié.
Jusqu'à la montée laiteuse, il est recommandé de donner les deux seins à chaque tétée, ce qui favorise la lactation. Ensuite, donner un sein par tétée peut être suffisant.
Il faut savoir que la plupart des nourrissons allaités ont besoin de têter fréquemment, davantage que les septs tétées préconisées habituellement.
Au début, ne pas proposer de biberons à l'enfant quand il est alimenté au sein car les deux techniques de succion sont différentes. En effet, les biberons de complément peuvent entraîner l'échec de l'allaitement maternel.
Une observation attentive de l'enfant doit permettre de reconnaître son rythme propre et de s'y conformer.
Les pesées, en dehors des visites médicales mensuelles, ne sont pas nécessaires.

L'hygiène et l'allaitement

Pour une bonne lactation, la maman doit respecter certains conseils d'hygiène de vie et d'hygiène alimentaire.

Elle doit se reposer régulièrement et mener une vie calme sans surmenage.

En dehors de toute prescription médicale, les médicaments, quels qu'ils soient, sont déconseillés (prévenir le médecin de l'allaitement car de nombreux médicaments passent dans le lait).

Elle doit enfin éviter le café, le tabac et l'alcool qui sont des stimulants pour la mère et l'enfant.

L'alimentation doit être variée et riche en produits laitiers. Elle apporte le calcium, le fer, les protéines et les vitamines nécessaires à la fabrication du lait et au maintien des réserves maternelles. La mère peut manger de tout et en quantité normale, les besoins caloriques sont légèrement supérieurs à la moyenne habituelle.

La ration hydrique doit être supérieure ; en effet, 2 litres minimum de liquide sont nécessaires chaque jour en cas d'allaitement, sous forme d'eau mais aussi de tisanes et/ou de lait en évitant les boissons sucrées, gazeuses et alcooliques.

Certains aliments, s'ils sont pris en trop grande quantité, peuvent provoquer des diarrhées chez le nouveau-né (les agrumes tels que l'orange, les épinards).

Le lait de femme étant pauvre en vitamine K, les nouveau-nés allaités au sein doivent recevoir 2 à 5 mg *per os* de vitamine K par semaine pendant la durée de l'allaitement.

Les difficultés liées à l'allaitement maternel

L'allaitement maternel n'est pas exempt de difficultés. Les crevasses sont les plus fréquentes. L'engorgement est la deuxième difficulté par sa fréquence. Lors de la montée de lait, les seins sont gonflés, durs et douloureux. Le lacis veineux est visible sous la peau. L'abondante quantité de lait, la difficulté au début pour l'enfant de bien prendre le sein et de le vider sont à l'origine de l'engorgement. Pour l'éviter, la maman doit vider ses seins après la tétée par une pression manuelle sous la douche chaude ou à l'aide de gants chauds. Lorsque le bébé prend mieux et vide les seins, l'engorgement ne se produit plus. L'abondance de lait est une richesse pour les autres enfants malades qui sont hospitalisés et ne peuvent être allaités par leur maman. Les lactariums organisent des collectes de lait de femme. Dans les cas de lactation abondante, les soignants ont pour rôle de donner les informations nécessaires afin que d'autres enfants puissent bénéficier de ce « trop-plein » de lait.

Le sevrage

La durée de l'allaitement est variable d'une femme à l'autre et dépend de plusieurs facteurs :

- le désir de la femme,
- la durée du congé postnatal,
- les conditions de vie, et en particulier la nécessité de reprendre plus ou moins rapidement le travail.

L'arrêt de l'allaitement maternel que l'on nomme sevrage, a plus de chance de réussir s'il est réalisé progressivement, comme tout ce qui concerne l'alimentation du nourrisson et, plus tard, de l'enfant. Il est conseillé de supprimer d'abord une tétée et de la remplacer par un biberon. La maman choisit de remplacer la tétée la moins abondante. Progressivement, la lactation diminue après une tétée, la maman supprime deux tétées, puis trois et ainsi de suite, tout en conservant la ou les deux tétées les plus abondantes et les plus faciles à donner pour elle compte tenu de l'organisation de sa vie. Souvent lorsque la femme a repris son travail, les deux tétées qu'elle peut maintenir le plus longtemps sont celle du matin et celle du soir. Le lait de remplacement est du lait artificiel en poudre reconstitué et prescrit par le médecin. Le sevrage ainsi réalisé dure environ deux semaines. Il peut durer plus longtemps si la mère a décidé de conserver la tétée du matin et/ou celle du soir.

L'allaitement artificiel

Les avantages

Les laits actuellement proposés pour l'alimentation des nouveau-nés et des nourrissons ont une composition proche de celle du lait de femme. Cependant, ils ne peuvent l'égaler, notamment en ce qui concerne les anticorps humains. L'allaitement artificiel peut, lui aussi, être fait à la demande.

Les biberons peuvent être donnés par une autre personne que la maman, ce qui libère celle-ci pour d'autres activités.

Les inconvénients

La composition n'est pas aussi adaptée au petit d'homme que le lait de femme, en particulier il ne contient pas d'éléments anti-infectieux et antiallergiques, il peut aussi être à l'origine d'intolérance au lait de vache. Son utilisation est plus contraignante car il faut nettoyer, stériliser et préparer les biberons. Son emploi a un coût.

Les modalités

Les laits artificiels sont des laits de vache modifiés qui se présentent sous forme d'une poudre. Le lait est reconstitué à raison d'une mesure de lait de poudre arasée diluée dans 30 mL d'eau minérale (en précisant bien que l'on doit d'abord verser l'eau et ensuite le lait et non le contraire).

Les laits utilisés actuellement sont :

- les laits pour nourrissons (1er âge) de 0 à 4 mois ;
- les laits de suite (2e âge) de 4 mois à 1 an ;
- les laits pour enfants en bas-âge, ou laits de croissance, de 1 an à 3 ans.

Les biberons sont reconstitués dans un endroit propre et après s'être lavé les mains. Le matériel utilisé est nettoyé soigneusement : le couteau pour araser la mesurette, l'assiette pour poser le couteau. Pour la préparation et la stérilisation des biberons, *cf.* chapitre 19.

➡ Quantité et rythme

La quantité de lait proposée au bébé est fonction de son âge, de son poids mais aussi de son appétit. La règle « un dixième du poids + 200 grammes » qui donne la quantité de lait à utiliser est bien pratique pour une première approche.

Le premier jour, donner six fois 10 à 30 mL dans la journée, une fois la nuit.

Augmenter de 10 mL par jour la première semaine, puis de 10 mL par semaine jusqu'à la fin du premier mois.

Tant que le bébé se réveille pour cause de faim, conserver le 7e biberon. En effet ses besoins sont importants et doivent être satisfaits régulièrement. Lorsqu'il « fait ses nuits » (vers l'âge de 1 mois et demi à 2 mois environ), il est possible de le supprimer.

À la fin du premier mois, le nourrisson prend des biberons de 120 mL environ, et cela jusqu'à la fin du 2e mois.

Au début du 3e mois, il reçoit des biberons de 130 à 140 mL.

Au cours du 3e mois, il passe spontanément à 5 biberons par jour de 150 mL environ.

L'alimentation exclusivement lactée dure jusque vers 5 mois de vie.

Au-delà du 6e mois peut commencer la diversification alimentaire, c'est-à-dire l'introduction d'autres aliments non lactés.

➡ La diversification

La diversification alimentaire ne doit être ni trop précoce, l'enfant n'ayant pas les enzymes nécessaires à la digestion de certains aliments, ni trop tardive – l'enfant peut avoir des difficultés à s'habituer à de nouveaux aliments. L'âge recommandé se situe entre 5 et 6 mois révolus.

Il a été démontré que l'introduction d'aliments autres que le lait avant l'âge de 5-6 mois augmente le risque de survenue de manifestations allergiques. Ces risques étant plus importants chez les enfants ayant un terrain familial atopique, il faut repousser la diversification alimentaire au début du 7e mois et retarder, jusqu'à l'âge de 12 mois, les aliments allergéniques comme l'arachide, le soja, le blé, les fraises, les kiwis, les œufs et le poisson.

La diversification alimentaire doit se faire progressivement, en introduisant un aliment et un seul à chaque fois. Si l'enfant présente des troubles tels que vomissements, diarrhées, ou s'il refuse le nouvel aliment, il ne faut pas hésiter à revenir en arrière, une autre tentative sera faite plus tard.
Pour bien apprécier le goût de l'enfant et sa tolérance, les aliments ne seront pas mélangés, ils seront proposés et non imposés.
L'âge de 6 mois est souvent celui où la cuillère commence à être utilisée pour nourrir l'enfant.
Trop de changements en même temps peuvent être mal acceptés par l'enfant. Ne pas s'obstiner en cas de refus. Lorsque l'atmosphère des repas est détendue, l'enfant mange mieux et l'entourage en tire bénéfice. Les mamans doivent savoir que l'appétit de l'enfant est variable d'un jour à l'autre et d'un repas à l'autre. Un enfant fatigué a plus besoin de sommeil, il mangera mieux au repas suivant.

➡ Les principaux aliments introduits au cours de cette période

• *Les farines*

Elles ne sont plus utilisées systématiquement au début de la diversification alimentaire comme autrefois.
Les farines permettent un apport calorique (lié à la teneur en glucides d'absorption lente) plus important que le lait seul et ceci sous un faible volume. Elles permettent à l'enfant de goûter à quelque chose de nouveau et évitent les réveils nocturnes à ceux qui sont voraces.
Cependant, elles peuvent être à l'origine d'un déséquilibre alimentaire, entraîner un surpoids de l'enfant, voire des troubles intestinaux, surtout si elles sont introduites trop tôt (avant 4 mois). Il en existe une grande variété : aux légumes, aux fruits, sucrées au miel, parfumées au caramel, etc.
Les premières farines utilisées seront les farines sans gluten et diastasées, c'est-à-dire dont l'amidon a été hydrolysé, ce qui les rend plus digestes. Ce n'est qu'après 6 mois que l'on utilisera des farines avec gluten car cette fraction protéique des céréales est responsable chez certains enfants d'une intolérance au gluten qui entraîne des diarrhées chroniques, un retard de croissance et une malnutrition par malabsorption.

• *Les légumes*

Leur introduction peut faire suite à celle des farines mais quelquefois elle la précède, voire la remplace. Les premiers légumes qui sont tout d'abord donnés sont les carottes, les blancs de poireau, les haricots verts, les tomates et les salades cuites. Les pommes de terre sont à éviter dans les premiers temps car elles sont indigestes. Les légumes à goût fort tels que les oignons, l'ail, les échalotes, les asperges ne sont pas conseillés car ils peuvent être mal acceptés par l'enfant, de plus certains d'entre eux sont plus difficiles à digérer.
Ils sont introduits sous forme homogénéisée (petit pot) à raison d'une cuillère à café dans le biberon de lait le midi ou séparément avant ou après le biberon. Le dosage est progressivement augmenté, puis la soupe remplace le lait le midi tout en conservant quelques mesures de lait en poudre dans le biberon si l'enfant accepte ce mélange. Les préparations ménagères sont souvent plus grumeleuses et donc plus difficiles à donner au biberon. Elles seront utilisées ultérieurement sous forme de soupes épaisses puis de purées.

• *Les fruits*

Leur introduction, sous forme de jus de fruits, dès les premiers mois de vie est actuellement très discutée, car le jus de fruit serait responsable de régurgitations chez certains enfants.
Les aliments lactés diététiques pour nourrissons sont enrichis en vitamines et donc l'apport en jus de fruits n'est pas, sur le plan diététique, indispensable. Les fruits peuvent être donnés sous forme homogénéisée, c'est-à-dire cuits en compote et mixés, dès l'âge de 5 mois. Les petits pots du commerce offrent une grande diversité de présentation, une texture agréable, une qualité de fabrication et une facilité d'utilisation qui les font préférer aux préparations domestiques. Les quantités proposées à l'enfant seront faibles au début : 1 à 2 cuillères à café puis elles seront augmentées progressivement.

Les fruits frais seront proposés à l'enfant un peu plus tard, vers 6 mois.

Tous les fruits peuvent être donnés à l'enfant sauf les bananes qui, si elles ne sont pas parfaitement mûres, sont plus indigestes, il est alors recommandé de les faire pocher.

Les fruits oléagineux (cacahuètes, amandes, etc.) sont dangereux pour les enfants de moins de 6 ans en raison du risque d'étouffement.

• *Les produits laitiers autres que le lait*

Les produits laitiers sont nombreux et les enfants en général les apprécient. Il est recommandé de commencer par les produits les plus proches du lait tels que les yaourts, le fromage blanc et les petits fromages frais à diluer dans un peu d'eau ou de lait en raison de leur texture un peu épaisse. Ils seront essayés sans ajout de sucre et de préférence nature au début.

Les autres fromages, le gruyère par exemple peuvent être donnés sous forme râpée dans la soupe ou dans la purée de légumes, puis plus tard à partir de 7 mois-1 an sous forme de morceaux en fonction du nombre de dents de l'enfant : brie, camembert, crème de gruyère, saint-Paulin mais aussi des fromages à goût fort (roquefort).

L'intérêt des produits laitiers est leur apport en calcium nécessaire à l'ossification. Les besoins de l'enfant sont importants jusqu'à la fin de la croissance. Pour cela, il faut conserver une ration journalière de 500 mL de lait minimum. Celui-ci peut être remplacé par des équivalents : 250 mL de lait peut être remplacé par 1 yaourt 1/2 ou par 35 g de fromage de type gruyère. D'où l'intérêt de conserver le biberon du matin, si l'enfant l'accepte, le plus longtemps possible.

• *Les autres aliments protéiques*

Les fruits et les légumes ont été les premiers aliments nouveaux introduits dans l'alimentation de l'enfant.

Les viandes seront introduites plus tard, après l'âge de 6 mois et uniquement au repas de midi. Le complément protidique le soir n'est pas utile avant l'âge de 7 ans.

Le choix portera toujours sur :

• les viandes maigres (bœuf, veau, blanc de poulet) de préférence grillées puis mixées et plus tard hachées ou en tous petits morceaux ;
• les poissons maigres (colin, sole, limande, daurade, merlan, truite) cuits au court-bouillon ;
• le jambon dégraissé ;
• les œufs ne seront utilisés que pour leur jaune cuit dur et seulement après 6 mois. Le blanc sera utilisé plus tard vers 8-9 mois en raison du risque d'allergie à l'ovalbumine. Les quantités données à l'enfant : d'abord 1/4 de jaune puis 1/2 pour arriver à 1 à 3 œufs entiers par semaine à 2 ans, en partie tels que et en partie inclus dans des desserts (crème, gâteaux, etc.).

Dans l'assiette de l'enfant, la viande mixée est sèche et désagréable à manger seule, il est recommandé de la mouiller avec du bouillon de légumes ou de la mélanger avec un peu de purée. Lorsque l'enfant mange mieux (vers 8 mois), les aliments doivent être bien compartimentés dans l'assiette afin qu'il distingue les goûts différents.

Les quantités proposées sont de 5 g, soit 1 cuillère à café environ, au début puis 10 g vers 12 mois. La consommation s'établit ensuite autour de 10 g par année d'âge jusque vers l'âge de 10 ans.

Les équivalences protidiques sont : 50 g de viande = 50 g de poisson = 40 g de jambon = 1 œuf = 35 g de gruyère.

• *Les féculents*

Les féculents sont introduits sous forme de farine puis sous forme de légumes : les pommes de terre en potages puis en purées peuvent figurer aux menus dès que l'enfant mange à la cuillère car alors il est à un âge où l'insalivation est suffisante pour transformer l'amidon de manière satisfaisante. La pomme de terre sert d'abord de base aux mélanges de légumes, puis vers 12 mois elle peut constituer un plat à elle seule. Elle est alors cuite de préférence à l'eau ou à la vapeur. Les cuissons à l'huile frite que les enfants adorent, comme beaucoup d'adultes, sont trop indigestes chez le tout-petit. C'est l'âge où l'on va pouvoir introduire les pâtes (coquillettes) et le riz, mais aussi la semoule, les flocons de céréales en préparation salée avec du beurre et du fromage râpé ou sucrée pour certains, dans des entremets.

Les légumes secs sont des aliments excellents et trop souvent négligés dans l'alimentation adulte mais ils sont encore trop indigestes pour les enfants avant l'âge de 18 mois. Après cet âge, ils devront être bien cuits et passés à la moulinette très fine afin d'éliminer le maximum de petites peaux.

Le pain quant à lui n'est pas recommandé avant l'âge de 12 mois.

Les gâteaux secs et fermes sont introduits à l'âge de 7-8 mois au moment des percées dentaires. Il faudra surveiller le grignotage.

● *Les corps gras*

Le beurre sera ajouté cru aux légumes encore chauds ou dans la soupe ; cuit, il est indigeste car il ne supporte pas des températures élevées. Il peut être remplacé par une cuillère à café de crème fraîche pasteurisée ou de la margarine (au tournesol ou au maïs, ou à des corps gras mélangés). L'huile au tournesol ou au maïs est riche en acide linoléique de même que la margarine. Ces corps gras peuvent être utilisés crus sur les légumes cuits ou sur des féculents.

● *Les produits sucrés*

Le sucre, le miel, la confiture peuvent être utilisés pour sucrer les desserts à base de lait (yaourt, fromage blanc) ou les desserts à base de fruits (compote) vers l'âge de 5 mois. Les produits sucrés seront donnés sans excès en raison des risques d'obésité et de caries dentaires : 1 à 2 cuillères à café rases en fonction du volume à sucrer.

● *Les boissons*

Le petit enfant ne sait pas exprimer sa soif. C'est à l'adulte d'être vigilant, en particulier lorsqu'il fait chaud ou que l'enfant a de la fièvre. L'eau est la seule boisson indispensable quel que soit l'âge. Les boissons sucrées à base de jus de fruits du commerce sont à éviter car elles sont trop riches en sucre d'absorption rapide, elles coupent l'appétit de l'enfant, déséquilibrent son alimentation et lui donnent de mauvaises habitudes : il désapprend à boire de l'eau. Pour la confection des biberons de lait artificiel, il est recommandé d'utiliser de l'eau peu minéralisée type Evian, Volvic... Lorsque l'enfant mange à la cuillère, il peut boire de l'eau du robinet si l'on est sûr de sa qualité et notamment de sa faible teneur en nitrate.

● *Quelques exemples de menus équilibrés*

● À 6 mois, 4 repas de 220 g :
- le matin un biberon de 220 mL de lait 2e âge ;
- le midi une soupe de légumes de 200 à 220 mL avec 3 à 5 mesures de lait en poudre ou sans rajout de lait selon le goût de l'enfant plus un dessert à la cuillère type compote, de l'eau à boire ;
- au goûter, un biberon de lait 2e âge ;
- le soir, un biberon de lait 2e âge et 2 cuillères à café de farine instantanée.

● À 7 mois, 4 repas de 240 mL :
- le biberon du matin est inchangé ;
- à midi la soupe est suffisamment épaisse pour être donnée à la petite cuillère, elle s'agrémente d'une noisette de beurre, d'une cuillère à café de viande maigre mixée ou de quelques morceaux de gruyère râpé, ce repas se termine avec un dessert qui sera souvent lacté mais qui peut être aussi une compote et de l'eau à boire ;
- le goûter est inchangé ;
- le repas du soir peut être une soupe de légumes ou encore pendant quelque temps un biberon de lait suivant les goûts de l'enfant.

● À 8 mois :
- le volume des repas n'augmente pas mais ils deviennent plus épais ;
- au goûter, on peut proposer à l'enfant un dessert à base de fruits ou à base de lait et un complément à boire sous forme de lait ou de l'eau ;
- le soir, la soupe toujours au biberon si l'enfant aime téter ou à la cuillère dans le cas contraire, sera suivie d'un dessert de type différent de celui de midi ou du goûter et de l'eau à boire.

● À 12 mois :
- l'enfant peut boire du lait de vache ou du lait pour enfants en bas-âge (qui couvre en plus les

besoins en fer, vitamines et acides gras essentiels) avec un biberon de 240 mL le matin et une cuillère à soupe de farine instantanée ;
- le midi, la quantité de viande proposée peut passer à 2 cuillères à café, les légumes seront variés et selon la dentition de l'enfant on peut lui proposer quelques crudités, par exemple des tomates bien mûres écrasées et avant le dessert un morceau de fromage mou type crème de gruyère ou camembert ;
- le soir on peut lui donner soit une soupe de légumes avec un dessert lacté, soit un biberon de lait et un dessert fruité.

• Vers 2 ans :
- la farine, le matin, peut être remplacée par des céréales ou du pain selon le goût de l'enfant ;
- les légumes, la viande, les fruits, peuvent être donnés en morceaux, le repas de midi débutera par des crudités se terminera par un morceau de fromage et un dessert, le goûter peut être varié : pain beurré ou fromage, fruits en morceaux ou en compote, yaourt… ;
- le soir, l'enfant mangera de la soupe de légumes avec un dessert lacté aussi longtemps qu'il appréciera ce type de repas.

La croissance

L'intérêt d'une alimentation équilibrée et bien conduite dès le plus jeune âge est de permettre un développement staturopondéral et cérébral harmonieux, mais aussi d'éduquer l'enfant en matière d'hygiène alimentaire tout en respectant ses goûts. Lors des visites mensuelles chez le médecin, celui-ci donne les recommandations nécessaires au changement de régime et à la poursuite d'une alimentation équilibrée. Cet examen s'accompagne d'une pesée-mensuration qui permet d'apprécier l'état de santé de l'enfant et sa croissance staturopondérale.

L'alimentation est donc un facteur fondamental qui influence la croissance de l'enfant. Il en existe d'autres. Certains sont liés à l'enfant lui-même, d'autres sont liés à son environnement.

Les facteurs de croissance liés à chaque individu

Les facteurs génétiques

La croissance des enfants sera plus ou moins importante et rapide selon la famille, l'origine ethnique, mais aussi selon le sexe de l'enfant (l'âge osseux du garçon est en retard par rapport à celui de la fille). D'autre part, la taille des individus a augmenté depuis plus d'un siècle, ce phénomène est probablement en relation avec une alimentation plus équilibrée et plus riche.

Les facteurs endocriniens

Plusieurs hormones interviennent dans la croissance :

• l'hormone de croissance ou STH (somatotrope hormone) est sécrétée par l'antéhypophyse surtout pendant la période de sommeil lent ;
• les hormones thyroïdiennes ou T3 et T4 (triiodothyronine et thyroxine), d'où l'importance d'un dépistage précoce de l'hypothyroïdie dès les premiers jours de vie, couplé avec le test de Guthrie ;
• les hormones corticosurrénales.

Les facteurs liés à l'environnement

Nous avons vu combien une alimentation saine et équilibrée pouvait influer sur la croissance des individus puisqu'on lui prête l'augmentation de taille de la population des pays développés depuis un siècle environ. Les enfants qui ne reçoivent pas une alimentation suffisante pendant les périodes de croissance voient dans un premier temps leur prise de poids ralentir puis c'est la croissance staturale qui est touchée à son tour. Le retard staturopondéral est d'autant plus difficile à récupérer que l'enfant est plus jeune.

L'hygiène de vie

Il est important de respecter les rythmes de l'enfant et en particulier son sommeil, qui doit être suffisamment long et réparateur (rappelons que c'est pendant le sommeil que sont sécrétées certaines hormones qui interviennent dans la croissance).
L'enfant doit pouvoir se dépenser physiquement et s'aérer (faire du sport, sortir).

Les facteurs psychoaffectifs

Un enfant qui se sent en sécurité affective a plus d'appétit.

Les conditions socio-économiques

Elles ont une influence non négligeable sur la croissance des enfants, l'expérience de la vie même nous le prouve : les enfants qui vivent dans de mauvaises conditions (logement insalubre, environnement bruyant et pollué, famille récemment transplantée) ont un développement somatique et intellectuel ralenti.

L'état de santé de l'enfant

Les enfants qui sont fréquemment malades ont une croissance moindre car l'organisme s'épuise à lutter contre les maladies.

La croissance staturopondérale

La croissance staturopondérale débute dès la conception et se termine à l'âge adulte. Quatre grandes périodes peuvent être distinguées :

- pendant la vie intra-utérine la croissance est particulièrement rapide ;
- de la naissance à 2-3 ans, la croissance est encore rapide mais moins que dans la période précédente ;
- de 3 ans à l'adolescence, la croissance est plus lente ;
- à l'adolescence, la croissance reprend un rythme plus accéléré.

La croissance staturopondérale des enfants est suivie sur des courbes insérées dans le carnet de santé *(fig. 2)*. Il faut comparer la courbe staturale et la courbe pondérale de chaque enfant ; elles doivent conserver une certaine harmonie.
La croissance staturopondérale s'accompagne du développement moteur et de la maturation intellectuelle, affective et sociale.

Le poids

Seule l'évolution de la courbe de poids doit être prise en compte. Un poids pris isolément a moins de sens. La comparaison doit se faire avec le poids de l'enfant à la naissance et non avec le poids de l'enfant voisin.
La croissance pondérale des enfants de même âge s'inscrit cependant dans une courbe commune. Il est donc important de connaître certains repères pour suivre la régularité de la croissance de chaque enfant.
Après la naissance, le bébé va perdre 5 à 10 % de son poids, c'est la chute physiologique du poids de naissance due :

- à l'élimination du méconium,
- à la perte de l'imbibition hydrique des dernières semaines de grossesse.

L'enfant reprend progressivement son poids avant le 10e jour de vie.
Le gain pondéral sera ensuite de 25 à 30 g par jour pendant les trois premiers mois de vie de l'enfant.
Il existe un système de repérage de la croissance pondérale par rapport au poids de naissance : ainsi le poids de naissance est multiplié par 2 à 5 mois, par 3 à 1 an, par 4 à 2 ans. La régularité de la courbe de croissance est aussi importante que la prise pondérale elle-même. La pesée se fera toujours dans les mêmes conditions : enfant nu si possible, sur la même balance. Le nouveau-né et le nourrisson seront pesés couchés sur la balance en veillant à leur sécurité, l'enfant plus grand peut être pesé assis. Les balances modernes à affichage numérique qui donnent le poids moyen, même si l'enfant bouge, permettent une qualité et une rapidité du pesage.
Le poids de l'enfant doit être pris tous les mois pendant la première année de la vie.

La pesée journalière à la naissance ne se justifie qu'en cas de problème de santé.
L'augmentation de la fréquence de l'obésité chez l'enfant nécessite non seulement une surveillance pour un dépistage précoce, mais aussi un suivi particulier.
L'obésité se définit par un excès de masse grasse, mais le poids ne permet pas à lui seul d'évaluer un excès pondéral s'il n'est pas relié à la taille (en considérant l'âge statural et non l'âge civil).
On a donc recours à l'indice de masse corporel (IMC) qui ne fait pas intervenir la taille. Il se calcule en divisant le poids (en kilogrammes) par la taille au carré, soit :

$$\frac{\text{Poids (kg)}}{\text{Taille (m) x taille (m)}}$$

L'indice est alors reporté sur la courbe de corpulence dont l'établissement permet le dépistage précoce et le suivi d'un enfant qui a tendance à l'embonpoint ; on pourra ainsi l'aider à éviter une obésité confirmée, plus difficile à prendre en charge.

Figure 2 : *Courbes de croissance chez les jeunes de 0 à 18 ans.*

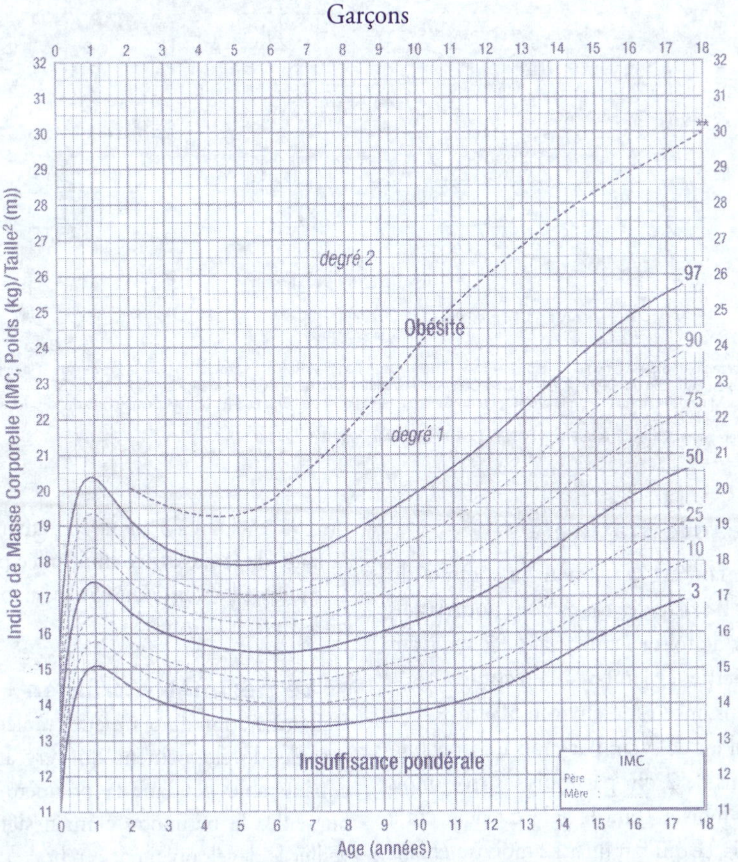

Courbe graduée en percentiles, établie en collaboration avec MF Rolland-Cachera (INSERM) et l'Association pour la Prévention et la prise en charge de l'Obésité en Pédiatrie (APOP) et validée par le Comité de Nutrition (CN) de la Société Française de Pédiatrie (SFP).
* Données de l'étude séquentielle française de la croissance du Centre International de l'Enfance (Pr Michel Sempé) - Rolland-Cachera et coll. Eur J Clin Nutr 1991;45:13-21
** Seuil établi par l'International Obesity Task Force (IOTF) - Cole et coll. BMJ 2000;320:1240-3

Liberté • Égalité • Fraternité
RÉPUBLIQUE FRANÇAISE
MINISTÈRE DE LA SANTÉ, DE LA FAMILLE ET DES PERSONNES HANDICAPÉES
www.sante.fr

Filles

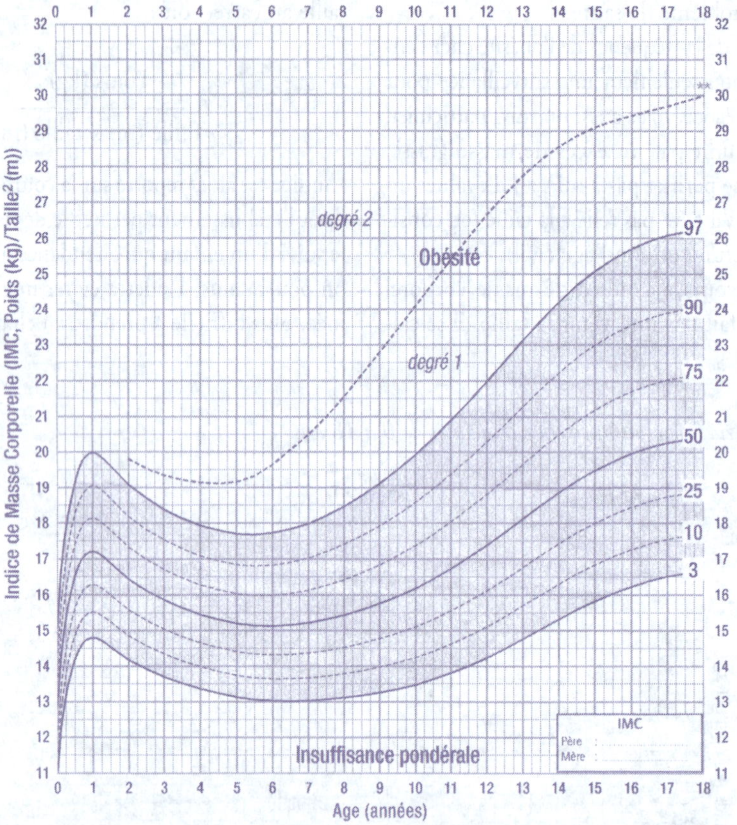

Courbe graduée en percentiles, établie en collaboration avec MF Rolland-Cachera (INSERM) et l'Association pour la Prévention et la prise en charge de l'Obésité en Pédiatrie (APOP) et validée par le Comité de Nutrition (CN) de la Société Française de Pédiatrie (SFP).
* Données de l'étude séquentielle française de la croissance du Centre International de l'Enfance (Pr Michel Sempé) - Rolland-Cachera et coll. Eur J Clin Nutr 1991;45:13-21
** Seuil établi par l'International Obesity Task Force (IOTF) - Cole et coll. BMJ 2000;320:1240-3

Liberté • Égalité • Fraternité
RÉPUBLIQUE FRANÇAISE
MINISTÈRE DE LA SANTÉ, DE LA FAMILLE ET DES PERSONNES HANDICAPÉES
www.sante.fr

La croissance staturale

La taille de l'enfant est sa hauteur du sommet du crâne au talon. Il existe des toises pour nourrissons qui permettent de toiser l'enfant allongé en ayant soin de bien mettre les jambes à la rectitude.
La taille à la naissance est d'environ 50 cm.
Le gain statural est de 3 cm par mois les trois premiers mois, puis de 2 cm par mois les trois mois suivants. De 6 mois à 1 an, le gain est de 1 cm à 1,5 cm par mois, ce qui fait qu'à 12 mois un enfant mesure environ 72 à 75 cm. Au cours de la deuxième année, le gain statural est d'environ 1 cm par mois, l'enfant mesure alors 82 à 85 cm à 2 ans, puis 91 à 93 cm à 3 ans et 1 m environ à 4 ans, soit la taille de la naissance multipliée par 2.
La taille de l'enfant doit être prise tous les mois jusqu'à 1 an.

Le périmètre crânien

L'augmentation du périmètre crânien est en rapport avec le développement du cerveau. Celui-ci est considérable pendant la première année de vie. Surveiller le périmètre crânien signifie donc surveiller le développement cérébral et pouvoir dépister tôt une anomalie.
À la naissance, le périmètre crânien est d'environ 34 cm.

Au cours du premier et du deuxième trimestre, il augmente de 5 cm, au cours du troisième trimestre de 2 cm et de 1 cm au cours du quatrième trimestre. Le périmètre crânien d'un enfant de 1 an est donc de 46 cm, de 48 cm à 18 mois, de 49 cm à 2 ans, de 50 cm à 3 ans.
Jusqu'à 12 mois, le périmètre crânien peut se calculer avec la formule : PC = taille/2 + 10.

Le périmètre thoracique

Il est mesuré à la naissance au mètre ruban en passant à hauteur des mamelons. Chez le nouveau-né, le périmètre thoracique est légèrement inférieur au périmètre crânien. Vers l'âge de 6 mois, le périmètre thoracique est égal au périmètre crânien ; au-delà, il lui sera supérieur.

La dentition

L'apparition des dents débute vers le 6e mois de vie par les dents dites « de lait », qui sont les dents temporaires. La dentition totalise alors 20 dents qui seront remplacées par les dents définitives dont l'éruption débute vers l'âge de 6 ans et se termine à l'âge adulte par l'apparition des dents dites de sagesse. La dentition comprend alors 32 dents. La date d'apparition varie d'un enfant à l'autre alors que l'ordre chronologique d'apparition des dents est relativement constant.
Celui-ci se fait habituellement selon le schéma suivant :

- dents de lait :
  - vers 6 mois : incisives centrales inférieures,
  - vers 9 mois : incisives centrales supérieures,
  - vers 10 mois : incisives latérales supérieures,
  - vers 12 mois : incisives latérales inférieures,
  - vers 15 mois : premières prémolaires,
  - vers 18 mois : canines,
  - vers 20 mois : deuxièmes prémolaires ;
- dents définitives :
  - vers 6 ans : premières prémolaires et incisives centrales inférieures,
  - vers 7 ans : incisives centrales supérieures,
  - vers 8 ans : incisives latérales,
  - vers 9 ans : deuxièmes prémolaires,
  - vers 10 ans : canines,
  - vers 11 ans : premières molaires,
  - vers 12 ans : deuxièmes molaires,
  - après 20 ans : dents de sagesse.

L'ossification

La croissance des os se fait à partir des points d'ossification qui sont visibles sur les radios. Pour évaluer la maturation osseuse d'un enfant, des radios du poignet sont en général suffisantes. Le nombre de points d'ossification détermine l'âge osseux.
L'âge osseux d'un enfant n'est pas toujours en rapport avec son âge réel et avec sa taille ; ainsi, tant que l'âge osseux n'est pas avancé, l'enfant va grandir ; au contraire, si l'âge osseux est avancé, cela signifie que l'enfant ne grandira plus beaucoup.
La calcification osseuse se fait grâce à la vitamine D qui permet l'absorption intestinale du calcium et sa fixation sur les os. La vitamine D, de même que l'exposition raisonnable au soleil, prévient le rachitisme. L'apport en vitamine D doit être journalier jusqu'à 18 mois, la posologie est fonction de la coloration des téguments soit 1 000 à 2 000 UI par jour. À partir de 18 mois et jusqu'à 5 ans, la vitamine D peut être donnée en dose unique tous les 6 mois ou tous les ans selon la prescription médicale et selon le produit utilisé.
Attention : Un médicament ne se donne jamais dans un biberon de lait ou de soupe, où il peut s'en perdre si l'enfant ne boit pas tout.

Bilan de santé

Tous les éléments de la surveillance de la croissance des enfants doivent figurer sur le carnet de santé personnel de chaque enfant. Trois bilans de santé obligatoires sont prévus dans la petite enfance, ils donnent lieu à l'établissement d'un certificat de santé au 8e jour, au cours du 9e mois et au cours du 24e mois. D'autres bilans de santé sont prévus avant l'entrée à l'école maternelle, l'entrée dans l'enseignement primaire et avant l'admission dans le cycle secondaire. Ils ne donnent pas lieu à l'établissement d'un certificat de santé obligatoire. Mais les résultats de ces examens font l'objet d'un courrier adressé aux parents.
Rappelons que toutes les informations contenues dans le carnet de santé sont soumises au secret professionnel.

vous devez savoir faire...

Actes professionnels

- Selon le lieu d'exercice, organiser des réunions pour sensibiliser les parents au risque d'accident domestique, expliquer les mesures de prévention à prendre et la conduite à tenir.
- Lorsqu'un enfant est hospitalisé à la suite d'un accident domestique, évaluer les connaissances des parents, le contexte social et les relations parents/enfant.
- Selon le résultat de l'évaluation : améliorer les connaissances des parents et/ou l'interaction parents/enfant.

...donc vous devez savoir :

Connaissances requises

- Expliquer les facteurs pouvant favoriser les accidents domestiques.

Les accidents sont trois fois plus fréquents chez les garçons que chez les filles. Ils sont également plus fréquents chez les enfants âgés de 1 à 5 ans. Ils surviennent souvent lors de la préparation des repas et sont favorisés par certaines conditions de vie.

Il est important que le personnel soignant connaisse bien les conditions de vie de cet enfant et de son entourage pour pouvoir éduquer les parents de façon efficace afin de prévenir au maximum les accidents, notamment les accidents domestiques.

Les campagnes de prévention portent leurs fruits car les études montrent une baisse des accidents. Forts de ce résultat encourageant, les soignants doivent poursuivre dans cette voie.

Cette éducation doit se faire prioritairement dans tous les lieux qui reçoivent des enfants et leurs parents : les crèches, les PMI, les écoles, les haltes garderies, les jardins d'enfants, les centres aérés, les colonies de vacances, mais aussi l'hôpital et en particulier lors des consultations.

- Les moyens

L'affichage est important, il est loin d'être suffisant, le personnel doit donc organiser de véritables séances de dialogue avec les familles pour évaluer quasi individuellement le risque et proposer une prévention adaptée, car il se trouvera toujours des familles qui n'appliqueront pas les recommandations standard, leurs conditions de vie ou de logement s'y prêtant mal.

- La connaissance du développement psychomoteur de l'enfant est indispensable :
  - pour une surveillance plus vigilante lorsque le soignant est responsable d'un enfant,
  - pour mieux expliquer aux familles les risques encourus.

Les facteurs favorisant les accidents de l'enfant

La dépendance

Dans les toutes premières années de la vie, l'enfant est entièrement dépendant de son entourage.

Si un accident survient, c'est de la responsabilité exclusive de l'adulte (exemple : l'enfant laissé seul sur la table à langer).

Très tôt, l'enfant acquiert des possibilités motrices :

- il se retourne seul et risque de tomber de la table à langer ;
- il met les objets à sa bouche et risque de s'étouffer ;
- il rampe, marche à quatre pattes et risque de tomber dans les escaliers ;
- il s'assoit, ou se met debout, puis marche ; il explore le monde qui l'entoure mais également il encourt des risques de plus en plus nombreux.

La progression du développement est très rapide et surprend souvent les adultes : du jour au lendemain, l'enfant acquiert de nouvelles possibilités, il encourt donc de nouveaux risques.

Si plusieurs enfants sont présents, les petits cherchent à imiter les plus grands, ce qui est encore un facteur favorisant.

Les conditions de vie des familles

Les accidents sont plus nombreux quand les logements sont exigus, surpeuplés et insalubres.

Les habitations sont aménagées pour les adultes, rarement pour les enfants, ce dont les parents sont peu conscients.

Les accidents surviennent avec une plus grande fréquence en fin de journée quand les parents sont fatigués et dans toutes les occasions où la surveillance des parents se relâche.

L'éducation

Certains parents sont trop permissifs et laissent à l'enfant une autonomie non adaptée à l'âge, sans accompagnement ni surveillance renforcée.
D'autres sont trop stricts, les interdits multipliés freinent l'enfant dans ses apprentissages, le rendent timoré, peureux et souvent malhabile.

Les principaux types d'accidents : conduite à tenir et prévention

Les traumatismes

Les chutes (de la table à langer, puis d'une chaise haute, des escaliers, d'une fenêtre, etc.) représentent l'accident le plus fréquent. Elles sont responsables de traumatismes crâniens, de fractures, voire parfois de polytraumatismes.

Conduite à tenir

Ne pas se précipiter pour relever l'enfant, il peut y avoir un traumatisme crânien ou du rachis.
Noter les réactions immédiates : pleurs, vomissements, perte de conscience, cyanose.
Si des facteurs de gravité apparaissent, prévenir le médecin et installer l'enfant en position latérale de sécurité. Prévenir les parents ou la personne responsable de l'enfant car il faut poursuivre la surveillance pendant les 48 premières heures, notamment l'état de conscience, même la nuit.

Prévention

Ne jamais laisser un enfant seul même quelques secondes, le prendre dans les bras pour répondre au téléphone ou réparer un oubli.
Poser le couffin par terre plutôt que sur la table ou sur une chaise.
Attacher l'enfant qui est assis sur une chaise haute.
Équiper les escaliers d'un portillon avec fermeture, condamner les portes donnant sur les caves, les garages ou les escaliers du sous-sol.
Ne pas installer un enfant dans les lits superposés avant 6-7 ans.
Si on habite en étage, installer un grillage de protection au niveau du balcon.
Éliminer de la proximité des fenêtres tout objet ou meuble pouvant servir à l'enfant pour se rehausser : bac à fleurs, pouf, chaise, coffre…

Les intoxications

En cause, les produits ménagers, les médicaments, l'alcool sous toutes ses formes, les plantes toxiques.

Les produits ménagers

Le petit enfant ne sait pas recracher, il avale ce qui est dans sa bouche. Certains produits sont particulièrement dangereux : les caustiques qui brûlent les muqueuses de la bouche et de l'œsophage et laissent des séquelles dramatiques.

➡ Conduite à tenir

Ne rien donner par voie buccale, ni eau, ni lait, ni pansement gastrique.
Ne pas faire vomir (s'il s'agit de produits caustiques, ils brûleront une deuxième fois les muqueuses, s'il s'agit de produits moussants, ils peuvent passer dans les voies respiratoires).
Ne pas faire d'évacuation gastrique.
Si la peau ou les yeux sont touchés, les rincer abondamment à l'eau courante.
Téléphoner au centre antipoison le plus proche pour connaître les risques encourus par l'enfant.

Selon la gravité, prévenir le SAMU, le médecin de famille ou évacuer l'enfant vers l'hôpital le plus proche.

➡ Prévention

Contrairement aux habitudes, les produits ménagers doivent être rangés en hauteur et si possible dans des placards fermés à clé et non sous l'évier.

Ne pas laisser traîner, en particulier dans les garages, des produits souvent hautement toxiques : ils doivent être, eux aussi, rangés en hauteur.

Ne pas transvaser des produits toxiques dans des bouteilles de produits comestibles (de l'eau de javel dans une bouteille de jus de fruits) : l'enfant peut être induit en erreur.

Ne pas utiliser les produits toxiques (déboucheur) en présence d'un enfant.

Refermer et ranger les produits utilisés au fur et à mesure.

Condamner la pièce le temps de l'action.

Les fabricants conscients des risques que font courir leurs produits, les proposent avec des bouchons de sécurité difficiles à ouvrir pour les enfants. Acheter de préférence les produits ayant un bouchon sécurité.

Les médicaments

Les intoxications médicamenteuses sont dues :

- soit à une erreur de dosage par les parents ;
- soit à l'utilisation de médicaments destinés aux adultes ;
- soit à l'absorption par l'enfant de médicaments mal ou non rangés.

Tous les médicaments peuvent être cause d'une intoxication médicamenteuse : aspirine, sirop antitussif contenant des opiacés, barbituriques, antidépresseurs, neuroleptiques…

➡ Conduite à tenir

Noter l'heure probable d'absorption ainsi que l'heure du dernier repas.

Noter le délai entre l'heure de découverte et les premiers gestes de soins.

La quantité maximale de produit qui aurait pu être absorbée doit être considérée comme la quantité réellement absorbée.

Rechercher l'emballage et le conserver ainsi que les médicaments restants pour les montrer aux médecins.

Toute intoxication potentielle doit être considérée comme une intoxication réelle.

Téléphoner au centre antipoison, agir en conséquence selon l'avis donné, sinon faire transférer à l'hôpital le plus proche.

➡ Prévention

Les médicaments doivent être rangés dans des armoires fermées à clé.

Attention aux médicaments des parents laissés sur les tables de nuit ou dans les sacs à main.

Ne jamais donner à l'enfant de médicaments destinés aux adultes même en réduisant la posologie.

Ranger les médicaments des enfants dans un endroit différent de ceux de l'adulte pour qu'il n'y ait pas de confusion possible.

L'intoxication alcoolique

L'enfant finit les fonds de verre (après le départ des invités) ou trouve une bouteille abandonnée.

L'adulte fait une erreur : alcool dans le nez de l'enfant au lieu du sérum physiologique.

Chez l'adolescent, absorption de grandes quantités de bière ou paris entre jeunes : le coma est alors fréquent et les décès ne sont pas exceptionnels.

➡ Conduite à tenir

Prévenir le médecin et hospitaliser l'enfant ou l'adolescent.

➡ Prévention

Ne pas habituer l'enfant à boire de l'alcool même coupé d'eau.

Redoubler d'attention pendant les repas de famille.

Ranger les bouteilles après utilisation.

Intoxication avec les plantes

Les plantes toxiques sont légion : anémone, digitale, if, laurier-cerise, laurier rose, narcisse, aconit, pavot, pivoine, rhododendron, dieffenbachia, ficus, troène, ancolie, thuya… mais aussi l'eau dans laquelle a trempé le muguet.

Autres intoxications

Les peintures au plomb des appartements anciens sont responsables du saturnisme [1] :

- l'enfant gratte le mur pour s'amuser et porte ensuite les doigts à la bouche ;
- l'absorption des petites piles à l'oxyde d'argent est fréquente et peut provoquer des brûlures gastriques.

L'oxyde de carbone (plus lourd que l'air) émis par des poêles vétustes ou présent dans les pièces mal aérées (cuisine, salle de bain) intoxique en premier l'enfant qui respire l'air plus bas que l'adulte étant donné sa taille ou la hauteur de son lit ou parce qu'il se traîne par terre.

Les produits agricoles sont également fréquemment en cause…

Les brûlures

Elles sont secondaires :

- soit à l'aspersion par des liquides bouillants ou chauds ;
- soit aux flammes ;
- soit au contact avec des objets brûlants ;
- soit à l'électricité.

Elles sont responsables de plus de cent décès par an et de nombreuses séquelles fonctionnelles et esthétiques.

Les brûlures par liquide bouillant ou chaud

Elles représentent la majorité des accidents par brûlures.

➡ Conduite à tenir

Asperger d'eau froide immédiatement les zones brûlées.

Si l'enfant porte des vêtements de coton, les enlever et envelopper l'enfant dans un drap propre.

S'il s'agit de vêtements synthétiques, ne pas les enlever car ils peuvent arracher la peau s'ils sont en partie fondus, envelopper l'enfant dans un drap propre.

N'appliquer ni beurre, ni huile, ni pommade, ni sucre, ni farine, ni vinaigre…

Appeler les pompiers ou le SAMU.

➡ Prévention

Tourner les queues de casserole vers le fond de la cuisinière.

Utiliser prioritairement les feux arrière de la cuisinière.

Éloigner les enfants de la cuisine lors de la préparation des repas.

Ne pas tenir un enfant dans les bras en même temps que l'on cuisine.

Vérifier la température des liquides que l'on sert à l'enfant, en particulier de tous les aliments chauffés au **micro-onde**, car le récipient peut ne pas être chaud alors que l'aliment peut être bouillant à l'intérieur, c'est le cas notamment du biberon.

Attention aux appareils à fondue.

Ne pas poser à terre de friteuse avec de l'huile bouillante.

L'enfant peut tirer sur les nappes et faire tomber des récipients pleins de liquides chauds, par exemple des tasses.

Les tuyaux des machines à laver ne doivent pas se vider directement dans un évier mais dans une installation adéquate car sous la pression de l'eau de vidange, le tuyau peut être éjecté et toute personne à proximité sera brûlée par l'eau très chaude, brûlure majorée par la présence de lessive.

Vérifier toujours la température de l'eau du bain avant d'y tremper l'enfant.

Ne jamais laisser un enfant seul dans la baignoire, il peut ouvrir les robinets d'eau chaude et ne pas savoir les refermer.

1. Le saturnisme infantile est une intoxication par le plomb, avec des plombémies supérieures ou égales à 100 µg/L de sang. En 1998, le nombre d'enfants atteints était de 85 500. La plupart des cas étaient secondaires à l'ingestion d'écailles de peinture ou de poussières de plomb qui revêtaient les murs des appartements anciens. Intoxication souvent ignorée, elle touche plus particulièrement la population d'émigrés. Les signes cliniques sont peu spécifiques : anémie, pathologies ORL récidivantes, retard scolaire (*in : Revue pratique de médecine générale ;* 2001 ;15 (531) : 577-80).

Les brûlures par flamme ou contact avec des objets brûlants

Le grand responsable est le barbecue à la période des beaux jours. C'est en fait surtout la façon de s'en servir qui est responsable d'accidents souvent très graves, dramatiques et culpabilisants pour les parents. Il s'agit la plupart du temps d'un retour de flamme lorsque l'adulte veut réactiver le feu en y lançant un jet d'alcool à brûler. L'enfant, curieux de tout et souvent trop près, reçoit le retour de flamme en plein visage.

➡ Conduite à tenir

Étouffer les flammes au plus vite en roulant l'enfant dans l'herbe ou dans une couverture non synthétique, ne pas le déshabiller.
Appeler les pompiers ou le SAMU.

➡ Prévention

Ne pas utiliser de liquide inflammable pour allumer ou ranimer un feu.
Tant qu'il y a des braises, ne pas laisser s'approcher les enfants.
Interdire aux enfants d'approcher les barbecues.
S'assurer de la stabilité des barbecues avant de les utiliser.
Expliquer le danger des allumettes et des briquets aux enfants et ranger ce type de matériel hors de leur portée.
Montrer que les portes de four ou les plaques électriques peuvent être brûlantes.
Protéger les accès de cheminées.
Ne jamais laisser un jeune enfant seul.
Débrancher le fer à repasser après usage et le poser dans une pièce interdite à l'enfant le temps qu'il refroidisse.
Dans les collectivités d'enfants, les radiateurs sont protégés, faire de même si possible à son domicile.
Il faut également rappeler l'interdiction des bouillottes.

Les brûlures électriques

Il s'agit le plus souvent d'un enfant qui porte à sa bouche une rallonge de fil électrique qui n'a pas été débranchée ou qui introduit ses petits doigts dans une prise électrique à sa portée. Les lésions touchent les lèvres, la bouche et les doigts. Elles sont souvent graves car profondes.

➡ Conduite à tenir

En raison du risque d'électrocution si l'enfant reste accroché au fil électrique, il ne faut jamais toucher l'enfant mais couper le courant.
Appeler les pompiers et pratiquer en attendant la respiration artificielle si nécessaire.
Une brûlure électrique, même en apparence bénigne nécessite une consultation car le courant chemine en profondeur et son trajet est variable depuis le point d'entrée jusqu'au point de sortie.
Des nécroses peuvent apparaître 2 à 3 jours après l'accident.

➡ Prévention

Depuis une législation de 1979, les nouvelles habitations doivent avoir des prises électriques situées à 1 m 50 du sol.
Les nouvelles prises sont protégées, à l'intérieur, par des tiges en plastique et l'enfant ne peut être en contact avec le courant que s'il enfonce un objet métallique dans les deux orifices de la prise femelle en même temps.
Mettre un cache-prise aux prises de courant non conformes aux normes.
Les réparations électriques doivent être faites par des gens compétents : le bricolage avec du papier collant sur des fils dénudés est hautement dangereux.
Les appareils électriques doivent être rangés après leur utilisation.

Les asphyxies

Il peut s'agir de corps étranger inhalé, d'un étouffement ou d'une fausse route alimentaire. Cet accident est très fréquent avec les fruits secs, type cacahuètes que l'on conseille de ne pas donner aux jeunes enfants.
En cas de corps étranger inhalé, l'adulte, s'il assiste à l'accident d'inhalation, est témoin du syndrome

de pénétration qui consiste en un état de suffocation avec toux, gêne respiratoire importante. Le tout ne dure que quelques secondes à quelques minutes et correspond au passage du corps étranger dans les voies respiratoires. Lorsque l'objet s'est stabilisé, le syndrome de pénétration cesse. Si l'adulte n'assiste pas à cet accident initial, le corps étranger peut passer inaperçu et provoquer ultérieurement des complications respiratoires avec surinfection.

Conduite à tenir

Il faut pratiquer immédiatement la manœuvre de Heimlich ou de Mofenson selon l'âge de l'enfant. L'objectif de ces manœuvres est de réaliser une poussée brusque pour évacuer le corps inhalé.

➜ La manœuvre de Heimlich pour l'enfant de plus de 3 ans environ (*fig. 34,* p. 132)

Se positionner derrière l'enfant, l'enfant est assis sur les genoux de l'adulte ou reste debout ; l'adulte passe ses bras sous les aisselles de l'enfant et positionne un poing au niveau de l'estomac de l'enfant, de l'autre main, il saisit son poing et exerce plusieurs pressions fortes à la fois vers l'arrière et vers le haut.

➜ La manœuvre de Mofenson pour les nourrissons (*fig. 35,* p. 133)

L'adulte pose l'enfant à plat ventre sur son genou, soutient sa tête d'une main et donne des tapes énergiques et renouvelées dans le dos de l'enfant.
Si l'adulte ne sait ou ne peut réaliser de telles manœuvres, il faut **transporter l'enfant en position assise jusqu'à l'hôpital** le plus proche.

Prévention

Les jouets destinés aux enfants en bas âge doivent respecter un certain nombre de règles de sécurité ; en particulier, ils ne doivent pas comporter de petites pièces que l'enfant pourrait porter à la bouche et inhaler.
Les yeux des nounours doivent résister à une force de traction suffisante…

Il est plus prudent de ne pas manger de cacahuètes en présence des tout-petits et se souvenir que l'enfant ne sait correctement croquer et mâcher que vers l'âge de 5 ans.
L'asphyxie est parfois due à un sac plastique que l'enfant a mis sur sa tête pour jouer et dans lequel il étouffe. Cet accident peut se voir chez les bébés qui sont couchés à plat ventre sur un oreiller, ou encore lorsqu'un animal domestique, chat le plus souvent, est venu se coucher trop près ou sur le nouveau-né.

Conduite à tenir

Dès la découverte de l'enfant, il faut appeler les pompiers et pratiquer les gestes de la respiration artificielle. Selon la situation de l'enfant, un massage cardiaque externe peut être nécessaire.

Prévention

Ne jamais laisser les enfants jouer avec des sacs plastiques, ni de chat dans la chambre des enfants.
Attention à certains jeux, en particulier les jeux de cache-cache dans de vieux réfrigérateurs, les enfants s'y enferment parfois et ne peuvent plus en sortir.
D'autres accidents peuvent survenir par étranglement de l'enfant avec une cordelette de rideau, ou par étouffement dans un coffre à jouets ou dans un placard.
Rappelons qu'il est interdit d'utiliser des moyens de contention dans les collectivités, ceux-ci ayant été à l'origine de plusieurs strangulations.

Les noyades

Elles peuvent se produire dans la baignoire, dans la piscine ou dans n'importe quel trou d'eau (mare).

Conduite à tenir

Lorsque l'accident a lieu au domicile, sortir l'enfant de l'eau et essayer d'évacuer au maximum l'eau contenue dans les voies respiratoires en tenant l'enfant par les pieds s'il est suffisamment jeune ou en le mettant tête et corps sur le côté tout en exerçant des gestes de pression au niveau du thorax.

Prévenir les pompiers et commencer le bouche à bouche.

Prévention

Ne pas laisser un enfant de moins de 2 à 3 ans seul dans la baignoire, et y mettre un tapis antidérapant. Apprendre à l'enfant à nager dès que possible. Interdire l'accès aux points d'eau, surveiller les enfants au bord de mer et en particulier lorsqu'ils jouent sur des embarcations gonflables.

Il existe malheureusement bien d'autres types d'accidents :

- dans les milieux agricoles avec les engins mécaniques ;
- dans les aires de jeux : toboggans, balançoires ;
- dans les salles de gymnastique : chutes des agrès ;
- avec les armes à feu ;
- sur les vélos.

Dans toutes circonstances, la prudence est de rigueur avec les enfants en bas âge, il faut très tôt leur apprendre les risques et les responsabiliser tout en maintenant sur eux une surveillance attentive.

Les soignants conservent un rôle primordial dans la prévention par l'information et l'éducation répétée des familles.

Notes

vous devez savoir faire...

Actes professionnels

- Effectuer la désobstruction du rhinopharynx par aspiration.
- Protéger l'enfant contre les infections et l'hypothermie.
- Effectuer les soins du cordon ombilical.
- Encourager le premier contact entre l'enfant et ses parents.
- Mesurer les différents paramètres, poids, taille, périmètre crânien, et interpréter les résultats en fonction du terme.
- Planifier les prescriptions médicales.
- Participer à l'annonce d'une malformation ou d'une pathologie et accompagner les parents.
- Collaborer à la mise en évidence d'éventuelles pathologies survenant la première semaine.
- Effectuer la surveillance et les soins à un nouveau-né ictérique sous photothérapie.
- Évaluer les relations parents/enfants et assurer une aide en cas de difficulté.
- Éduquer les parents en vue de la sortie de la maternité.

..donc vous devez savoir :

Connaissances requises

- Citer les caractéristiques physiques et physiologiques d'un nouveau né à terme.
- Expliquer le score d'Apgar.
- Expliquer l'importance de la précocité des relations parents-enfants après la naissance.
- Expliquer les soins infirmiers à apporter à un enfant de la naissance au cinquième jour de vie.
- Définir et expliquer les principales pathologies et malformations spécifiques du nouveau-né : souffrance fœtale aiguë, embryopathie, fœtopathie, infection fœtomaternelle, trisomie 21, atrésie de l'œsophage, imperforation anale, fente labiale, fente palatine, malformations cardiaques, pathologies métaboliques, luxation de la hanche, détresse respiratoire.
- Décrire les soins infirmiers dispensés aux enfants atteints d'ictère.

Caractéristiques physiologique et physique du nouveau-né à terme

Pour avoir une efficacité maximale devant une naissance il faut avoir en mémoire les principales caractéristiques de l'enfant au terme de son neuvième mois de vie *in utero*.

Sur le plan physiologique

La respiration

Si les poumons n'ont pas de fonction oxygénante pendant la vie *in utero*, ils sont néanmoins le siège de mouvements et d'automatisme de ventilation ; les bronches sont remplies d'un liquide peu abondant, le liquide pulmonaire qui sera évacué à la naissance, à la fois par compression du thorax dans la filière pelvienne et par résorption au niveau des vaisseaux lymphatiques des poumons. Ce liquide pulmonaire n'est pas du liquide amniotique ; ce n'est qu'en cas de souffrance fœtale que le liquide amniotique envahit les bronches, entraînant un tableau de détresse respiratoire.

Chez le nouveau-né à terme, le poumon sécrète une substance, le **surfactant**, qui a pour rôle de maintenir les alvéoles pulmonaires dilatées au moment de l'expiration : ainsi, dès les premiers mouvements respiratoires, l'alvéole conserve de l'air résiduel favorisant les échanges gazeux avec les capillaires sanguins qui tapissent sa paroi.

La circulation sanguine

In utero, le débit cardiaque est assuré à 50 % par les ventricules gauche et droit, tous les deux à la même pression. Le sang oxygéné est fourni au fœtus par la veine ombilicale et provient du placenta. Les vaisseaux du placenta, côté fœtus, font partie de la circulation fœtale *(fig. 3)* ; ils occupent un espace important du système puisqu'ils reçoivent 60 % du débit cardiaque. En revanche, les poumons ne recouvrent qu'une petite partie du flux sanguin fœtal car la résistance des vaisseaux pulmonaires est importante. De plus, il existe des courts-circuits, appelés *shunts* qui ramènent directement le sang de la petite circulation dans la grande. Au niveau cardiaque, c'est :

- le canal de Botal qui s'ouvre par le foramen ovale et fait communiquer les deux oreillettes ;
- le canal artériel qui relie l'artère pulmonaire à l'aorte.

Au niveau de la veine ombilicale, c'est le canal d'Arantius (*Ductus Conductus*, DC) qui court-circuite le foie.

La circulation et l'oxygénation des organes avant la naissance

Au moment de la naissance, le nouveau-né séparé de sa mère devra brutalement se passer du placenta, mettre en route la fonction respiratoire et modifier sa circulation pour isoler la petite circulation qui oxygénera le sang au niveau des poumons et la grande circulation qui oxygénera les tissus.

Côté poumons, lors du passage dans la filière pelvienne de la mère, le thorax est comprimé, les poumons sont vidés du liquide pulmonaire (40 mL). Le thorax, une fois dégagé grâce à son élasticité, crée une dépression qui favorise l'entrée d'air dans la trachée et les bronches. Le premier mouvement respiratoire survient dans les 20 secondes, favorisé par les stimulations sensorielles et en particulier par le refroidissement (l'enfant sort tout mouillé comme dans un bain) ; puis la première expiration survient sur une glotte fermée, ce qui favorise la distribution de l'air dans tout le poumon et la résorption du liquide pulmonaire ; grâce au surfactant, une partie de l'air reste emprisonnée dans les alvéoles, ce qui favorise les échanges gazeux d'O_2 et de CO_2.

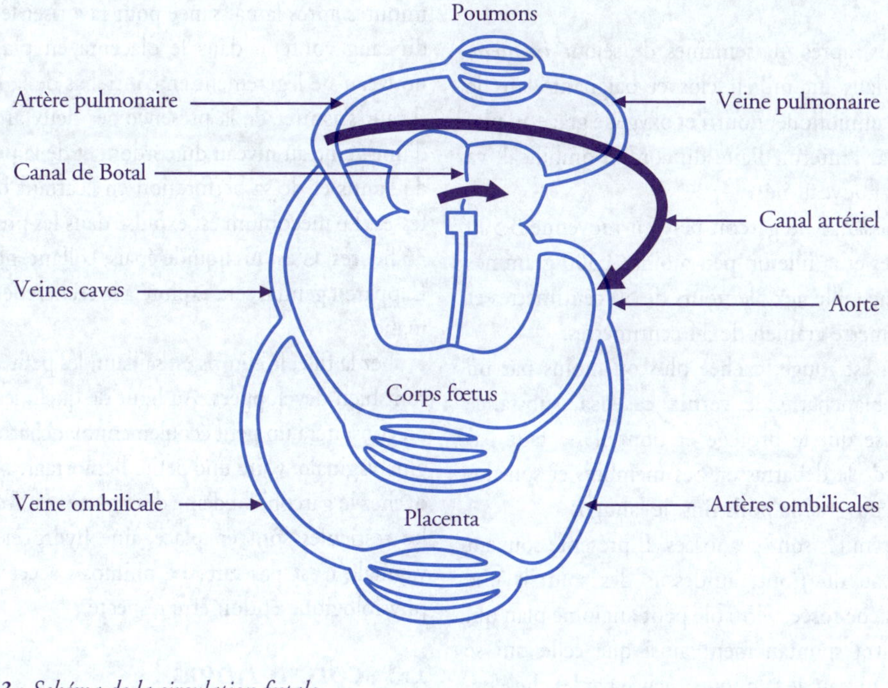

Figure 3 : *Schéma de la circulation fœtale.*

Côté cœur, du fait de la dépression thoracique, du sang afflue aux poumons par le ventricule droit. Les alvéoles, qui se déplissent, diminuent la résistance des vaisseaux et le sang circule plus facilement. Le retour de ce sang dans l'oreillette gauche augmente la pression, ce qui a pour conséquence de plaquer la valvule de Vieussens contre le foramen ovale et d'obstruer le canal de Botal, et de le fermer. La ventilation s'installe, le canal artériel va se fermer sous l'influence de la contraction des fibres musculaires formant ses parois, stimulée par la pression d'oxygène qui augmente.

La régulation rénale

Pendant la vie fœtale, c'est le placenta qui se charge d'équilibrer le milieu intérieur, mais le rein se prépare en mettant en place des différentes fonctions au niveau glycorégulation et tubulaire. L'équilibre ionique (sodium, potassium) et l'équilibre acido-basique sont pris en charge dès la naissance mais cette régulation est encore limitée et ne peut répondre à des situations d'exception.

Contrôle énergétique

Il doit prendre en charge, essentiellement, la lutte contre le refroidissement, surtout en produisant de la chaleur à partir des réserves (graisse brune[1], glycogène, lipides). Le nouveau-né, qui baignait dans le liquide amniotique, naît comme sortant de l'eau, et l'évaporation, si on n'essuie pas l'enfant, déclenche une déperdition calorique considérable. Si l'on y prend pas garde, en un quart d'heure, la température peut descendre de 37° à 33 °C dans une pièce où il fait 20 à 23 °C.

1. Surtout abondante chez les mammifères hibernants, comme la marmotte, la graisse brune est néanmoins présente dans l'espèce humaine, principalement au début de la vie. Chez le fœtus et le nouveau-né, elle se répartit dans la région interscapulaire, autour des gros vaisseaux (aisselles, cou), autour des reins et du cœur. Elle est source de chaleur.

Sur le plan physique

Le fœtus, après 40 semaines de séjour *in utero*, vivant dans un milieu clos et baignant dans le liquide amniotique, nourri et oxygéné grâce au placenta par l'intermédiaire du cordon ombilical, va devenir nouveau-né.

À la naissance, le garçon pèse en moyenne 3 500 grammes et la fille un peu moins, 3 300 grammes pour une taille aux alentours de 50 centimètres et un périmètre crânien de 34 centimètres.

Sa peau est rouge, cachée plus ou moins par un enduit blanchâtre, le **vernix caseosa**, substance graisseuse qui le protège et dont il ne faut pas essayer de le débarrasser. Ses membres et son dos sont recouverts de poils fins, le lanugo.

Les extrémités sont cyanosées. Il présente souvent au niveau du front, au-dessus des sourcils une petite tache rosée, véritable petit angiome plan qui disparaîtra spontanément ainsi que celle qui se situe au niveau de la nuque, cachée par les cheveux. Ceux-ci sont plus ou moins abondants.

Au niveau de la racine du nez, il présente des petits points blancs, la **miliaire sébacée**.

Le crâne au niveau des sutures, qui se sont chevauchées au moment du passage dans la filière pelvienne, est le siège d'un œdème plus ou moins important, la bosse sérosanguine peut, en cas de friction plus importante, devenir un céphalhématome par hémorragie sous-périostée ; en fait, elle se résorbera spontanément en quelques semaines dans la majorité des cas.

Les fontanelles sont facilement palpables, celle du sommet du crâne entre les deux os frontaux et pariétaux est losangique, la postérieure, entre l'occipital et les pariétaux est triangulaire.

On ne voit généralement pas ses yeux car les paupières sont œdémateuses (œdème palpébral).

Le nouveau-né respire par le nez, la bouche fermée. La respiration est rapide, entre 20 et 60 par minute et les battements cardiaques entre 120 à 160 par minute.

La section du cordon n'interviendra que quelques minutes après la naissance pour favoriser le retour du sang contenu dans le placenta en plaçant le nouveau-né légèrement en contrebas de la mère.

Il faut s'assurer de la présence des deux artères et d'une veine au niveau du cordon, et de la présence de l'anus et de sa perforation en écartant bien les fesses. Le méconium est expulsé dans les premières 36 heures. C'est un liquide épais, collant, noirâtre.

L'appareil génital sera exploré à la recherche d'anomalie :

- chez la fille, le clitoris est saillant, les petites lèvres sont bien développées. Au bout de quelques jours, on constatera un petit écoulement blanchâtre d'origine vaginale, voire une petite hémorragie ;
- chez le garçon, l'œdème des bourses est fréquent, les testicules sont en place, une hydrocèle de la vaginale n'est pas rare. Le phimosis à cet âge est physiologique et doit être respecté.

Le score d'Apgar

Le score d'Apgar[2] résulte d'une cotation simple et chiffrée dont l'objectif est d'apprécier rapidement les grandes fonctions vitales d'un enfant à la naissance *(tab. 4)*.

Il se base sur :

- la fréquence cardiaque ;
- la respiration ;
- la coloration des téguments ;
- le tonus musculaire ;
- la réactivité.

Il est le résultat des sommes affectées à chacune des cinq fonctions et peut donc varier de 0 à 10.

Il se calcule aux temps suivants :

- une minute après la naissance ;
- trois minutes après la naissance ;
- cinq minutes, voire dix minutes après la naissance s'il n'était pas normal au début.

Dès la naissance, le chronomètre est déclenché, l'enfant est installé sur la table radiante, et l'on pratique la première cotation.

2. Score proposé en 1952 par l'Américaine Virginie Apgar pour apprécier l'état de santé des nouveau-nés.

Tableau 4 : *le score d'Apgar.*

Cotations	0	1	2
Critères			
Fréquence cardiaque	< 80	80 à 100	> 100
Respiration	0	Cri faible	Cri vigoureux
Tonus	0	Extrémités	Tout le corps
Réactivité à l'aspiration	0	Grimaces	Vive avec cris
Couleur	Blanc ou bleu	Cyanose des extrémités	Rose sur tout le corps

Plus le score est bas, plus la situation est préoccupante, ainsi :

- un Apgar inférieur à 3 correspond à un état de mort apparente nécessitant des gestes d'urgence (voire la réanimation du nouveau-né) ;
- avec un Apgar entre 4 et 7, l'état de l'enfant nécessite une désobstruction puis une ventilation au masque et si son état ne s'améliore pas rapidement, si son score pratiqué à 3 et 5 minutes reste bas, la réanimation doit être complétée ;
- un score entre 8 et 10 est considéré comme normal, mais il doit évidemment se maintenir aux cotations effectuées successivement.

Le résultat du score d'Apgar **doit être colligé** dans le carnet de santé car il reste un critère témoin de l'état de l'enfant à la naissance.

Soins infirmiers

Soins au nouveau-né à la naissance

Les deux principaux risques pour le nouveau-né sont l'hypothermie et l'infection, c'est pourquoi les soins doivent être effectués de manière *aseptique* et *rapide*.

À la naissance, le chronomètre est déclenché et l'enfant est installé sur une table chauffante. Durant les soins effectués juste après la naissance, le score d'Apgar est apprécié à 1, 3, 5 et 10 minutes.

Pendant qu'une soignante sèche l'enfant, réaliser une aspiration douce et brève des fosses nasales et de la bouche si besoin.

Le cordon ombilical est clampé en laissant 1 cm d'intervalle entre la pince de Barr et la peau de l'enfant pour ne pas endommager une anse intestinale s'il existe une hernie et pour faciliter la pose éventuelle d'un cathéter.

Le cordon est sectionné au ras de la pince avec des ciseaux stériles.

Vérifier au niveau de la section du cordon qu'il y a bien deux artères et une veine.

Un pansement stérile est effectué autour du cordon de façon à l'isoler de l'humidité des couches, une compresse stérile est enroulée autour de la pince pour ne pas blesser l'enfant, le pansement est maintenu par une bande/filet.

Les soins suivants sont réalisés à tous les bébés, mais l'ordre dépend de l'état de santé du bébé :

- vérification de la perméabilité des orifices :
  - *choanes* : par sonde nasale au moment de la désobstruction,
  - *œsophage* : par sonde gastrique et test à la seringue,
  - *anus* : avec une petite sonde souple ou un thermomètre ;
- glycémie capillaire :
  - glycémie normale chez le nouveau-né = 0,50 à 0,70 g/L (3 à 4 mmol/L),
  - hypoglycémie chez le nouveau-né à 0,30 g/L (1,65 mmol/L) ;

- prévention de l'infection oculaire : prévention de l'infection gonococcique qui peut être contractée au passage de la filière génitale au moyen d'un collyre antibiotique ;
- mensurations de l'enfant : poids, taille, périmètre crânien ;
- habillage du bébé.

L'enfant doit être mis dans les bras de sa maman le plus rapidement possible, la première tétée peut avoir lieu en fonction de la demande de la mère.

Surveillance du nouveau-né durant le séjour en maternité

Température

Évaluation de la température en axillaire le matin, plus souvent si hypothermie. Il faut adapter l'habillage à la température du bébé.

Pesée

Le poids se prend le plus souvent le matin, au moment de la toilette.

L'enfant peut perdre du poids, c'est une chute de poids physiologique qui s'effectue dans les 3 à 5 premiers jours, elle doit être inférieure à 1/10e du poids du corps, la reprise du poids est effective avant le 10e jour.

Transit

Le méconium (brun/verdâtre) est émis pendant 2-3 jours, il est progressivement remplacé par des selles. Le bébé a environ 5 à 8 selles par jour.

Quand l'enfant est nourri au sein, les selles sont semi-liquides et jaunes.

Quand l'enfant est nourri au lait artificiel, les selles sont plus moulées et jaunes verdâtres (fer dans le lait artificiel).

Comportement du nouveau-né

La durée de sommeil d'un nouveau-né est environ 20 heures. En période d'éveil, le bébé doit être vigilant, tonique et vigoureux.

Toute somnolence, hypotonie ou hypertonie doit être signalée.

Coloration

Noter et signaler l'apparition d'une cyanose, d'une pâleur, d'un ictère ou d'une éruption.

Vitamine K1

La vitamine K1 est donnée à tous les enfants en prévention de la maladie hémorragique du nouveau-né.

Chez l'enfant à terme, 2 prises buccales à 24 heures d'intervalle de 1 mg chacune.

Allaitement (*cf.* chapitre 3)

Hygiène (*cf.* chapitre 2)

Relations parents/enfant

La rupture qui a lieu à la naissance renvoie à la castration dans la mesure où l'enfant, perçu comme partie intégrante du corps de la femme est séparé de celui-ci.

La femme doit faire le deuil de l'enfant à l'intérieur d'elle-même pour le retrouver en dehors d'elle.

C'est par le contact avec le corps de son enfant que la femme arrive progressivement à renoncer à l'enfant imaginaire. Il faut lui ménager un temps de « reconnaissance » de l'enfant afin de lui permettre d'investir « cet enfant-là ». Ce temps est variable d'une femme à l'autre mais il est toujours indispensable.

L'équipe soignante doit permettre aux mères d'exprimer leurs angoisses, leurs inquiétudes, leurs déceptions et leurs difficultés.

Il ne faut pas déposséder les mères de leur enfant ; l'infirmière doit laisser faire les soins en étant présente pour les aider.

Avant la sortie, soit vers le troisième jour, des tests de dépistage sont réalisés systématiquement par prélèvement veineux. Il est recommandé de ne plus utiliser le microprélèvement qui est un soin très douloureux.

Test de Guthrie : dépistage de la phénylcétonurie

Cette maladie héréditaire due à l'absence d'une enzyme, la phénylalanine-hydroxylase, entraîne un retard psychomoteur important avec détérioration cérébrale progressive mais elle peut bénéficier d'une prévention par un régime alimentaire spécifique.

Dépistage de l'hypothyroïdie par dosage de la TSH *(Thyreo Stimuline Hormone)*

Ce diagnostic permet un traitement précoce par les extraits thyroïdiens et un développement normal de l'enfant.

Dépistage de l'hyperplasie congénitale des surrénales (HCS)

Maladie endocrinienne héréditaire entraînant un défaut de sécrétion d'aldostérone, de cortisol et un excès d'hormones virilisantes. Le traitement substitutif permet de limiter la virilisation et de prévenir la mort par déshydratation.

Dépistage de la drépanocytose

Maladie héréditaire de l'hémoglobine entraînant anémie et infections. Un dépistage précoce permet un traitement prophylactique.

Il s'agit pour cette maladie d'un dépistage ciblé : seuls les enfants à risque, c'est-à-dire dont l'un des parents est noir ou originaire du pourtour méditerranéen (Maghreb, Moyen-Orient, Turquie) subissent le test.

Dépistage de la mucoviscidose

Ce test consiste en un dosage de la trypsine ; si celle-ci est élevée, une étude ADN est réalisée sur le même prélèvement. Pour ce test, il faut le consentement parental écrit.

Ces cinq maladies sont dépistées par un seul prélèvement de sang effectué à 3 jours de vie sur un carton de papier pré-imprimé.

Le carnet de santé est remis à la sortie de la maternité, il tient lieu de certificat de vaccination. Sur ce carnet :

- résumé de la grossesse ;
- accouchement ;
- état de l'enfant à la naissance ;
- mode d'allaitement.

Le carnet de santé est soumis au secret professionnel.

Il y a 3 examens obligatoires : 8e jour, 9e mois (comprenant un bilan auditif) et 24e mois, mais le bébé doit être présenté en consultation 1 fois/mois.

L'importance de la précocité des relations parents-enfant après la naissance

« L'enfant est un partenaire actif d'une interaction [3] avec ses parents, généralement la mère » : ce concept est apparu dans les années 1970 à la suite des travaux de R. Spitz, J. Browly, M. Mahler, T.P. Brazelton… Cette interaction évolue dans le temps, au gré d'événements qui jalonnent l'existence et, ici, ce sont la grossesse, la naissance, la petite enfance… Avant même la naissance, voire à la conception, la mère (mais aussi le père) se fait une représentation de son enfant à venir, fonction de son passé où interviennent les expériences personnelles, les traditions familiales et culturelles : l'enfant n'existe que dans l'imagination, « dans l'imaginaire » disent les psychiatres.

3. Par interaction, en l'occurrence de la mère et l'enfant, il faut comprendre la réaction de chacun des partenaires en fonction de l'attitude de l'autre.

Au cours de la grossesse, cette image se modifie : l'enfant est présent mais invisible : il partage nourriture, joies, émotions, stress physique et moral.
À la naissance :
- la mère (et le père) découvre un enfant qui n'est pas exactement celui imaginé ; elle doit en quelque sorte l'adopter ;
- l'enfant qui vivait en symbiose avec sa mère, affronte brutalement un environnement radicalement différent et doit s'apprêter à devenir une personnalité distincte et indépendante.

L'écart entre l'enfant imaginé et l'enfant réel donne lieu à un processus d'identification :
- du côté de la mère, un regard et une responsabilité qui change de nature ;
- du côté de l'enfant, une « émergence du sens de soi », un apprentissage de l'indépendance.

Les interactions entre l'enfant et son milieu seront grosses de conséquences : elles sont émaillées de séquences alternées de désir, de joies mais aussi de frustrations (plaisir-déplaisir), voire d'incidents de toute nature (maladie, traumatismes, etc.).
L'aspect du nouveau-né, son état de santé, ses réactions calmes ou excessives agiront sur le comportement de la mère et de son entourage. De même, les réactions de la mère (mais aussi de l'entourage), suivant le calme ou l'agitation, la peur ou l'anxiété, la tonalité des voix, les attitudes, les gestes, bref, toutes les conduites auront un retentissement sur le comportement de l'enfant.
Tout incident au cours de la grossesse ou de la période périnatale pourra donner lieu à des épreuves supplémentaires et chacun des partenaires devra adapter ses réponses.
Les études précitées montrent que cette « confrontation » sera d'autant plus harmonieuse et positive que l'échange postnatal entre mère et enfant sera favorisé. D. Widlocher rappelle que « toutes les observations psychanalytiques nous montrent un continuum entre les aspirations du jeune enfant et les désirs de l'adulte ». Encore faut-il que chacun ait entendu la demande et le désir de l'autre. La clarté du langage est ici primordiale dans la structuration des repères de l'enfant comme des parents (G. Delamézière *in* : *Puériculture et pédiatrie*, Lamarre, Rueil-Malmaison, 2003).

Conséquences

Le contact précoce entre la mère et l'enfant privilégie les échanges sensoriels et raccourcit les écarts entre l'imaginaire et la réalité.
C'est dès la naissance que l'on doit favoriser ce contact « corps à corps » :
- en déposant l'enfant sur le ventre de sa mère dès le premier cri ;
- par la mise au sein en salle de travail ;
- et par la suite, en accompagnant la mère dans tous les soins élémentaires qu'il faut lui confier rapidement : changes, toilette, soins…

Chez le prématuré, séparé dès la naissance de sa mère, tout sera organisé pour que rapidement elle puisse être associée à sa prise en charge par le contact dans la couveuse, le son de sa voix, les soins, l'alimentation, mais aussi la connaissance de son état réel et du programme médical qui concerne son enfant.
C'est ainsi que des compétences réciproques vont se développer :
- sentiments de confiance en soi, d'affection, d'expérience chez la mère ;
- sentiments d'existence, de sécurité, de désir de communication… chez l'enfant.

Il convient donc de retenir que :
- la relation mère-enfant a commencé dès avant la naissance ;
- les premiers regards et les premiers échanges sont importants ;
- la relation précoce mère-enfant contribue aux besoins fondamentaux de l'enfant que sont :
  - une relation affective stable et sécurisante,
  - un besoin précoce de communiquer,
  - une exigence de se sentir compris,
  - une nécessité de se sentir actif au sein des échanges,
  - un désir de découvrir à satisfaire.

Pathologies et malformations spécifiques du nouveau-né

Grâce aux différents examens anténataux (échographies, examens biologiques, caryotype du fœtus, etc.), de nombreuses pathologies et malformations sont dépistées avant la naissance. Ainsi, certaines de ces pathologies recevront des solutions avant la naissance ou d'autres seront prises en charge dès la naissance en connaissance de cause ; mais encore trop souvent, quelques-unes ne se manifesteront qu'au moment de l'accouchement, mettant en péril la vie du nouveau-né : il faut toujours envisager de telles situations que l'on comprendra d'autant mieux en se souvenant des profondes transformations du fonctionnement cardio-pulmonaire et digestif.

Physiopathologie de la naissance

Le cœur

In utero, le sang arrivant du placenta et de la circulation veineuse de corps du fœtus est dévié majoritairement (88 %) du ventricule droit vers l'aorte par le canal artériel (*fig. 3* : *Schéma de la circulation fœtale*, page 47). Au clampage du cordon, le débit du canal artériel chute. Aussi, le sang au sortir du ventricule droit se dirigera préférentiellement vers l'artère pulmonaire, puis vers la microcirculation alvéolaire, pour y être oxygéné, et enfin empruntera les veines pulmonaires vers l'oreillette gauche.
Le cœur gauche et la circulation pulmonaire n'ont qu'un faible rôle *in utero*, ce qui explique qu'une anomalie à ce niveau ne se manifestera qu'à la naissance, voire plus tard.

Les poumons

Malgré quelques mouvements diaphragmatiques, ils ne participent pas, *in utero*, à l'oxygénation du sang. Une pathologie thoracique, comme la hernie diaphragmatique, sera donc *in utero* sans expression et se révélera à la naissance par une détresse respiratoire.

Le tube digestif

L'enfant déglutit *in utero* de petites quantités de liquide amniotique qui participent à l'élaboration du méconium.
Un obstacle sur le tube digestif (atrésie de l'œsophage, hernie diaphragmatique, imperforation anale) ne peut s'exprimer, et de façon inconstante, que par un excès de liquide amniotique ; c'est-à-dire que ces pathologies seront éliminées systématiquement. Une fois reconnues, ces pathologies doivent être prises en charge de façon spécifique à l'accouchement.

La souffrance fœtale

On parle de souffrance fœtale non pas pour évoquer une douleur du fœtus au sens habituel du terme, mais pour décrire des circonstances où le développement ou la vie du fœtus sont en jeu.
Le concept est apparu avec l'auscultation du cœur du fœtus et surtout avec son enregistrement, d'abord pendant l'accouchement, puis à chaque examen de la femme enceinte.
On distingue :

• la souffrance fœtale chronique qui survient pendant la grossesse ; en général, elle est provoquée par une pathologie maternelle, soit préexistante, soit survenant pendant la grossesse. Elle est souvent responsable d'un retard de croissance intra-utérin (RCIU ; voir chapitre 6). On la soupçonne devant :

– une croissance ou une vitalité fœtale insuffisante ;
– un oligoamnios[4] à l'échographie ;
– un doppler[5] des vaisseaux utérins et fœtaux pathologique ;
• la souffrance fœtale aiguë qui survient avant ou pendant l'accouchement, soit lorsqu'il existe une anomalie de la contraction utérine, soit lorsqu'une cause intercurrente empêche le fœtus de supporter même les contractions utérines normales (voir les causes ci-dessous). On la recherche systématiquement en fin de grossesse, surtout s'il existe la moindre anomalie à l'interrogatoire ou à l'examen de la mère.

Clinique

La souffrance fœtale aiguë est une préoccupation constante du suivi de la femme enceinte et se recherche en fin de grossesse et au moment de l'accouchement, notamment :
• par l'étude du rythme cardiaque fœtal et l'enregistrement simultané des contractions utérines maternelles[6] ;
• par l'observation de la couleur du liquide amniotique qui peut être teinté ;
• par la mesure du pH fœtal au scalp[7], sachant que :
– le pH chute modérément au cours de l'accouchement normal ;
– un pH inférieur à 7,25 traduit un début d'anoxie de l'enfant (sous réserve qu'il n'y ait pas d'acidose maternelle transmise).

Dans certains cas, l'injection à la mère de drogues qui modifient la contraction permet d'évaluer la possibilité d'une épreuve du travail.

Causes de la souffrance fœtale aiguë

Il peut s'agir :
• d'une dystocie[8] de cause maternelle (bassin étroit ou asymétrique, fibrome, tumeur, etc.) ou de cause fœtale (présentation anormale par le siège ou l'épaule, etc.) ;
• d'une anomalie placentaire (placenta prævia, décollement prématuré, hémorragie, etc.) ;
• d'une pathologie maternelle (hypertension artérielle, éclampsie, diabète, infection, cardiopathie, etc.) ;
• d'une pathologie fœtale (malformation, infection, etc.) ;
• d'une pathologie du cordon ombilical (procidence[9]).

Conséquences

• L'extraction sous anesthésie doit être effectuée d'urgence, le plus souvent par césarienne.
• Le risque d'état de mort apparente de l'enfant doit être affronté.

Avant de décrire les différentes situations cliniques, rappelons quelques notions de base en réanimation…

4. Oligoamnios : liquide amniotique peu abondant.
5. Le doppler ou effet doppler (vélocimétrie) rend compte de la vitesse d'écoulement du flux sanguin dans les vaisseaux.
6. Le tracé normal se caractérise par une fréquence comprise entre 140 et 160 battements par minute. Cette fréquence subit des variations qui doivent être supérieures à 5 battements par minute, donnant un aspect d'oscillation au tracé. En cas de souffrance fœtale, la disparition des oscillations donne un tracé plat avec ralentissement du rythme cardiaque. De même, l'étude des contractions utérines enregistrées sur le même graphique donne des indications en fonction de leur répétition ou de leur ralentissement. La vélocimétrie doppler permet en outre d'évaluer la circulation dans les vaisseaux maternels, placentaires et fœtaux.
7. Cette microponction au niveau du cuir chevelu (scalp) peut entraîner une petite hémorragie, voire un abcès du cuir chevelu.
8. Dystocie : accouchement difficile.
9. Procidence : le cordon ombilical se trouve dans la filière génitale, au-dessous de la présentation. Il est visible au niveau de la vulve après la rupture des membranes.

Rappel de quelques notions de base

Connaître, vérifier et savoir utiliser le matériel

Des travaux pratiques sont indispensables (voir la fiche technique *Matériel et médicaments nécessaires en salle de naissance*, pages 222-223).

Connaître les techniques de base en réanimation

Il faut savoir évaluer la situation (*tab. 4* : *Le score d'Apgar*, page 49, et le *tab. 6* : *Le score de Sylverman*, page 97).

- Les signes hémodynamiques :
  - la fréquence cardiaque (une bradycardie au-dessous de 80 ou une tachycardie supérieure à 150/180 doivent être signalées) ;
  - la couleur des téguments (soit une pâleur excessive, soit au contraire une cyanose plus ou moins intense, celle-ci pouvant être buccale, intéresser les extrémités ou être généralisée).
- Les troubles respiratoires :
  - la fréquence respiratoire (tachypnée supérieure à 50 pulsations par minute, bradypnée, voire apnée) ;
  - les signes de lutte respiratoire (score de Sylverman).
- Le comportement neurologique.

Il faut connaître la signification des gestes indispensables.

➡ L'aspiration

- Son utilité en fonction de sa localisation :
  - au niveau de la bouche et du pharynx pour éviter l'inhalation ;
  - au niveau des narines et du pharynx pour vérifier la perméabilité des choanes[10] ;
  - au niveau de l'estomac pour prévenir l'inhalation du contenu gastrique et pour vérifier la perméabilité œsophagienne (sonde n° 10).
- Les précautions :
  - asepsie rigoureuse (mains désinfectées, ne pas laisser traîner la sonde) ;
  - douceur de l'aspiration (ne pas dépasser 150 cm d'eau de dépression : risque de traumatisme, de bradycardie ou d'apnée secondaire) ;
  - toujours retirer la sonde en continuant à aspirer.

➡ La ventilation au masque (ambu)

- Les indications sont l'oxygénation intensive avant l'intubation (Apgar entre 3 et 7).
- La technique :
  - au préalable, désobstruction du pharynx et vidange gastrique ;
  - défléchir la tête du nouveau-né et la placer en légère extension, projeter le maxillaire inférieur en avant ;
  - appliquer le masque de façon étanche *(fig. 4)* ;
  - impulser à la fréquence de 50 pulsations par minute.
- Les précautions :
  - régler le débit d'oxygène à 10 litres par minute ;
  - bien vérifier le montage des valves de l'ambu ;
  - ne pas bloquer la valve de surpression, vérifier qu'elle soit étanche (la valve s'ouvre au-delà de 30 cm d'eau) ;
  - vider régulièrement l'air de l'estomac.
- Les contre-indications :
  - si l'on soupçonne une hernie diaphragmatique ;
  - s'il y a eu inhalation de liquide méconial.

➡ L'intubation trachéale

- Les indications :
  - l'état de mort apparente ;
  - la ventilation manuelle inefficace ou prolongée ;
  - un liquide méconial ou le soupçon d'une hernie diaphragmatique ;
  - la grande prématurité ;
  - le nouveau-né endormi.

10. Choanes : orifices postérieurs des fosses nasales dans l'arrière-nez.

• La technique : après aspiration soigneuse, la ventilation au masque est pratiquée (sauf s'il existe une hernie diaphragmatique ou en cas de liquide méconial) ; on introduit de préférence la sonde d'intubation (tube) par voie nasale :
– calibre de 2,5 pour un poids supérieur à 2000 g ;
– calibre de 3,0 pour un poids de 2000 à 4000 g ;
– calibre de 3,5 pour un poids supérieur à 4000 g.
• Les précautions :
– vérifier la bonne position du tube par la règle du 7 (le repère narinaire se situe à 7 cm + 1 cm par kilogramme de poids) ;
– l'auscultation des deux champs pulmonaires doit être symétrique ;
– bien fixer la sonde par une moustache nasale (*fig. 6*) ;
– aspirer la trachée avec toute l'asepsie possible ;
– ne pas laisser le tube à l'air libre.

➡ Le massage cardiaque externe (MCE)

• Indication : une bradycardie inférieure à 80 pulsations par minute.

• Application (*fig. 5*) : le thorax est empaumé à deux mains, les doigts se rejoignent à l'arrière sur le rachis, les deux pouces sur le sternum sont enfoncés de 1,5 à 2 cm au rythme de 100 à 120 pulsations par minute.
• L'efficacité se contrôle par la palpation du pouls, la recoloration des téguments, mais il faut savoir qu'un MCE n'assure au plus que 25 % du débit cardiaque.
• Précautions : assurer parallèlement une ventilation sur tube, un apport de drogues (adrénaline et bicarbonate IV).

➡ Voie d'abord : la veine ombilicale

• Les indications :
– l'état de mort apparente ;
– la difficulté d'un autre abord ;
– l'hypoglycémie, l'anémie aiguë.
• La technique :
– soit transfuniculaire [11] à l'aiguille montée, à l'épicrânienne ou au microcathéter ;
– soit par section du cordon à au moins 1 cm de la peau. On peut alors injecter le produit avec l'embout de la seringue dans la veine ou introduire un cathéter purgé de 3 cm chez le prématuré et de 5 cm chez le nouveau-né à terme. Il faut obtenir un reflux franc avant d'injecter le produit.

• Les précautions :
– l'asepsie sera rigoureuse, de type chirurgical, avec tenue stérile et désinfection du champ opératoire ;
– la fixation du cathéter sera minutieuse (spartiate et drapeau : *fig. 7*) ;
– il faut éviter de perfuser à grand débit des solutés hyperosmolaires (des bicarbonates, par exemple).

➡ La prise de température

• Indication : toujours de façon systématique.
• Technique : si la méthode n'est pas rectale, ne pas oublier de vérifier la perméabilité ano-rectale.
• Objectif : assurer le confort thermique de l'enfant, après avoir séché celui-ci et l'avoir mis sur une table radiante.

➡ La surveillance de l'enfant après la réanimation

Une période de surveillance particulièrement attentive est indispensable. Le rôle de l'infirmière est majeur ; elle surveille la température, la couveuse (humidité) et l'enfant, et installe :
• un monitorage de la fréquence cardiaque instantanée (FC) et de la fréquence pulmonaire (FR) ;
• un monitorage transcutané (TC) de la PO_2 et/ou de la SaO_2 (oxymétrie de pouls) ;
• un monitorage (méthode pléthysmographique [12]) de la **PA**.

11. Transfuniculaire : le funiculaire est le cordon ; il s'agit donc ici d'atteindre la veine ombilicale à travers la paroi du cordon.
12. La **pléthysmographie** étudie les variations du volume de sang dans un organe en utilisant des techniques de mesure de **déplacement de volume.** L'un des capteurs utilisés en pléthysmographie convertit l'énergie lumineuse en énergie électrique. C'est donc un capteur photoélectrique. Il fonctionne en envoyant un rayon lumineux à travers la peau et en mesurant la quantité de lumière réfléchie. Le sang absorbe la lumière proportionnellement à son volume. Plus le volume est important, plus l'absorption est importante, et *vice-versa*. Le capteur photoélectrique convertit la lumière réfléchie en signaux électriques, qui sont ensuite affichés et traités par l'enregistreur.

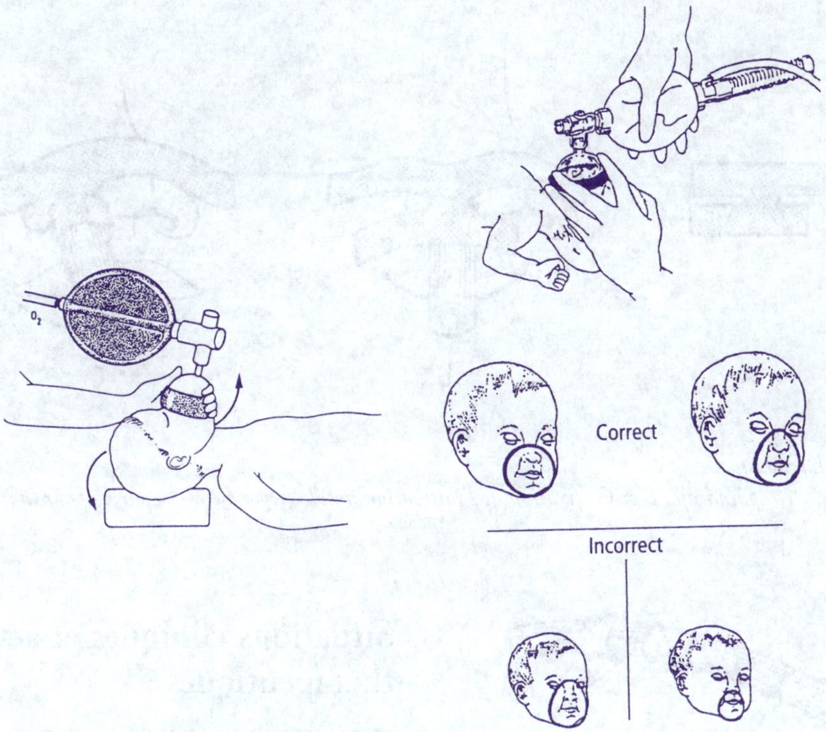

Figure 4 : *Mode d'application du masque de manière étanche.*

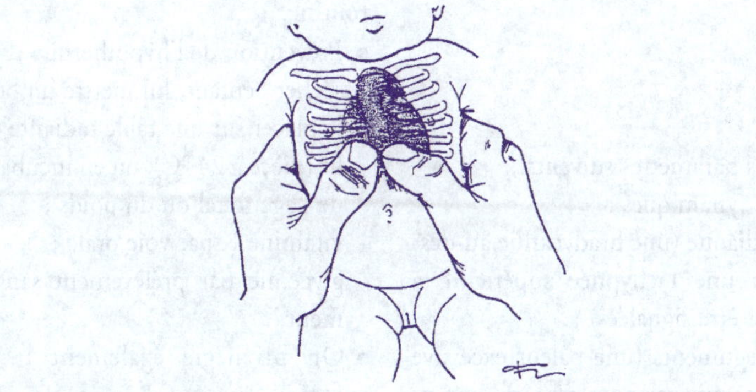

Figure 5 : *Massage cardiaque externe : technique des deux mains, position correcte des doigts.*

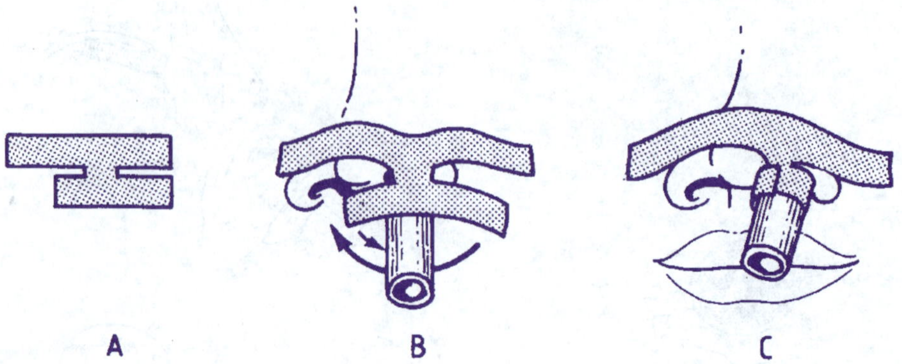

Figure 6 : *La moustache.*
A : moustache en sparadrap ; B et C : fixation de l'intubation nasale (règle du 7 + 1 par kg pour la distance).

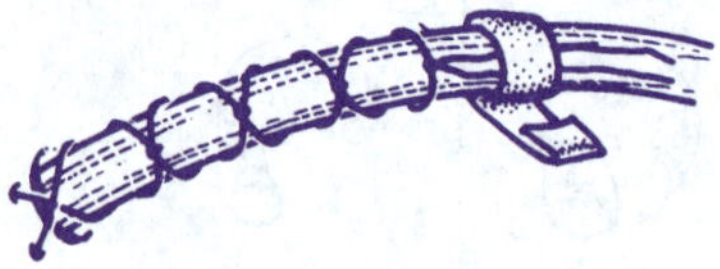

Figure 7 : *Fixation d'un cathéter veineux par « spartiate ».*

Il faut surveiller les paramètres suivants.

- Les signes hémodynamiques :
  - la fréquence cardiaque (une bradycardie au-dessous de 80 ou une tachypnée supérieure à 150/180 doivent être signalées) ;
  - la couleur des téguments (une pâleur excessive ou, au contraire, une cyanose plus ou moins intense, celle-ci pouvant être buccale, intéresser les extrémités ou être généralisée).
- Les troubles respiratoires :
  - la fréquence respiratoire (tachypnée supérieure à 50 pulsations par minute, bradypnée, voire apnée) ;
  - les signes de lutte respiratoire (évaluer le score de Silverman ; *tab. 6*, page 97).

Situations cliniques et actions thérapeutiques

L'enfant va bien : cela représente 90 % des naissances

L'Apgar est normal. On met en place les soins de routine.

- Prévention de l'hypothermie :
  - sécher l'enfant, lui mettre un bonnet ;
  - le placer sur une table radiante ou bien dans un lit (pièce à 24 °C), ou en incubateur en fonction de l'âge fœtal ou du poids ;
  - vitamine K par voie orale ;
  - glycémie par prélèvement sanguin éventuellement.
- On privilégie également la relation mère-enfant.

L'évaluation est négative

Le rythme cardiaque est supérieur à 80, l'Apgar est supérieur à 3.

- Premiers soins :
  - installer l'enfant sur une table radiante ;
  - aspirer les voies aériennes ;
  - sécher l'enfant avec un linge stérile, sec et tiède ;

- stimuler doucement par des chiquenaudes sur la plante des pieds et l'extension-flexion des membres inférieurs ;
- oxygéner en débit libre à ce stade.

• À 30 secondes, réévaluation en se fondant sur la couleur, la respiration et le rythme cardiaque :
- les premiers soins ont été efficaces ou la situation a été rétablie ; donner un peu d'oxygène pendant une heure ;
- une respiration irrégulière, une fréquence cardiaque supérieure à 100 pulsations par minute ; il faut passer à la deuxième étape avec ventilation à l'ambu, voire intubation si le liquide méconial est teinté.

• À 1 minute :
- une réponse favorable avec autonomie respiratoire permet une surveillance sous saturation en oxygène ;
- une bradycardie supérieure à 60 pulsations par minute implique la troisième étape : poursuite de la ventilation au masque ou, après intubation, ventilation et massage cardiaque externe.

• À 1 minute 30 :
- une bradycardie supérieure à 60 pulsations par minute, malgré une ventilation, nécessite l'injection d'adrénaline.

Tout nouveau-né ayant nécessité des manœuvres de réanimation et en particulier une MCE, doit être pris en charge en unité de néonatologie.

Un arrêt de réanimation est licite après 15 minutes sans retour à une circulation autonome.

Il faut considérer deux cas non pris en compte par le score d'Apgar.

➡ L'apnée secondaire

Elle est fréquente : l'enfant crie immédiatement, il est rose, il a plusieurs mouvements respiratoires, puis il s'arrête.

• Causes :
- souvent, l'apnée secondaire est réflexe à une aspiration agressive ;
- elle peut être liée à une dépression respiratoire par le biais des médications maternelles : morphiniques (Dolosal® : utiliser le Narcan® comme antidote, 0,5 ml/kg en IV ou en IM) ; anesthésie générale (Penthotal®, Nesdonal®, moins d'apnées avec la rachianesthésie) ; sédatifs (Valium®).

• Action : ventilation au masque prolongée jusqu'au réveil de l'enfant.

➡ Naissance dans un liquide méconial

Elle se produit pour 2 à 3 % des accouchements. Le risque de l'inhalation de liquide méconial avec détresse respiratoire est l'évolution vers un pneumothorax (50 % des cas).

• Causes : une anoxie *in utero* qui entraîne l'émission de méconium et la survenue de mouvements respiratoires.

• Actions :
- ne jamais ventiler au masque ;
- aspiration naso-pharyngée dès que la tête est sortie ;
- transfert sur table ;
- aspiration sous laryngoscope avec une sonde de bon calibre (n° 10) ou intubation naso-trachéale pour aspirer à travers le tube et permettre une kinésithérapie et un rinçage trachéal au sérum physiologique.

Résumé du protocole de prise en charge d'un nouveau-né à la naissance

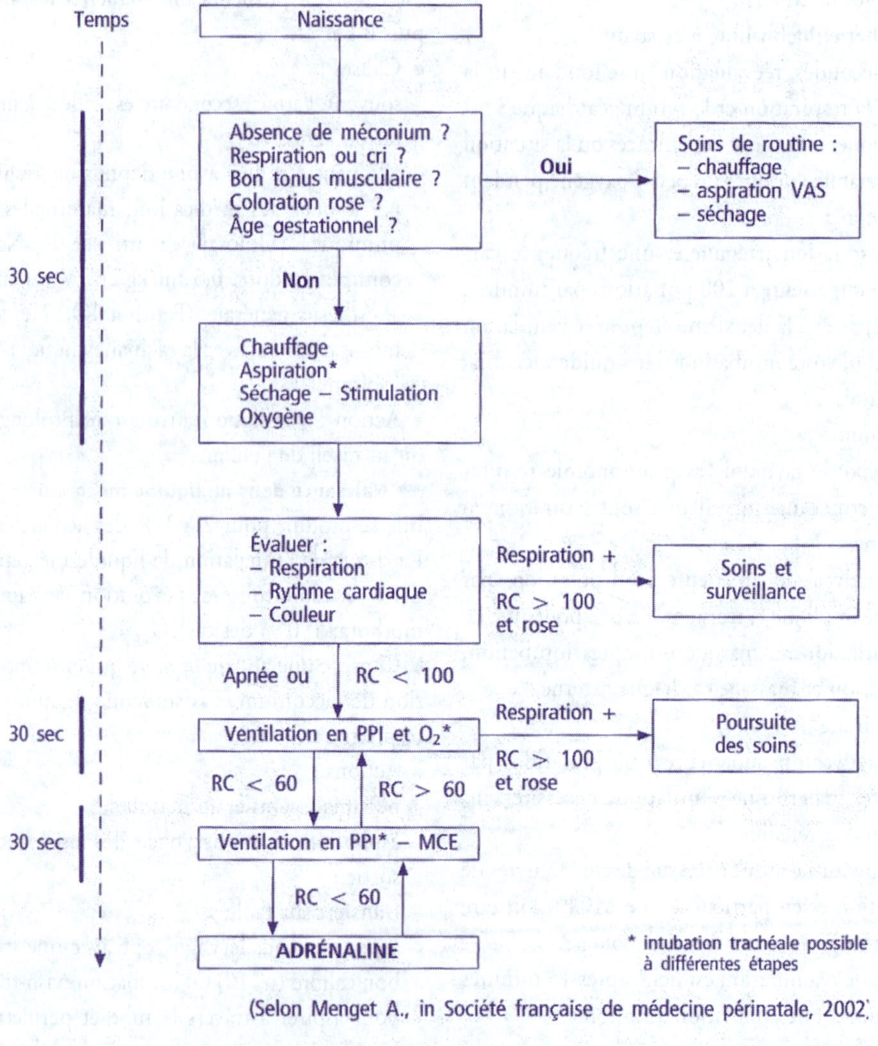

Figure 8 : *Prise en charge de l'enfant à la naissance (sec = seconde).*

Embryopathies – Fœtopathies

Rappel physiopathologique

L'enfant est déjà nettement déterminé sur le plan génétique puisque les gamètes mâles et femelles apportent, grâce aux chromosomes, leur message héréditaire. L'ensemble de ces gènes obtenus, non pas simplement par une moitié des gènes du père et de la mère mais par un véritable mélange et réappareillage au hasard des chromosomes, donnera le **génome** : le génome du fœtus est donc déterminant pour son développement.

Les **anomalies du génome seront à l'origine des maladies dites héréditaires**, ce sont :

- les aberrations chromosomiques avec les anomalies de nombre comme la trisomie 21 ou de structure comme la fragilité du chromosome X ;
- les maladies métaboliques comme la phénylcétonurie ou l'hypothyroïdie.

Tant que l'on ne pouvait visualiser l'anomalie sur tel ou tel chromosome ou partie de chromosome, cette distinction était licite, mais les progrès de la biologie moléculaire permettant de localiser de plus en plus la ou les anomalies sur tel ou tel chromosome ou partie de chromosome (gène) remet en question cette classification : la distinction entre anomalie chromosomique et anomalie métabolique ou génique tend à disparaître.

À partir de la fécondation dans la trompe, l'œuf va s'implanter dans l'utérus et se développer pendant 38 semaines jusqu'à la naissance.

Très rapidement, les cellules se divisent en deux groupes :

- l'un externe, le trophoblaste, sera à l'origine du placenta ;
- l'autre, central deviendra l'embryon.

Cette croissance intra-utérine comprend ensuite deux périodes.

La période embryonnaire

D'une durée d'environ deux mois, elle est caractérisée par l'individualisation de l'embryon au cours des quatre premières semaines, puis par la mise en place des principaux organes qui prennent forme : **embryogenèse**[13], **organogenèse**[14], **morphogenèse**[15].

Dès la deuxième semaine, les cellules se répartissent en trois couches superposées qui s'enroulent les unes dans les autres :

- la couche externe ou ectoderme donnera naissance à la peau, au cerveau, et à l'ensemble du système nerveux ;
- la couche interne ou endoderme sera à l'origine du système digestif et respiratoire ;
- la couche intermédiaire ou mésoderme donnera les muscles, les os et le système circulatoire.

C'est grâce aux gènes du développement que les cellules embryonnaires donnent des organes spécifiques de chaque espèce : les gènes déterminent les axes antéropostérieur et dorsoventral de l'embryon puis ses segments successifs.

Le cœur se met à battre vers le vingt-cinquième jour.

Pendant la période embryonnaire, une agression de l'œuf, quelle que soit son origine, entraîne une embryopathie, c'est-à-dire une altération de l'une ou plusieurs des couches de cellules embryonnaires qui viennent d'être rappelées. Cette agression risque d'aboutir alors à une malformation grave d'un ou plusieurs organes de l'embryon, voire à la mort.

La période fœtale

Elle commence à partir du début du troisième mois : l'embryon, dont l'essentiel des organes est formé devient fœtus. À part le cœur, ses organes ne sont pas fonctionnels. Ils vont subir des processus de maturation et de croissance caractérisés par l'augmentation de la taille des cellules, leur multiplication et leur différentiation. Toutes les cellules contiennent l'intégralité du programme génétique de l'enfant à venir mais chacune n'exprimera qu'une partie de ses gènes, fabriquant soit l'hémoglobine, soit les protéines spécifiques à chaque organe. Certaines cellules se développent intensément, d'autres beaucoup moins, d'autres enfin vont disparaître. La mort cellulaire programmée (apoptose) est en effet indispensable au développement embryonnaire, tant pour faire disparaître les tissus ancestraux qui n'ont plus de fonction (la queue par exemple) que pour affiner les détails morphologiques (les doigts de la main).

Une agression sévère à l'époque fœtale entraîne une **fœtopathie avec des anomalies de croissance** (hypotrophie) d'un ou plusieurs organes ou des lésions tissulaires particulièrement redoutables quand elles atteignent le système nerveux.

13. L'embryogenèse est la période de formation et de développement de l'embryon.
14. L'organogenèse correspond à la période de formation des organes au sein de l'embryon.
15. La morphogenèse définit l'ensemble des causes qui déterminent la forme et la structure de l'embryon.

➡ La croissance du fœtus

Pendant 38 semaines, l'embryon puis le fœtus se sont développés dans un milieu qui, en principe, les mettait à l'abri de toute agression. Nourriture et oxygène lui ont été fournis grâce au placenta, par l'intermédiaire du cordon ombilical, avec sa veine et ses deux artères. Les nutriments principaux sont :

- le glucose, aliment énergétique exclusif. Il est responsable de la formation des réserves de graisses et de glycogène pendant le troisième trimestre ;
- les acides aminés permettent la synthèse des protéines et des acides nucléiques. Cette croissance est programmée grâce à des activités enzymatiques et hormonales propres au fœtus et relativement autonomes de celles de la mère.

Le placenta sert donc à la fois de poumons, d'intestins et de reins ; nourriture, eau, oxygène, anticorps passent du sang maternel au placenta, du placenta au cordon ombilical, tandis que les déchets métaboliques empruntent le chemin inverse. Malheureusement, certains toxiques (l'alcool, le tabac, les drogues) consommés par la mère franchiront la barrière placentaire, il en est de même pour certains agents infectieux tels le toxoplasme, les cytomégalovirus, l'HIV, etc.

Il est probable que la mère, lorsqu'elle connaît durant sa grossesse de fortes émotions, communique au fœtus, par les variations hormonales qui en résulte, une partie de ses affects.

Comme on le voit, la distinction entre embryopathie (avant le troisième mois) et fœtopathie (à partir du troisième mois) met en évidence l'atteinte de cellules souches dans le premier cas avec comme conséquence de graves malformations d'organes tandis que dans les fœtopathies l'atteinte porte essentiellement sur la croissance des organes avec parfois des malformations plus localisées.

Principales embryopathies

Elles sont principalement d'origine infectieuse ou toxique.

➡ Origine infectieuse

La rubéole intra-utérine provoque une triade symptomatique : cécité, surdité et déficience mentale. Son incidence a notablement diminué depuis la généralisation de la vaccination.

La maladie des inclusions cytomégaliques, due à un cytomégalovirus, est plus exceptionnelle.

La toxoplasmose congénitale est plus fréquente ; la période de risque maximal se situe entre la 8e et la 20e semaine de grossesse.

D'autres virus peuvent être mis en cause, ceux de la varicelle, de l'herpès, de l'hépatite B, les poliovirus, et peut-être ceux de l'hépatite A, de la grippe, des oreillons, et le virus coxsackie.

➡ Origine médicamenteuse ou toxique

Leur fréquence, même relative, explique les précautions qu'il faut prendre avant de prescrire des médicaments en début de grossesse. Actuellement, ce sont la chimiothérapie anticancéreuse, certains tranquillisants et médicaments antiépileptiques qui sont les plus susceptibles de provoquer des embryopathies. D'autres origines sont plus difficiles à identifier bien que réelles, ce sont les radiations ionisantes en rapport avec les guerres, l'industrie, les recherches atomiques ou encore les examens ou les thérapies radiologiques. D'autres anomalies du développement, en particulier du développement cérébral (syndromes malformatifs complexes avec anomalie du visage et troubles neurologiques complexes), peuvent survenir dans la période embryopathique sans que l'on puisse toujours retrouver une cause précise. L'ignorance de leur origine génopathique ou intra-utérine rend difficile le conseil génétique.

Principales causes de fœtopathies

➡ La malnutrition

Elle est surtout nocive à partir du quatrième mois de grossesse et cette nocivité peut se prolonger au cours de la malnutrition de la petite enfance (jusqu'à l'âge de trois ans). Elle se manifeste essentiellement par un retard du développement psychomoteur en affectant non pas le nombre de neurones mais leur croissance et leurs connexions synaptiques qui peuvent diminuer jusqu'à 40 % ; elle ne donne pas de lésions évidentes comme l'hypoglycémie ou l'hypoxie.

➡ Le tabac et l'alcool

Le tabac est avant tout un facteur de prématurité et surtout d'**hypotrophie fœtale** qui majore le risque de souffrance cérébrale à la période périnatale.

L'alcool est à l'origine du syndrome d'alcoolisme fœtal, qui associe :

- un retard sévère et définitif de la croissance staturopondérale ;
- une microcéphalie avec des anomalies faciales caractéristiques ;
- une déficience mentale moyenne ou sévère avec des troubles neurologiques variés (hypotonie, incoordination, etc.) ;
- éventuellement d'autres malformations, cardiaques en particulier.

L'incidence de ce syndrome en France serait de 1 ‰ naissances vivantes et représente une cause importante de déficience mentale. La toxicité dépend sans doute de facteurs individuels ainsi que du rythme, de la dose et de la forme de consommation alcoolique.

Les infections après le troisième mois : toxoplasmose, hépatite, viroses...

L'infection fœtomaternelle

Rappel physiopathologique

On entend par infections fœtomaternelles les agressions (bactéries, virus, mycoses et parasites) atteignant l'enfant pendant la grossesse et son premier mois de la vie.

Pour bien appréhender les problèmes de cette infection, il faut connaître :

- les moyens de défense propres au fœtus et au nouveau-né ;
- les mécanismes de l'infection.

➡ Les moyens de défense [16]

Chez le fœtus, rappelons que les membranes fœtales et le placenta forment une barrière anatomique efficace, doublée par une barrière fonctionnelle, le liquide amniotique qui possède une activité bactériostatique grâce à la présence de lysozyme, de transferrine et d'immunoglobuline. L'efficacité de ces processus augmente jusqu'au terme.

En revanche, la peau du fœtus et du nouveau-né se défend mal contre l'infection et les muqueuses du fœtus et du nouveau-né ne sécrètent pas d'IgA, expliquant la fréquence de localisations respiratoires et digestives. De plus, les moyens de défense cellulaires et humoraux contre l'infection sont d'autant plus immatures [17] que l'enfant est loin du

16. Les défenses immunitaires de l'organisme humain reposent, outre les barrières naturelles (peau, muqueuses, sécrétions) sur des processus naturels qui comprennent :
– les facteurs cellulaires de défense :
- des facteurs non spécifiques : réactions inflammatoires par vasodilatation, phagocytose par les polynucléaires et les macrophages,
- des facteurs spécifiques : les lymphocytes T, les lymphocytes B,
– les facteurs humoraux de défense :
- immunoglobulines ou anticorps avec :
. les IgG, capitales dans la lutte contre l'infection. Les IgG maternelles peuvent traverser la barrière placentaire et auront un rôle protecteur chez le nouveau-né ; le transfert de l'immunité maternelle sous forme d'IgG se fait aussi par le lait maternel ;
. les IgM ne sont synthétisées qu'après un premier contact avec l'antigène ;
. les IgA ont un rôle de protection des muqueuses ;
. les IgD ont un rôle mal connu ;
. les Ige interviennent dans certains mécanismes allergiques.

17. Les leucocytes ne répondent pas encore de façon adaptée à l'agression ; le chimiotactisme du polynucléaire est déficient de même que l'activité phagocytaire et bactéricide car il n'a pas encore d'anticorps de la classe des IgM, ni de complément suffisant ni même d'enzymes responsables de leur activation (CH50, C5, C3, facteur B).
Car, si l'immunité cellulaire est bien développée, l'immunité sérique est pauvre, elle est principalement constituée par les IgG d'origine maternelle. Les autres immunoglobulines maternelles ne traversent pas le placenta ; de ce fait, l'enfant se défendra contre les infections auxquelles sa mère aura été exposée, mais pas contre les germes dont les anticorps appartiennent à la classe des IgM comme les germes Gram négatif par exemple.
À la naissance, il y a bien une augmentation rapide des IgM et des IgA sécrétoires ainsi que des IgD sériques mais les IgG maternelles chutent alors que le nourrisson commence seulement à produire ses propres IgG.

terme ; aussi, le prématuré ou l'enfant hypotrophique seront encore plus vulnérables que l'enfant à terme et bien portant.

Les mécanismes de l'infection

In utero

Habituellement les germes pénètrent par voie hématogène transplacentaire, le germe présent dans le sang maternel passe dans le sang fœtal directement ou après constitution d'un foyer infectieux dans la plaque basale ou choriale du placenta. Les germes peuvent aussi pénétrer par voie amniotique ascendante à partir des voies génitales de la mère. Ce mode est favorisé par une ouverture trop précoce du col utérin ou encore lorsque les membranes sont rompues prématurément.

La propagation du germe chez le fœtus se fait par la veine ombilicale (bactériémie ou virémie) puis gagne la grande circulation. En fonction de la date de survenue, on pourra observer avortement, mort fœtale, infection généralisée ou localisée. Cette infection pourra même se révéler après la naissance avec un intervalle libre.

Lors de l'accouchement

Les germes pénètrent chez le nouveau-né par inhalation des sécrétions contaminées à l'occasion des premières inspirations et pénètrent jusqu'aux bronches et alvéoles. Les germes rencontrés sont ceux habituels de la flore génitale de la mère.

Dans les premiers jours

La pénétration se fait au niveau de la peau ou des muqueuses, les germes sont d'origines diverses : flore génitale maternelle, matériel médical, personnel… Après les quatre premiers jours, l'infection est due en général à des germes intrahospitaliers hautement pathogènes, c'est l'**infection nosocomiale**.

Les signes de l'infection

Si l'on y pense systématiquement dans les services de néonatalogie, pour tout nouveau-né transféré, il faut aussi l'envisager en maternité chez les enfants qui présentent un risque connu, même si le bébé est apparemment sain.

Les signes ne sont pas spécifiques de l'infection et peuvent relever d'autres étiologies. Ils résultent d'un ensemble de données à rechercher systématiquement car le diagnostic doit être précoce.

Facteurs favorisants

Pendant la grossesse

- col utérin ouvert,
- infections urinaires récentes non ou mal traitées,
- infections cervicovaginales,
- cerclage,
- grossesse non suivie.

Pendant l'accouchement

- fièvre maternelle,
- durée de rupture de la poche des eaux supérieure à 12 heures,
- travail prolongé,
- examens locaux répétés,
- prélèvements au scalp,
- présence de prothèse (cathéters, drains, sonde d'intubation).

Signes évocateurs

- prématurité sans cause, échec de cerclage, échec de blocage,
- rupture prématurée des membranes avec présence de polynucléaires et de germes dans le liquide amniotique (LA),
- syndrome infectieux maternel : fièvre isolée supérieure à 37,7 °C, avant, pendant ou après l'accouchement,
- souffrance fœtale sans cause obstétricale (liquide amniotique teinté, Dips [18], tachycardie permanente, Apgar bas, mauvaise récupération),
- odeur fétide du LA et de l'enfant (germes anaérobies+++),
- infection chez l'un des jumeaux.

18. Dips : à partir de l'enregistrement des contractions utérines et du rythme cardiaque fœtal, la classification de Caldeyro-Barcia s'établit en calculant le décalage existant entre le pic de la contraction utérine et le fond de la bradycardie fœtale et distingue alors deux types de ralentissement :
– Dips de type I : le fond de la décélération cardiaque fœtale et le pic de la contraction utérine sont synchrones ; s'ils se répètent, ils peuvent traduire une souffrance fœtale aiguë ;
– Dips de type II : le fond de la décélération cardiaque fœtale est en retard par rapport au pic de la contraction utérine et les deux pointes sont donc décalées ; ils apparaissent si la souffrance fœtale s'aggrave.

Un signe isolé a peu de valeur.

➡ **Les signes cliniques d'appel**

Signes généraux

- anomalies thermiques, hyper ou hypothermie,
- sclérème (œdème généralisé dur accompagné d'une peau cireuse et luisante, spécifique au nouveau-né et au prématuré),
- teint gris.

Troubles respiratoires

- apnées,
- accès de cyanose,
- geignement isolé,
- détresse respiratoire.

Troubles neurologiques

- somnolence,
- hypertonie,
- convulsions.

Troubles circulatoires

- cyanose, pâleur,
- tachycardie, bradycardie,
- augmentation du temps de recoloration,
- TA inférieure à 4.

Troubles digestifs

- prise des biberons difficile,
- résidus, ballonnement,
- selles diarrhéiques,
- vomissements.

Signes cutanéo-muqueux

- omphalite (inflammation de l'ombilic), conjonctivite,
- purpura, pétéchies,
- hépatosplénomégalie,
- ictère précoce, ou prolongé, ou qui rechute.

Signes biologiques

- **Numération formule sanguine**

- leucocytes > 35 000 ou < 3 000/mm^3,
- neutrophiles > 25 000 ou < 2 000/mm^3,
- myélémie > 1 000/mm^3,
- formes jeunes > 10 %,
- thrombopénie < 100 000/mm^3.

- **Biochimie**

- coagulation intravasculaire disséminée (CIVD[19]),
- fibrinogène > 4 g/L ou < 1,5 g/L,
- C-réactive protéine (CRP) > 10 mg/L,
- orosomucoïde (une des α globulines du plasma sanguin),
- acidose métabolique,
- hypoglycémie.

En fait, le diagnostic de certitude repose sur l'isolement du germe chez la mère, l'enfant, ou les deux.

- **Chez la mère**

- examen cytobactériologique des urines (ECBU),
- culture du placenta,
- culture du liquide amniotique (LA),
- hémoculture.

- **Chez l'enfant**

- prélèvement gastrique,
- hémoculture,
- ponction lombaire,
- prélèvement trachéal,
- ECBU.

Une fois les prélèvements effectués, si la suspicion clinique est importante, on traite sans attendre les résultats, quitte à arrêter l'antibiothérapie au bout de 48 heures si tout est négatif.

Pratiquement tous les germes peuvent être responsables d'une infection maternofœtale, mais 80 % des infections sont dues à trois germes.

- **Listéria monocytogène**

Il représente 10-20 %. L'incidence de la listériose est souvent périodique : fin de l'hiver et début du printemps. La mère s'infecte au cours de la grossesse. La contamination se fait par voie transplacentaire soit directement, soit après installation d'un abcès rétroplacentaire.

- **Streptocoque du groupe B**

Il représente 30-40 %. Le streptocoque est un germe saprophyte de la flore génitale féminine ; 25 % des femmes en sont porteuses saines. La contamination survient dans la majorité des cas dans les dernières heures de la grossesse et se fait par voie amniotique. Dans la moitié des cas, il existe une rupture prématurée des membranes supérieure à 12 heures et une cho-

19. CIVD : activation généralisée de la coagulation dans le système vasculaire de l'enfant.

rioamniotite. La transmission peut se faire aussi par voie hématogène, ou lors du passage dans la filière génitale.

- **Infection à bacilles Gram négatif (30- 40 %)**

Il s'agit essentiellement d'*Escherichia coli* qui représente 60 à 80 % d'infections néonatales à bacilles Gram négatif. L'*Escherichia coli* est un hôte saprophyte du tractus génital, digestif ou urinaire. L'infection est contractée aussi bien au moment de l'accouchement qu'en fin de grossesse.

- **Autres germes**

Bien que moins fréquentes, les infections à germes anaérobies présentent un intérêt clinique car les anaérobies constituent une partie non négligeable de la flore génitale féminine. Les germes anaérobies les plus rencontrés sont bactérides : Fusobacterium, Peptostreptococcus. La transmission se fait soit avant l'accouchement par voie amniotique, soit durant le passage à travers la filière génitale.

Infection néonatale secondaire

Il s'agit d'infections contractées par le nouveau-né après la naissance. La multitude des interventions qui sont actuellement effectuées auprès des nouveau-nés a notablement augmenté la fréquence de ces infections appelées nosocomiales.

Transmission

La transmission des microbes peut se faire :
- par voie aérienne,
- par voie alimentaire,
- par un matériel infecté,
- mais surtout par les mains du personnel soignant.

Le risque est majeur pour un nouveau-né hospitalisé et ce, d'autant plus qu'il est porteur d'une prothèse (cathéter, sonde, drain, etc.).

Ces **infections nosocomiales** sont souvent dues à des bactéries hautement pathogènes qui sont sélectionnées par des cures répétées d'antibiothérapie.

Dans plus de 90 % des cas, il s'agit :
- d'une entérobactérie (*Escherichia coli*, Klebsielle, *Proteus, Pseudomonas, Serratia*),
- d'un staphylocoque (S. blanc ou S. doré).

Manifestations

Ces infections peuvent survenir chez le nouveau-né sain ou hospitalisé pour un autre problème.

Les manifestations les plus fréquentes sont les gastro-entérites, les pneumopathies et les lésions cutanées. Sinon, il s'agit d'infections sévères se manifestant par une septicémie grave, une méningite ou une ostéoarthrite.

En revanche, l'éradication de ces germes est peu coûteuse car elle ne dépend que de la bonne organisation du service et d'une application rigoureuse des règles d'asepsie.

Principaux tableaux cliniques

La septicémie

L'état septicémique correspond à toute infection générale conditionnée par des décharges massives et répétées dans le sang de bactéries pathogènes et de leurs toxines.

Symptômes

Le syndrome infectieux est sévère avec une atteinte diffuse de viscères, d'appareils ou de systèmes.

L'atteinte respiratoire et les troubles hémodynamiques sont prédominants.

Les atteintes digestives et méningoencéphaliques sont aussi fréquentes.

Les troubles cutanés s'associent à une CIVD (coagulation intravasculaire disséminée).

L'évolution vers un état de choc est parfois inéluctable.

Diagnostic

Les investigations biologiques et bactériologiques sont systématiques à la moindre suspicion d'infection. Au besoin, les prélèvements bactériologiques (hémoculture) doivent être répétés.

Une leucopénie (< 5 000 GB) et une CIVD sont des signes particulièrement péjoratifs.

Le diagnostic biologique repose sur une hémoculture positive complétée par d'autres prélèvements bactériologiques.

Agent

Les germes en cause sont principalement les streptocoques B et les bacilles Gram négatif.

➡ La méningite

L'atteinte méningée se fait par voie hématogène lors de bactériémies.

Agent

Deux germes sont responsables de 60 à 70 % des méningites néonatales : *Escherichia coli* et le streptocoque B. La méningite peut survenir d'une façon précoce dans les premiers jours de vie, ou tardive après la 1re ou 2e semaine de vie.

Diagnostic

Le diagnostic clinique est difficile à cet âge. Les signes cliniques d'irritation méningée sont souvent absents, d'où la règle : tout état infectieux chez un nouveau-né justifie une ponction lombaire.

Le tableau est souvent celui d'un syndrome septicémique. L'attention peut être attirée par quelques signes : somnolence, irritabilité, mouvements anormaux, bombement de la fontanelle.

La méningite peut se compliquer d'une ventriculite, qui est dépistée par la réalisation précoce d'une échographie transfontanellaire. Dans l'évolution, on peut également voir apparaître des abcès intraparenchymateux, et quelquefois une hydrocéphalie par blocage du LCR.

Traitement

Malgré un traitement précoce et bien conduit, les séquelles neurologiques sont possibles.

Le diagnostic positif se fonde sur l'étude du LCR (cytologie, biochimie, culture, antigènes solubles).

La ponction lombaire est répétée après 48 heures de traitement pour juger de l'efficacité de celui-ci ; la prise du périmètre crânien doit être quotidienne, et les échographies transfontanellaires réalisées à intervalles réguliers pour dépister les complications.

➡ L'infection pulmonaire néonatale

Elle se manifeste par une détresse respiratoire. Elle peut être confondue avec une détresse respiratoire d'autre origine, telle qu'une maladie des membranes hyalines, un retard de résorption ou une inhalation du liquide amniotique.

La diversité des tableaux cliniques justifie de s'alarmer devant toute détresse respiratoire et de rechercher une infection.

Les germes en cause sont surtout la Listeria, le streptocoque B et l'*Escherichia coli* pour les infections maternofœtales. Pour les infections acquises, il s'agit souvent des Gram négatifs : Klebsielle, *Enterobacter, Proteus, Pseudomonas.*

Pour le diagnostic, la coloration et la culture des aspirations endotrachéales sont très utiles.

➡ Entérite et entérocolite

Manifestations

Les diarrhées infectieuses bénignes sont rares chez le tout nouveau-né. Le plus souvent, l'aspect un peu liquide des selles est lié à l'allaitement maternel.

Il peut s'agir plus souvent d'une pathologie acquise en milieu hospitalier, en général d'origine virale (rotavirus).

Avec les règles actuelles d'asepsie, les redoutables épidémies de diarrhées à *Escherichia coli* pathogènes sont devenues exceptionnelles.

L'entérocolite survient souvent chez le prématuré, l'hypotrophique, chez les enfants qui ont présenté une souffrance néonatale sévère, chez ceux qui ont bénéficié d'un cathétérisme ombilical.

Elle est évoquée chez tout nouveau-né qui présente une distension abdominale, une diarrhée quelquefois sanglante ou des résidus importants.

Le diagnostic

Il repose sur l'état clinique, la radiographie d'abdomen sans préparation et la coproculture.

➡ L'infection urinaire

Elle peut se présenter comme un syndrome septicémique ou être asymptomatique.

Elle doit être évoquée devant des troubles digestifs persistants et/ou un ictère traînant.

Le diagnostic repose sur des critères de pyurie (leucocytes supérieurs à 15/mm^3) et de bactériurie évidente (nombre des germes supérieur à 105/mm^3), et la mise en évidence du germe dans la culture des urines (le plus fréquemment en cause est l'*Escherichia coli*).

Tout enfant présentant une infection urinaire doit être exploré au décours de l'épisode infectieux (échographie rénale, cystographie rétrograde ou sus-pubienne, urographie intraveineuse) en vue de recherchér les anomalies des voies urinaires qui sont fréquentes dans ce cas (*cf.* « prélèvements d'urines »).

➡ L'ostéoarthrite

Elle peut survenir chez un nouveau-né jusque-là indemne ou être une complication d'une septicémie (*cf.* « les septicémies »).

Le germe le plus fréquent est le staphylocoque. L'infection peut être la conséquence des microprélèvements de sang au talon ou d'une faute d'asepsie au niveau des cathéters.

L'enfant pleure dès qu'on le mobilise. Les localisations les plus fréquentes sont la hanche et le calcanéum.

Une ponction articulaire diagnostique et thérapeutique est fréquemment réalisée.

Le traitement peut nécessiter un drainage chirurgical et une immobilisation plâtrée.

➡ Les infections cutanées

Elles se manifestent sous des tableaux divers : staphylococcie cutanée, omphalite, conjonctivite, dermatoses pustuleuses, abcès du sein. Confirmées par les prélèvements bactériologiques, elles sont traitées par antibiothérapie par voie générale.

Prévention

➡ Prévention de l'infection maternofœtale

Elle repose sur une bonne collaboration obstétricopédiatrique, le dépistage et le traitement des infections maternelles pendant la grossesse.

➡ Prévention de l'infection néonatale secondaire : c'est la lutte contre les infections nosocomiales

Les infirmières ont un rôle fondamental, non seulement dans le respect des règles d'asepsie, mais aussi dans l'organisation des soins.

Règles d'asepsie :

- lavage des mains jusqu'au coude, essuyage soigneux,
- pas de bijoux aux mains ni aux poignets,
- emploi de matériel à usage unique ou stérilisé,
- nettoyage et désinfection du matériel et des locaux.

Organisation des soins :

- isolement des nouveau-nés infectés,
- éviction des personnes infectées,
- matériel personnalisé pour chaque enfant,
- séparation fonctionnelle des circuits propres et sales du linge et du matériel.

Par ailleurs, en veillant au maintien de l'équilibre général, nutritionnel, thermique, etc. du nouveau-né et au bon déroulement de l'allaitement maternel, elles contribuent au renforcement des moyens de défense.

Autres infections bactériennes néonatales

➡ Tuberculose néonatale

L'agent causal est le bacille de Koch ou *Mycobacterium tuberculosis* variété *hominis.*

La contamination de l'enfant peut se produire à trois périodes :

- anténatale : par voie hématogène à partir du 4e et du 5e mois ;
- périnatale : par inhalation des sécrétions vaginales infectées (tuberculose du col ou du vagin) ;
- postnatale (c'est la plus fréquente) : par voie aérienne.

Le contaminateur est souvent la mère ou une autre personne de l'entourage. L'infection a, en règle générale, une expression clinique après le premier mois de la vie. Le pronostic dépend de la précocité d'un traitement approprié.

Le problème le plus souvent rencontré en pratique est celui de la découverte d'une tuberculose (TBC) maternelle en cours de grossesse et de l'attitude à prendre vis-à-vis des enfants de ces mères.

➡ Syphilis

La syphilis est causée par le *Treponema pallidum* (Tréponème pâle), qui est une bactérie spiralée (spirochète).

La transmission de la mère à l'enfant survient par passage hématogène transplacentaire au cours de la vie intra-utérine.

Très rarement elle est acquise par contact direct avec une lésion infectée à travers la filière génitale.

Une syphilis congénitale survient lorsque la mère, atteinte, n'a pas été traitée ou a eu un traitement inadéquat, incomplet ou tardif.

➡ Tétanos néonatal

Il est devenu exceptionnel dans nos régions.

➡ Gonococcie

L'agent causal est le gonocoque ou *Neisseria gonorrheae.*

L'infection peut être maternofœtale (anté ou périnatale, par voie amniotique ou lors du passage dans la filière génitale) ou postnatale (par l'intermédiaire d'objets souillés).

➡ Chlamydiose néonatale

L'agent causal est le *Chlamydia trachomatis*, qui est un parasite intracellulaire obligatoire. Le *Chlamydia trachomatis* fait partie de la flore vaginale (2 à 27 % des femmes enceintes).

La contamination fœtale peut être anténatale par voie amniotique ou périnatale lors du passage dans la filière génitale.

Les infections virales périnatales

L'atteinte virale peut survenir à des moments variables entre la conception et la naissance et donner une pathologie très variée.

➡ Rubéole

La rubéole est une maladie à prédominance printanière qui prend une allure épidémique entre août et juin, et survient surtout chez les enfants de 5 à 15 ans. La transmission se fait par voie aérienne.

Chez la femme enceinte

Responsable d'une maladie éruptive bénigne de l'enfant, l'infection rubéolique, lorsqu'elle survient chez une femme au cours du premier trimestre de grossesse, peut entraîner un risque tératogène important pour le fœtus. Chez la femme enceinte, le virus atteint à la fois le placenta et les tissus embryonnaires.

Chez le fœtus

Lorsque la rubéole survient au cours des dix premières semaines de la grossesse, le virus est isolé à la fois du placenta et de l'embryon. Mais après la 10e semaine, le virus est beaucoup plus fréquemment isolé du placenta seulement. Cela explique la gravité de la rubéole dans les deux premiers mois de la gestation. Dès que l'embryon ou le fœtus est atteint, il se développe une infection virale chronique dans les tissus, qui va persister jusqu'à la naissance.

Chez le nouveau-né

Un nouveau-né atteint de rubéole congénitale est contagieux. La présence du virus dans les organes pendant le développement provoque une inhibition des mitoses et un ralentissement de la croissance, expliquant les manifestations cliniques de la rubéole congénitale.

La rubéole congénitale est consécutive à une primo-infection maternelle au cours du premier trimestre de la grossesse et se caractérise par un syndrome malformatif, associé ou non au tableau d'infection généralisée.

➡ Infection à cytomégalovirus

Le cytomégalovirus est un virus à ADN appartenant à la famille des herpétoviridae (virus *Herpes simplex,* varicelle, zona).

La mère est la principale source de virus contaminant, car seuls les enfants ayant une mère séropositive sont contaminés.

Transmission

La transmission maternofœtale du virus se fait par la voie hématogène placentaire, avec ou sans lésion du placenta, ou par voie ascendante transmembranaire.

La contamination postnatale est aussi fréquente, par le lait maternel, les urines d'un enfant infecté, la transfusion sanguine.

Le CMV a une affinité particulière pour le cerveau (méningo-encéphalite, microcéphalie), l'œil, le poumon, le foie, le rein.

C'est la primo-infection qui fait courir le maximum de risques au fœtus.

➡ Herpès néonatal

- **Épidémiologie et pathogénie**

Le virus herpès est un virus à ADN de la famille des herpétoviridae qui ont une tendance marquée à l'infection chronique latente.

Types d'herpès

Il existe deux types antigéniques d'herpès :

– type 1 : responsable principalement des infections buccales et oculaires et, occasionnellement, de l'herpès néonatal,

– type 2 : responsable principalement des infections génitales souvent inapparentes chez la femme.

Le risque d'atteinte fœtale est bien plus grand en cas d'herpès primaire qu'en cas d'herpès récurrent.

Transmission

La transmission du virus peut se faire :

– pendant la grossesse, par voie hématogène placentaire ou ascendante, et provoquer un avortement, une malformation congénitale ou la naissance d'un enfant mort-né ;
– au moment de l'accouchement, mode de contamination le plus fréquent ;
– après la naissance : par contact direct avec sa mère ou le personnel soignant infecté.

• **Les infections anténatales**

On distingue :

Les infections néonatales disséminées

Elles réunissent les 2/3 des herpès du nouveau-né, débutent vers la 1re semaine de vie et associent :

– troubles digestifs et généraux (perte de poids, hyperthermie, vomissements),
– troubles neurologiques (convulsions, léthargie) et respiratoires.

Les infections localisées :

– du système nerveux central : méningo-encéphalite,
– de la peau : éruption vésiculeuse,
– de l'œil : choriorétinite, kératoconjonctivite.

➡ Varicelle et zona

Le virus varicelle zona appartient à la famille des herpétoviridae.

• **L'infection maternofœtale**

L'infection maternofœtale est transmise par voie hématogène transplacentaire durant la période de virémie maternelle qui précède l'éruption.

Si la transmission se produit durant le premier trimestre, il existe un risque de malformations congénitales (peau, œil, cerveau).

Si la varicelle se développe dans les dernières semaines de la grossesse, il existe un risque de varicelle périnatale dans 25 % des cas.

Le virus diffuse dans l'organisme fœtal et y produit des lésions (quinze jours après l'éruption maternelle) soit chez le fœtus soit chez le nouveau-né, selon la date de l'infection maternelle. Les anticorps maternels produits dès l'éruption franchissent le placenta et protègent le fœtus.

• **Chez le nouveau-né**

Si la varicelle du nouveau-né apparaît dans les quatre premiers jours, il existe une certaine protection grâce aux anticorps maternels.

Si la varicelle apparaît après le 5e jour, il n'y a pas d'anticorps protecteurs maternels, la varicelle néonatale est sévère. L'infection peut être postnatale si la mère n'a pas transmis d'anticorps protecteurs au nouveau-né. La transmission se fait par voie respiratoire. Les traitements préventifs et curatifs sont du même ordre que ceux de l'herpès

➡ Hépatite B néonatale

Le virus de l'hépatite B ou HBV est un virus à ADN de la famille des herpetoviridae.

Transmission

La transmission périnatale survient lors du passage au travers de la filière génitale.

La mère contracte une hépatite aiguë au cours des deux derniers mois de la grossesse ou la mère est porteuse chronique.

Tous les liquides biologiques maternels avec lesquels le fœtus ou le nouveau-né peut entrer en contact (sang, liquide amniotique, sécrétion génitale, lait, salive) sont potentiellement contaminants. Le virus peut pénétrer par voie cutanée (excoriations), muqueuse, transplacentaire. La transmission du virus par la mère est donc essentiellement verticale :

– en *ante-partum* (exceptionnel en France),
– en *per-partum* (le plus fréquent),
– en *post-partum* (par le lait, rare).

L'hépatite B transmise pendant l'accouchement n'apparaît que vers le 45e jour de vie, cet intervalle libre correspondant à la période d'incubation.

Les autres infections virales telles celles à virus coxsackie, à rotavirus, à parvovirus… sont moins fréquentes.

➡ HIV ou virus du Sida

Le virus du Sida (Syndrome d'immunodéficience acquise), dénommé HIV *(Human Immunodeficiency Virus)*, est classé dans la famille des rétrovirus. Il fut anciennement appelé LAV *(Lympho-adenopathy Associated Virus)* ou HTLV III *(Human T Cells Lymphotropic Virus).*

C'est un virus à ARN qui passe par une phase intermédiaire à ADN lorsqu'il se réplique grâce à la transcriptase inverse.

Ce virus infecte préférentiellement les lymphocytes T4 auxiliaires.

Il est présent dans le sang, le sperme et dans les ganglions.

Les anticorps sont très faiblement protecteurs. Les groupes les plus exposés au virus sont les homosexuels, les toxicomanes à drogues injectées par voie veineuse, les personnes ayant été transfusées, les prostituées.

Transmission

En France en 1992, la séroprévalence chez les femmes enceintes varie de 0,05 à 1 %. La contamination du fœtus se fait avant la naissance ou autour de l'accouchement (transmission verticale).

Si la mère présente elle-même des signes d'infection par le virus HIV, le taux de transmission augmente.

Le taux de transmission maternofœtale est estimé dans toutes les études à environ 20 %. Il chute à 8 % si les futures mères sont mises sous zidovudine (ZDV) pendant la grossesse, ce qui doit donc être systématique. La zidovudine est associée à un traitement antirétroviral de la 14e à la 34e semaine par voie orale et administrée par voie IV pendant le travail. Elle est administrée par voie orale au nourrisson pendant les six premières semaines de sa vie.

➡ Candidoses néonatales

Le candida est une levure de la catégorie des levures anascosporées (levures qui n'ont pas de reproduction sexuée).

Parmi les 35 espèces de candida, seules certaines sont pathogènes : il s'agit généralement de *Candida albicans.*

La contamination peut-être :

- anté ou périnatale : infection maternofœtale dont le point de départ est une candidose génitale (25 % des femmes enceintes). La contamination fœtale se fait soit par voie ascendante avec détermination d'une chorioamniotite, soit lors du passage à travers la filière génitale ;
- postnatale : le nouveau-né est contaminé le plus souvent par un matériel infecté (sonde d'intubation, cathéter, etc.) ou par une autre personne (mère, personnel médical).

Le nouveau-né est le plus souvent porteur sain plutôt qu'infecté.

Les facteurs favorisant l'infection sont :

- prématurité, hypotrophie, déficit immunitaire, corticothérapie, antibiothérapie, infection maternelle importante ;
- humidité, macération et traumatismes locaux, qui favorisent les candidoses cutanées, dont celles du siège.

Le passage dans le sang se fait soit par inoculation directe (manœuvres médicales), soit par inoculation indirecte à travers la muqueuse respiratoire ou digestive à partir d'une localisation primaire.

Sur les annexes fœtales (cordon, placenta, membranes), on trouve des granulations jaunâtres (granulomes inflammatoires).

Les infections parasitaires

➡ Toxoplasmose

L'agent causal est le *Toxoplasma gondii*, un protozoaire qui se reproduit dans l'intestin du chat (qui est hôte spécifique).

Chez la mère

Le sujet ou la femme enceinte se contaminent généralement en ingérant des aliments souillés.

L'atteinte du placenta est plus fréquente quand la contamination maternelle est plus tardive au cours de la grossesse (quand le placenta grossit et que son débit sanguin augmente).

La toxoplasmose congénitale résulte de l'infection du placenta et de la multiplication du parasite dans cet organe.

Cette placentite est elle-même la conséquence d'une parasitémie qui est survenue en cours de grossesse. Cette parasitémie survient chez les femmes qui contractent pour la 1re fois le parasite alors qu'elles sont enceintes.

Chez le fœtus

L'atteinte fœtale survient chez un tiers des enfants dont la mère a fait une toxoplasmose durant la grossesse.

Sa gravité dépend de l'intervalle séparant l'infection placentaire de l'infection fœtale, de l'âge de la grossesse au moment de l'infection et du nombre de parasites infectants.
Si la contamination a lieu durant le 1er trimestre, l'atteinte fœtale est peu fréquente mais grave. Au cours du 2e trimestre, l'atteinte fœtale est fréquente mais moins grave.
Au cours du 3e trimestre, l'atteinte fœtale est fréquente et bénigne.

➡ **Paludisme**

Il est exceptionnel dans nos régions bien qu'on ait signalé des cas sporadiques près des aérodromes internationaux.

Agent

L'agent causal est le plasmodium. Il s'agit le plus souvent de *Plasmodium falciparum*, plus rarement de *Plasmodium malariae* ou de *P. ovale.*

Chez la femme enceinte

Bien que le paludisme soit une pathologie tropicale, il faut penser à ce diagnostic chez une femme enceinte qui a séjourné en zone tropicale ou en outre-mer.

Les maladies génétiques

Rappel (glossaire)

Avant d'aborder la trisomie 21 un certain nombre de définitions doivent être connues.
En général, sous le terme de maladies génétiques ou géniques, on englobe les aberrations chromosomiques, les maladies géniques proprement dites à transmission héréditaire mendélienne ou monofactorielle, les maladies plurifactorielles où l'anomalie d'un gène favorise l'apparition de certaines maladies dans le déclenchement desquels interviennent soit d'autres gènes, soit des facteurs venant de l'environnement.

ADN	Acide désoxyribonucléique (ou DNA) ; molécule support de l'hérédité.
Allèle	Chacun des deux gènes d'une paire de chromosomes. Leur emplacement, que l'on appelle locus, est identique sur chacun de ces deux chromosomes et ils possèdent tous les deux la même fonction. Néanmoins, chaque allèle exerce cette fonction d'une manière différente. Autrement dit, un allèle est le gène d'une fonction qui occupe un site identique sur chacun des deux chromosomes d'une paire de chromosomes.
Autosomes, chromosomes	Les chromosomes qui ne déterminent pas le sexe ; chez l'homme ce sont les chromosomes de 1 à 22.
Disjonction	Séparation en parlant des chromosomes lors de la première division méiotique ; quand un des chromosome ne se sépare pas, on dit qu'il y a non-disjonction, ce qui peut aboutir à la trisomie (3 chromosomes) ou à la monosomie (un seul chromosome).
Eucaryote	Cellules à noyau (ex. : cellules du corps humain). Elles possèdent un certain nombre de caractéristiques qui les distinguent des cellules procaryotes sans noyau (ex. : cellules des bactéries).
Gène	Segment d'ADN qui supporte une partie du message génétique.
Génome	Le génome est l'ensemble de l'ADN présent dans le noyau de chacune des cellules d'un organisme. Il correspond à l'ensemble des chromosomes. Si l'on compare l'ADN à un collier de perles, fait avec 4 types de perles différentes (les 4 « bases » de l'ADN : A, T, C et G), notre génome est une chaîne de 3,4 milliards de perles. Les génomes de deux personnes diffèrent en moyenne d'une « perle » sur mille.

Gonosome	L'un des chromosomes sexuels (XX chez la femme, XY chez l'homme).
Haploïdes	État d'une cellule n'ayant plus que la moitié des chromosomes après réduction méiotique, pour constituer un gamète (ovule ou spermatozoïde).
Mendel	Homme religieux autrichien (1822-1884) qui, en étudiant les lignées de variétés de poids, a établi les lois de la génétique. Les lois de Mendel furent vérifiées simultanément en 1900 par H. de Vries, Corens et E. Tschermak.
Mendélienne, hérédité	Qui obéit aux lois de Mendel.
Mitotique	En rapport avec la division de la cellule où chaque chromosome se coupe en deux avant la division cellulaire.
Monogénique	Pathologie secondaire à la mutation d'un seul gène ayant des effets importants sur le phénotype du patient (drépanocytose par exemple).
Mosaïcisme	État d'un tissu ou d'un organisme dans lequel toutes les cellules n'ont pas le même équipement chromosomique.
Phénotype	Résultat visible de l'interaction entre un génotype et des facteurs environnementaux, expression d'un gène ou de gènes particuliers.
Translocation	Échange réciproque de matériel génétique entre deux ou plusieurs chromosomes.
Réplication	Mécanisme par lequel l'ADN se reproduit continuellement sous la même forme.

Le génome

Le génome humain, constitué dans un lot haploïde de chromosomes, comprend 23 chromosomes (22 autosomes, 1 gonosome), 70 000 gènes environ et 3 milliards de paires de bases nucléotides (ADN).

Les cellules comportent donc, avant la réduction méiotique, 46 chromosomes dans l'espèce humaine (22 paires d'autosomes, 1 paire de gonosomes ou chromosomes sexuels).

Les chromosomes sont ordonnés et reconnaissables grâce à 3 critères : la taille, la position du centromère et le système de bandes colorées où alternent bandes sombres et bandes claires.

Une nomenclature internationale précise la formulation du caryotype, dans l'ordre : le nombre de chromosomes, la formule gonosomique, enfin l'anomalie éventuelle. Pour un garçon porteur d'une trisomie 21 libre la formule sera : 47,XY,+21; une fille avec une translocation réciproque équilibrée : 46,XX,t(2;8)(p22 ;q12).

La double hélice d'ADN qui constitue ce chromosome porte le message génétique *(fig. 9 et 10)*.

Les gènes sont des segments d'ADN codant pour des protéines. Un intermédiaire est indispensable pour le passage de l'information de l'ADN aux protéines : il s'agit de l'ARN messager (ARMm).

L'étape nucléaire établissant le passage de l'ADN vers l'ARMm s'appelle la transcription et l'étape cytoplasmique après le passage de l'ARMm à travers la membrane nucléaire s'appelle la traduction.

La réplication de l'ADN peut donner lieu à des mutations entraînant des maladies géniques. Les mutations comprennent les substitutions de paires de base, les insertions, les délétions… Selon l'emplacement et le type de mutation, les conséquences phénotypiques peuvent être différentes, responsables d'une hétérogénéité génétique de type allélique.

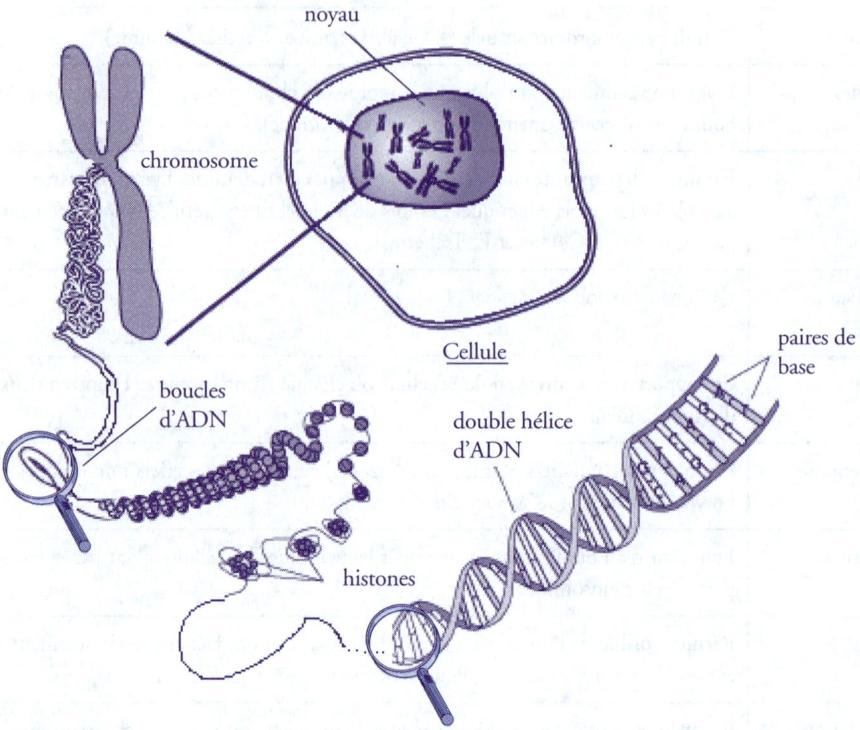

Figure 9 : *Représentation schématique d'une cellule eucaryote et de son matériel génétique à différentes échelles.*

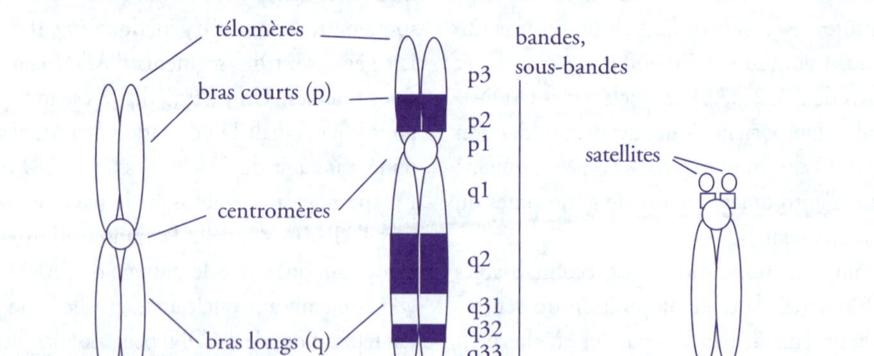

Figure 10 : *Éléments de structure et morphologie des chromosomes humains en métaphase.*

Les outils de la génétique moléculaire pour étudier l'ADN font appel à deux techniques fondamentales : la *Southern-Blot* et la PCR *(Polymerase Chain Reaction)*.

Les syndromes héréditaires

L'hérédité mendélienne

Les maladies monogéniques se transmettant suivant les lois mendéliennes attendraient 1 % des nouveau-nés. Ces maladies sont dues à la mutation d'un gène altérant sa valeur fonctionnelle. Lorsque la mutation d'un seul des deux gènes d'une paire de gènes allèles peut à elle seule être responsable de l'anomalie, on dit que la mutation est dominante (le gène muté, anormal, domine le gène sain). Lorsque la mutation d'un seul des deux gènes n'entraîne pas d'anomalie, on dit que la mutation est à transmission récessive (le gène muté est dominé par le gène sain ; l'anomalie est donc à transmission récessive). Le sujet porteur de cette anomalie, apparemment normal, est dit hétérozygote pour ce gène. Si le gène anormal se situe au niveau d'une des 22 paires d'autosomes, l'anomalie est dite autosomique. Si l'anomalie est portée par le chromosome sexuel, l'anomalie est dite liée au sexe ; le plus souvent, c'est le chromosome X qui est concerné, l'anomalie est dite liée à l'X.
Parmi les différents modes héréditaires, approximativement 70 % sont représentés par les maladies autosomiques dominantes, 25 % par les maladies autosomiques récessives et 5 % par les maladies liées à l'X.

Hérédité autosomique dominante (AD)

Le caractère ou la maladie dépend d'un gène situé sur un autosome (chromosome de 1 à 22) qui est donc dominant par rapport à son allèle et s'exprime à l'état hétérozygote. L'affection se transmet de génération en génération ; elle concerne aussi bien les garçons que les filles ; tout individu atteint risque de transmettre le caractère ou la maladie à 50 % de sa descendance *(fig. 11)*. Exemples : l'achondroplasie, l'hypercholestérolémie familiale, la chorée de Huntington, la myotonie de Steinert, la neurofibromatose de Recklinghausen…

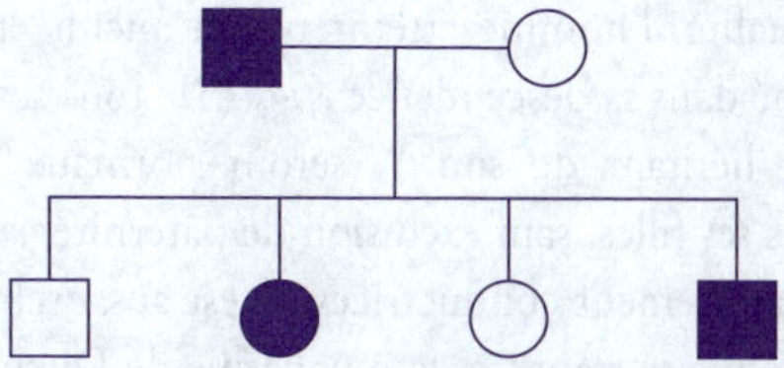

Figure 11 : *Hérédité autosomique dominante.*

Hérédité autosomique récessive (AR)

La maladie n'apparaît ici que lorsque le sujet est porteur des deux gènes mutés à l'état homozygote ; les parents sont alors tous deux hétérozygotes, c'est-à-dire porteurs sains. Le risque de récurrence à chaque nouvelle grossesse sera de 1/4 (25 %) *(fig. 12)*. Parmi les germains (frères et sœurs) sains d'un enfant atteint, il y a, statistiquement, deux tiers d'hétérozygotes. L'union entre apparentés proches favorise, par la consanguinité du produit de conception, la survenue de maladies rares. Exemples : l'hémochromatose, la maladie de Friedreich, la mucoviscidose, la phénylcétonurie, la drépanocytose, la β thalassémie majeure (maladie de Cooley).

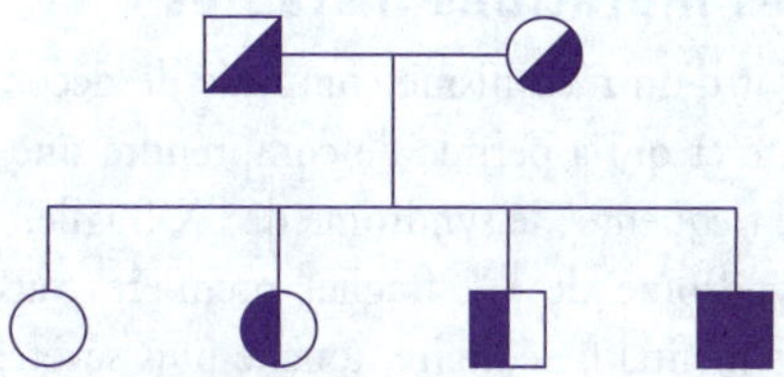

Figure 12 : *Hérédité autosomique récessive.*

Hérédité récessive liée à l'X

Le gène anormal est situé sur le chromosome X et s'exprime à l'état hétérozygote chez l'homme qui n'a qu'un seul X ; les femmes, porteuses du gène muté sur l'un de leurs deux X, sont conductrices mais indemnes de la maladie. Lors de l'union avec un homme normal, une femme conductrice transmettra indifféremment l'X normal ou celui qui est porteur du gène anormal : ainsi il y aura donc dans la descendance moitié garçons normaux, moitié garçons malades ; moitié filles saines et moitié filles conductrices. Il en est ainsi de l'hémophilie. Dans le cas où l'affection est compatible avec une survie de qualité, l'homme atteint n'aura aucun enfant touché dans sa descendance *(fig. 13)* : tous ses garçons, héritant de son Y, seront normaux mais toutes ses filles, sauf exclusion de paternité, seront obligatoirement conductrices. C'est aussi selon ce mode que se transmet la myopathie de Duchenne de Boulogne, le déficit en G6PD, le daltonisme…

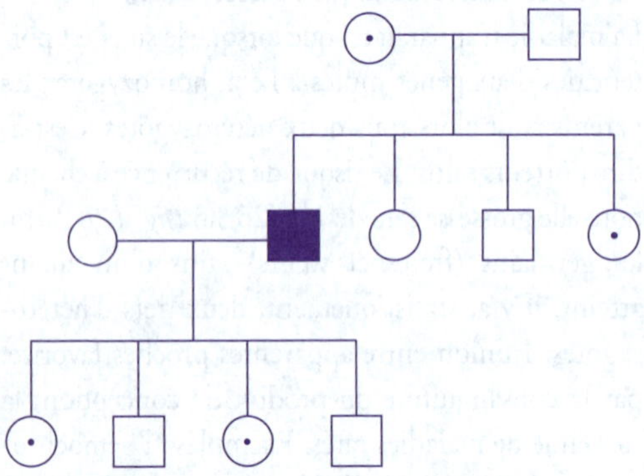

Figure 13 : *Hérédité récessive liée à l'X.*

Les mutations instables

Il s'agit d'un mécanisme complexe de découverte récente et qui a permis de comprendre une anomalie fréquente : le syndrome de l'X fragile.

Le syndrome de l'X fragile, première cause de retard mental héréditaire, touche plus sévèrement le garçon avec comme signes associés : retard mental, troubles du comportement (instabilité, hyperactivité voire agressivité), dysmorphie faciale (visage allongé et grandes oreilles décollées, traits grossiers, macro-orchidie à la puberté). Le diagnostic se fait très rarement à la naissance, la dysmorphie apparaît dans les premières années puis évolue, et c'est un retard de langage qui doit alerter le médecin et doit faire pratiquer les examens adéquats chez un garçon mais aussi chez les filles. Le diagnostic s'effectue par l'association d'une étude cytogénétique (cassure du bras long d'un chromosome X correspondant au gène FMR1) grâce à des milieux de culture particuliers dans le cas de mutations complètes et d'une étude en biologie moléculaire qui permet de donner le statut exact du sujet examiné : mutation complète, prémutation. La recherche de ce diagnostic (encore trop méconnu) est primordiale dans le cadre du retard mental du fait du risque élevé de récidive dans la fratrie et dans la famille, même éloignée. Ceci souligne l'importance de l'enquête familiale qui doit être systématique et persévérante. D'autres maladies répondent à ce mécanisme, par exemple : chorée de Huntington (AD), myotonie de Steinert (AD), ataxie de Friedreich (AR)…

Les aberrations chromosomiques

Elles sont fréquentes, près de 1 nouveau-né sur 100, pouvant entraîner des avortements (50 % des avortements spontanés) et des retards mentaux (15 % de ces retards). Des problèmes d'infécondité et de nombreux processus cancérologiques sont dus, eux aussi, à des anomalies chromosomiques. On distingue des anomalies de nombres qui peuvent porter sur les autosomes, comme la trisomie 21, la trisomie 18, ou sur les gonosomes, comme le syndrome de Klinfelter (47,XXY), le syndrome de Turner (45,X), ou les anomalies de structures, délétions (maladie du cri du chat), translocations… Nous prendrons comme exemple la trisomie 21.

La trisomie 21

Appelée également syndrome de Down, c'est l'aberration chromosomique la plus fréquente (un cas sur 650 naissances). L'incidence augmente avec l'âge maternel et malgré les progrès du diagnostic prénatal, sa fréquence ne diminue pas du fait de l'augmentation de l'âge maternel moyen au cours des grossesses *(fig. 14)*.

➡ Physiopathologie

Cette anomalie résulte de la présence dans le génome d'un chromosome 21 surnuméraire.

➡ Clinique

Le diagnostic est habituellement porté dès la naissance devant :

- une hypotonie massive ;
- des anomalies morphologiques :

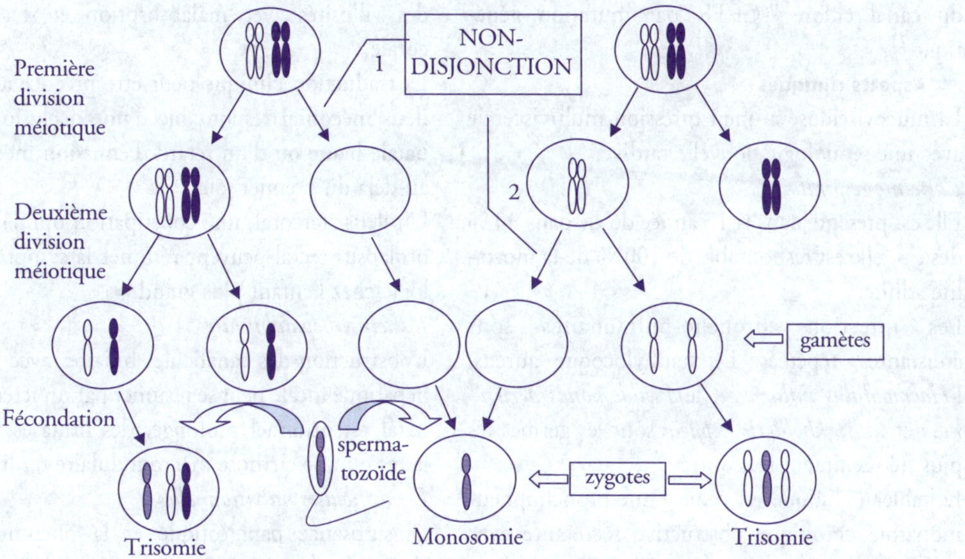

Figure 14 : *Conséquences chromosomiques d'une non-disjonction méiotique en première et en deuxième divisions : la trisomie 21.*

– fentes palpébrales obliques en dehors et en haut,
– piqueté de l'iris (taches de Brushfield),
– nez petit, profil plat,
– nuque plate avec plis cutanés abondants,
– pli palmaire unique ;
• des malformations viscérales associées :
– athrésie duodénale (30 %),
– malformations cardiaques (40 %) : canal atrio-ventriculaire en particulier ;
• mais surtout un retard mental avec un quotient intellectuel qui se situe entre 25 et 50.

La prise en charge de ces enfants et de leur famille doit être précoce pour aider à une insertion sociale de qualité.

Mucoviscidose

➡ Épidémiologie

C'est la plus fréquente et la plus grave des maladies génétiques chez les Caucasiens (1/3 250 naissances). La morbidité et la mortalité restent élevées mais ce n'est plus une exclusivité pédiatrique. En France, la fréquence moyenne est de 1/3200, la prévalence est d'environ 240 cas par an. La mucoviscidose est très fréquente chez les Celtes. Une meilleure compréhension physiopathologique et une meilleure prise en charge ont permis de ramener la médiane de vie de 2 ans (1950) à 35 ans (1997).

➡ Définition

La mucoviscidose ou « fibrose kystique du pancréas », maladie autosomique récessive est une exocrinopathie généralisée avec atteinte des glandes séreuses sudoripares et muqueuses donnant des sécrétions visqueuses, déshydratées (épithélium bronchique, intestinal, canaux pancréatiques, biliaires et déférents).

➡ Physiopathologie - génétique

La mucoviscidose est caractérisée par une altération du flux hydroélectrolytique transépithélial responsable de sécrétions déshydratées, épaisses avec stase et surinfection aboutissant à une destruction parenchymateuse d'amont. Cette altération du flux hydroélectrolytique est due à des anomalies du canal chlore[20]-CFTR par mutation génétique[21].

➡ Aspects cliniques

La mucoviscidose a une expression multiviscérale avec une sémiologie nouvelle tardive.

L'atteinte respiratoire

Elle est présente dans la 1re année de vie dans 90 % des cas, elle est responsable de 100 % de la mortalité adulte.

Les infections broncho-pulmonaires sont constantes, répétées. Le staphylocoque auréus, l'*Haemophilus influenzae*, le *Pseudomonas aeruginosa* et le *Burkholderia cepacia* sont les germes les plus fréquemment rencontrés.

Le tableau clinique est celui d'une bronchopneumopathie chronique obstructive sécrétante avec toux sèche quinteuse, toux productive traînante, bronchites aiguës spastiques précoces répétées, sans intervalle libre. L'examen clinique retrouve une distension thoracique avec à l'auscultation des râles crépitants, sibilants et des ronchi.

L'atteinte pancréatique

Dans la forme homozygote, il existe constamment une insuffisance pancréatique externe avec épuisement de la lipase, colipase, phospholipase, bicarbonate, amylase et zymogène.

Le tableau clinique associe une diarrhée chronique par maldigestion, des accès de pancréatite aiguë, une intolérance au glucose avec diabète sucré tardif.

L'atteinte intestinale

Présente dès la vie fœtale, elle est due à l'accumulation de mucus déshydraté au niveau des villosités avec malabsorption et stase stercorale.

La traduction clinique peut être précoce avec un **iléus méconial** responsable d'une occlusion néonatale haute ou d'un retard d'émission méconiale au-delà du premier jour.

Un iléus stercoral, une constipation opiniâtre, un prolapsus rectal peuvent résumer la symptomatologie chez l'enfant plus grand.

L'atteinte hépatobiliaire

L'obstruction des canalicules biliaires avec fibrose hépatique focale peut se résumer par un ictère néonatal rétentionnel prolongé, des lithiases vésiculaires ou une cirrhose macronodulaire tardive.

Les difficultés nutritionnelles

L'insuffisance pancréatique et la pneumopathie chronique aboutissent à un tableau de malnutrition. Cette malnutrition peut être globale ou spécifique portant surtout sur les acides gras essentiels, les vitamines liposolubles A D E K, les oligo-éléments et le sodium.

Autres atteintes viscérales

À côté de l'atteinte cardiaque (cardiomyopathie I), ORL (polypose nasosinusienne) et rhumatismale, l'atteinte génitale est préoccupante ; en effet, 95 % des patients adultes mâles sont stériles, globalement par agénésie des canaux déférents. La fertilité des femmes est basse (glaires épaisses).

➡ Diagnostic positif

Au cours du 1er mois de vie, le diagnostic repose sur le dosage de la trypsine immunoréactive[22] et l'étude génétique[23]. Après un mois, le diagnostic

20. Les canaux constituent la famille de molécule de transport transmembranaire la plus représentée dans la cellule. Le principe est simple : quand le canal est fermé, il est totalement étanche, quand il est ouvert, sa molécule spécifique le traverse selon son gradient électrochimique. Si ce gradient s'annule, le mouvement transmembranaire s'arrête, s'il s'inverse le mouvement s'inverse également. Les canaux ne peuvent en aucun cas effectuer des transports contre le gradient électrochimique et sont donc responsables de la diffusion facilitée.

21. On a décrit plus de 600 mutations génétiques qui ont une répartition ethnique et géographique particulière. La mutation DF 508 est la mutation la plus fréquente et qui représente 70 % des mutations rencontrées chez les Caucasiens. Elle est due à une perte de phénylalanine en position 508 sur la protéine CFTR altérant ce canal chlore, la rentrée de sodium et d'eau dans la cellule épithéliale n'est plus contrée par la sécrétion de chlore et le mucus sera déshydraté. La forme homozygote DF 508/DF 508 est responsable d'une forme sévère de la maladie.

22. Le dosage de la trypsine immunoréactive se fait sur buvard prélevé au 3e jour. Le taux normal est d'environ 200 ng/mL. Un taux supérieur à 900 ng/mL doit amener à une étude moléculaire. Après l'âge de 6 mois, l'étude de la TIR est inutile car son taux est très variable. Les faux positifs (2 %) et les faux négatifs (10 %) sont à prendre en considération.

23. L'étude génétique repose sur l'étude de l'ADN, des globules blancs avec étude du gène de la CFTR en 7q31. Cette étude nécessite un prélèvement sanguin de 5 mL chez l'enfant + 10 mL chez les deux parents. L'étude génétique repose sur l'étude des exons probabilistes puis sur l'inventaire complet des 27 exons composant le gène CFTR.

repose sur le test de la sueur[24] et la biologie moléculaire.

➡ Explorations paracliniques

Le bilan respiratoire

Il repose sur :

- **les radiographies thoraciques** avec des images précoces, diffuses, sévères de distension, d'atélectasie et de dilatations des bronches, localisées le plus souvent au niveau du lobe supérieur droit ;
- **le scanner thoracique, la scintigraphie, l'angio-IRM, la bronchographie** et enfin la **fibroscopie** seront nécessaires pour les aspirations bronchiques, l'étude des foyers infectieux et les dilatations des bronches ;
- **l'exploration fonctionnelle respiratoire** recherche un syndrome mixte, obstructif, restrictif avec distension ;
- **l'ECBC** (étude cytobactériologique des crachats) pratiquée sur un crachat profond recherche et quantifie le germe pathogène. Un antibiogramme et un antifungiogramme sont nécessaires ;
- **la biologie** recherche un syndrome inflammatoire et surtout étudie les précipitines antistaphylocoques, anti-hæmophilus, anti-pseudomonas et *anti-Aspergillus fumigatus,* marqueurs d'une infection chronique.

Le bilan digestif

Il comprend l'étude de la stéatorrhée, le PABA-test[25], la glycémie, l'hémoglobine glyquée, les transaminases, le TP, le dosage des acides biliaires, le lipidogramme.

L'écho-doppler hépatobiliaire et pancréatique est nécessaire pour l'étude parenchymateuse.

Sur le plan intestinal, le lavement à la gastrographine est important pour l'étude de la stase stercorale.

Le bilan nutritionnel

La biométrie clinique, la calorimétrie indirecte et l'impédance bio-électrique sont nécessaires à côté du bilan biologique comprenant le dosage des vitamines A D E, le zinc, le sélénium, le fer, la calcémie, la phosphorémie, la transférine et l'électrophorèse de la protidémie.

➡ Le traitement

Malgré les énormes progrès, le traitement reste « symptomatique ». Ce traitement doit être précoce, individualisé, coordonné et mené à vie. Les 4 buts essentiels du traitement sont :

1. le drainage bronchique,
2. la lutte contre les surinfections pulmonaires,
3. la compensation de l'insuffisance pancréatique,
4. l'optimisation du statut nutritionnel.

Le traitement respiratoire

Il repose sur :

- **le drainage bronchique,** capital, comprenant la kinésithérapie de désencombrement, les fluidifiants (rh DNase : Pulmozyne® ; les mucolytiques) ;
- l'antibiothérapie, soumise à quelques règles : précoce selon les résultats de l'ECBC et l'antibiogramme, associant 2 antibiotiques bactéricides à forte posologie (150 % de la posologie usuelle), de longue durée ;
- **le traitement anti-inflammatoire** : les anti-inflammatoires non stéroïdiens (Ibuprofène®) semblent bien tolérés et efficaces. Les corticoïdes *per os* sont toxiques au long cours et les corticoïdes inhalés se heurtent à la barrière qu'est la stase bronchique permanente ;
- l'oxygénothérapie de longue durée (OLD) et l'assistance respiratoire sont nécessaires dès l'apparition de l'insuffisance respiratoire chronique partielle puis globale. L'OLD doit être d'au moins 15 heures par jour, faite la nuit à l'aide de lunettes nasales.

24. Le test de la sueur est la méthode la plus fiable et la plus spécifique dans le diagnostic positif. Ce test repose sur le dosage du chlore dans la sueur, récoltée par la méthode de référence qui est la méthode de Gibson et Cooke (ionophorèse à la pilocarpine).
La quantité de sueur doit être supérieure à 150 mg. Le test est considéré comme positif quand le chlore est supérieur à 60 mEq/L. Il est considéré négatif quand le chlore est inférieur à 40 mEq/L. Trois tests sont nécessaires pour infirmer ou confirmer une mucoviscidose.

25. Le test de Bt-paba ou de PABA est un essai extrêmement sensible qui mesure indirectement l'activité enzymatique pancréatique dans le petit intestin.

• **l'assistance respiratoire** faite par ventilation nasale en pression positive intermittente sera associée la nuit à l'oxygénothérapie au stade ultime de l'insuffisance respiratoire chronique globale ;
• **la transplantation pulmonaire** est l'ultime recours. Elle doit être évoquée tôt. Différentes techniques sont utilisées : bipulmonaire, transplantation cœur-poumon ou lobaire. Le taux de survie actuel est d'environ 50 % avec de meilleurs résultats après l'âge de 10 ans.

Le traitement hépatodigestif

L'iléus méconial nécessitera des lavements à la gastrografine à la dose de 50-100 mL. L'iléus stercoral nécessitera de la gastrografine : 100 mL dans 200 cc de jus de fruits ou 1 à 3 L en lavement.

La prise en charge de la constipation repose sur une adaptation de la posologie des enzymes pancréatiques gastroprotégés avec utilisation du Mucomyst® (2 ampoules/1 litre de Coca).

La prise en charge pancréatique et nutritionnelle doit obéir à quelques recommandations :

• les apports énergétiques doivent être de 120 à 150 % de la normale avec 10 % de protides, 40 % de lipides (acides gras essentiels +++) et 50 % de glucides ;
• un apport en sodium : 5 mEq/kg/jour et en eau est indispensable ;
• un apport en oligo-éléments est nécessaire avant l'âge de 3 ans ;
• une supplémentation en vitamine A, D, E et K est nécessaire (A : 5 000 U/jour ; D : 1 000 U/jour ; E : 200 U/jour) ;
• une supplémentation en enzymes pancréatiques gastroprotégées est indispensable (≤ 10 000 U/kg/jour).

En pratique, l'enfant sera alimenté au début d'une façon normale avec supplémentation calorique (nutrini, fortimel). En cas d'aggravation nutritionnelle, une **nutrition entérale discontinue nocturne** par sonde nasogastrique puis par bouton de gastrotomie est mise en route. L'aggravation clinique ou l'échec de cette nutrition entérale va amener à la **nutrition parentérale discontinue nocturne** à l'aide d'un KT central (Broviac ou Port-A-Cath) avec des solutés nutritifs comprenant 50 % de glucides, 30 % de lipides et 20 % de protides.

➡ La vie quotidienne

Les soins et les hospitalisations à domicile sont de plus en plus pratiqués. Ils évitent les séparations et les ruptures de rythme de l'enfant. Ils nécessitent un personnel infirmier bien formé et une coordination infirmière-médecin traitant et pneumopédiatre parfaite.

Le rôle des associations est capital (Association française de lutte contre la mucoviscidose et SOS mucoviscidose) dans le soutien psychologique, moral et matériel.

Les prestations sociales sont bien codifiées.

La mucoviscidose fait partie des affections de longue durée. Les allocations spécifiques comportent la carte d'invalidité, l'aide d'éducation spécialisée et enfin l'allocation d'adulte handicapé.

Le diagnostic prénatal : conseil génétique

La finalité du diagnostic prénatal est l'interruption médicale de grossesse. Le diagnostic prénatal s'adresse aux personnes à risque (couples avec enfant atteint, frères, sœurs, oncles, tantes, neveux et nièces d'un patient). Ce diagnostic prénatal repose sur la **méthode enzymatique** avec dosage dans le liquide amniotique à 17-18 semaines d'aménorrhée (SA), des phosphatases alcalines intestinales, la gamma glutamyl transpeptidase et la leucine aminopeptidase qui sont à un taux bas en cas de mucoviscidose. Cette méthode enzymatique réalisée assez tardivement est supplantée actuellement par la **biologie moléculaire** avec prélèvements de trophoblastes faits à 9-10 SA.

Le dépistage néonatal est systématique en France car le dosage de la trypsine immunoréactive (IRT), couplé à l'analyse génique des échantillons positifs, est un test dont la sensibilité et la spécificité se sont révélées excellentes.

Les perspectives thérapeutiques

La thérapie génique est le grand espoir actuel de la prise en charge de cette pathologie encore dévastatrice. Sur le plan théorique, un gène CFTR normal inclus dans un vecteur sera transmis aux cellules épithéliales respiratoires pour corriger les anomalies hydroélectrolytiques. Les vecteurs utilisés actuellement sont les adénovirus recombinants et les liposomes cationiques.

Différents protocoles sont en cours (États-Unis, Grande-Bretagne et France).

Les résultats actuels sont modestes mais encourageants, démontrant que le transfert du gène n'est plus du domaine de l'utopie.

Annonce du handicap

L'arrivée d'un enfant handicapé provoque un bouleversement de tout le réseau relationnel à l'intérieur de la famille. Au lieu du bonheur attendu, explose une invasion de sentiments de stupéfaction, d'incrédulité, d'incompréhension, voire d'horreur, qui va rapidement se transformer en un sentiment de culpabilité, de honte, parfois teintée d'agressivité envers l'autre parent.

Le moment et le lieu de l'annonce doivent être choisis avec soin. Le médecin qui annonce le handicap doit être accompagné d'une autre personne de l'équipe (infirmière, puéricultrice, psychologue, etc.) afin de faciliter ensuite l'information, le soutien et l'écoute auprès des parents. Il convient de s'organiser pour que le père soit présent auprès de la mère. Le diagnostic doit être annoncé et expliqué aux deux parents en même temps, si possible en présence de l'enfant. Le diagnostic va être expliqué avec des termes adaptés aux parents, en répondant à leurs questions.

Tant que le diagnostic n'est pas certain, il est préférable de ne pas parler de handicap et d'amener les parents à prendre conscience des difficultés et des possibilités de leur enfant au fur et à mesure. Il est important de mettre l'accent sur les possibilités de l'enfant et le rôle que ses parents peuvent jouer dans son évolution. Il faut leur présenter les différentes possibilités de prise en charge pour eux-mêmes et pour leur bébé.

Au cours du séjour, nous devons entourer l'enfant et apporter attention et soutien aux parents. Les parents doivent pouvoir exprimer leur détresse auprès du personnel et poser les questions au fur et à mesure qu'elles se présentent.

Atrésie de l'œsophage

Définition

L'atrésie[26] de l'œsophage se caractérise par un défaut de division entre l'œsophage et la trachée *(fig. 15)*. L'œsophage supérieur se termine en cul-de-sac sans continuité avec l'œsophage inférieur, « distal », situé habituellement dans la partie supérieure du thorax. L'atrésie se situe le plus souvent au niveau de la deuxième vertèbre dorsale et dans la plupart des cas, l'œsophage inférieur est connecté avec la trachée, donnant lieu à une fistule œsophago-trachéale (type III suivant la classification de Ladd).

Elle peut être suspectée en anténatal devant un hydramnios et une mauvaise visualisation de l'estomac à l'échographie.

À la naissance, l'atrésie entraîne un encombrement buccopharyngé favorisé par une hypersalivation.

La complication redoutée est l'inondation broncho-pulmonaire :

- soit par fausse route à partir du cul-de-sac œsophagien supérieur ;
- soit par reflux du contenu acide à travers la fistule œsophago-trachéale.

L'intérêt d'un dépistage systématique est donc évident d'autant que la fréquence de cette malformation est de l'ordre de une sur trois à quatre mille naissances.

26. Atrésie : occlusion plus ou mois complète d'un orifice ou d'un conduit naturel.

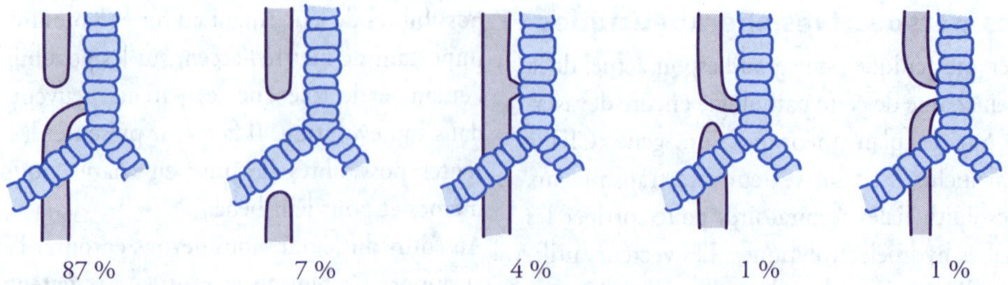

Figure 15 : *Formes d'atrésie œsophagienne avec ou sans fistule et pourcentage de fréquence.*

Dépistage à la naissance

Il s'effectue en vérifiant systématiquement la perméabilité de l'œsophage grâce au passage d'une sonde après l'aspiration de la bouche et du pharynx à la naissance. L'insertion de la sonde qui bute à environ 10 cm de l'arcade dentaire évoque le diagnostic. Si on peut enfoncer la sonde de 18 cm, on a beaucoup de chance d'avoir atteint l'estomac. Néanmoins, il existe une cause d'erreur, c'est l'enroulement de la sonde dans le cul-de-sac œsophagien supérieur *(fig. 16)*. Il faut donc impérativement vérifier que la sonde a bien atteint l'estomac par le test de la seringue : on place le stéthoscope au niveau de l'épigastre du nouveau-né et on pousse le piston d'une seringue, contenant 5 mL d'air, connectée à l'extrémité proximale de la sonde ; normalement on doit percevoir un bruit hydroaérique ; dans le cas contraire, la radiographie du thorax, sonde en place, permet de confirmer le diagnostic.

Conduite à tenir en salle de naissance

Installer le nouveau-né en position semi-assise afin d'éviter le reflux du contenu acide dans les bronches.

Installer une aspiration continue du cul-de-sac œsophagien supérieur par une sonde multiperforée de bon calibre (n° 10 de Replogue®, n° 12 de Salem®). L'aspiration doit être douce (– 30 cm d'eau).

Aspirer fréquemment le carrefour buccopharyngé.

L'intubation est pratiquement systématique pour éviter la détresse respiratoire.

L'abord d'une voie veineuse périphérique et la correction d'une éventuelle hypoglycémie sont de rigueur ainsi que la recherche d'autres malformations.

Le transfert médicalisé dans une unité de chirurgie néonatale doit être rapidement envisagé en vue de la cure chirurgicale de cette malformation.

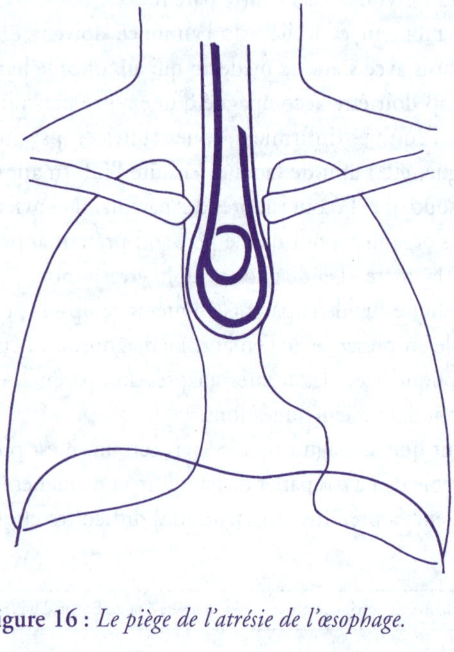

Figure 16 : *Le piège de l'atrésie de l'œsophage.*

Imperforation anale

Définition

L'imperforation anale résulte d'une anomalie de l'organisation du périnée chez l'embryon. Elle peut être isolée ou associée à une fistule recto-urinaire ou rectovaginale, ou en situation anormalement antérieure (fistule rectopérinéale).

Dépistage

Il se réalise lors du premier examen du nouveau-né au moment de l'accouchement en déplissant bien les fesses de l'enfant pour découvrir l'anus.
Si l'imperforation est vite reconnue, en revanche, les fistules recto-urinaires ou rectovaginales peuvent passer inaperçues et se révéler par une complication (infection urinaire).

Conduite à tenir

Rechercher des malformations associées.
Transférer l'enfant vers une unité de chirurgie néonatale où, en fonction de son état, une intervention sera possible d'emblée ou remise à plus tard après une colostomie de dérivation.
La réparation consiste en une transposition de l'anus ou un abaissement du rectum en bonne position avec création d'un anus.

Fente labiale, fente palatine

Physiopathologie

Les malformations de la face, dont certaines sont fréquentes relèvent d'une absence ou d'une insuffisance de soudure des différents bourgeons qui forment le massif facial et qui réalisent la fente labio-narinaire (bec de lièvre). Elles sont souvent associées à des anomalies héréditaires car de multiples facteurs génétiques interviennent dans ces malformations.
Le défaut de soudure peut intéresser le palais postérieur ; c'est la fente palatine *(fig. 17)*. Là aussi, la fente peut être complète ou incomplète, voire réduite à une simple bifidité de la luette. Elle peut être unie ou bilatérale.
Il peut y avoir une association des deux anomalies, et au maximum, la fente labio-narinaire complète bilatérale peut s'accompagner d'une fente palatine complète (gueule de loup[27]).

Clinique

Les problèmes de ces anomalies facilement dépistées sont d'ordre alimentaire (difficulté de déglutition, fausse route, etc.), pulmonaire (encombrement bronchique, foyer pulmonaire, infection, etc.) et esthétique.

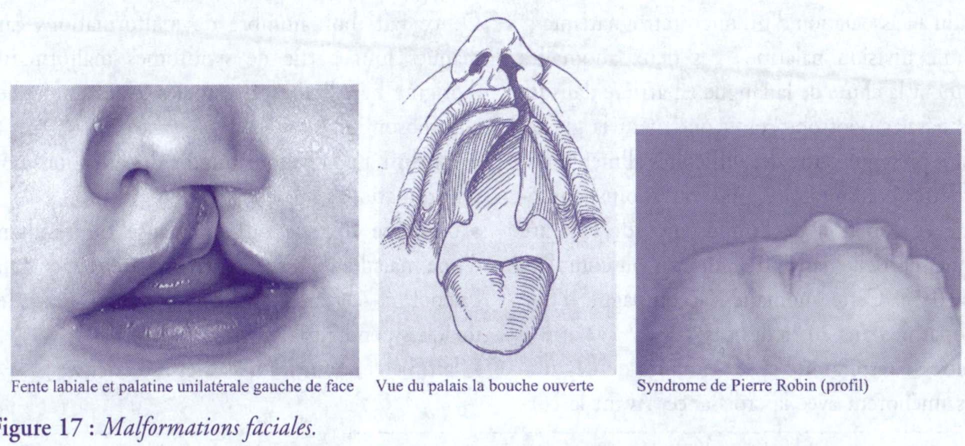

Fente labiale et palatine unilatérale gauche de face — Vue du palais la bouche ouverte — Syndrome de Pierre Robin (profil)

Figure 17 : *Malformations faciales.*

27. Dénomination qui fait référence non à l'animal mais à une fleur de montagne étant donnée sa forme.

La fente labiale isolée (25 % des cas) gêne rarement l'alimentation. On peut nourrir l'enfant qui présente des difficultés avec une longue tétine qu'on appelle « biberon cuillère », « tétine de veau ». La correction chirurgicale peut être pratiquée très tôt dès la naissance.
La fente palatine isolée (25 % des cas) incomplète et postérieure (fente du palais mou) n'entraîne que rarement des troubles de déglutition ; en revanche, la fente complète (palais mou et palais osseux) nécessite souvent la confection d'une plaque qui obstrue l'anomalie et évite les troubles de déglutition jusqu'à l'intervention qui se situe plus tard, en général entre le 6e et 12e mois.
La fente labiomaxilopalatine (50 % des cas) est corrigée en deux temps.
Le pronostic ultérieur dépend du développement du massif facial. Souvent la partie musculaire du voile du palais est trop courte, entraînant des troubles phonatoires qui devront être corrigés par la rééducation ou la chirurgie. De même les troubles de l'articulé dentaire nécessiteront des soins spécialisés. Ces enfants doivent donc être pris en charge par une équipe pluridisciplinaire dès le plus jeune âge.

Une forme clinique particulière : le syndrome de Robin

Il est du à l'association d'un microrétrognatisme [28] et d'une division palatine ; ces deux anomalies entraînent la chute de la langue en arrière dans les fosses nasales (glossoptose) et obstruent la glotte. L'enfant présente, outre des difficultés alimentaires, une détresse respiratoire plus ou moins conséquente en fonction de l'importance de la fente palatine, partielle dans 70 % des cas ou complète dans 10 %. Cette anomalie s'accompagne d'une cardiopathie dans 20 % des cas.
La détresse respiratoire et les troubles de déglutition s'améliorent avec la croissance. Avant la correction chirurgicale de la fente palatine, les troubles alimentaires peuvent nécessiter l'emploi du « biberon cuillère », voire le gavage pendant les premières semaines.

Malformations cardiaques

Épidémiologie

Les cardiopathies congénitales sont les plus fréquentes des malformations congénitales. Leur incidence est de 7 pour 1 000 naissances.
Certaines sont plus fréquentes chez le garçon : coarctation aortique (CAo), sténose aortique (SA), transposition des gros vaisseaux (TGV) et communication interventriculaire (CIV).
Chez la fille, ce sont la communication interauriculaire (CIA) et le canal artériel qui sont les plus fréquents.

Causes

Trois éléments interviennent dans l'apparition d'une malformation cardiaque :
- une prédisposition génétique (hérédité multifactorielle à seuil) de l'individu au développement d'une malformation ;
- une susceptibilité génétique à un tératogène ;
- une atteinte survenant au cours d'une période vulnérable de l'embryogenèse.

De ce fait, bon nombre de malformations cardiaques font partie de syndromes malformatifs d'origine héréditaire ou associés à des anomalies chromosomiques.
C'est ainsi qu'on peut distinguer des affections non syndromatiques :
- d'origine toxique ou infectieuse ou résultant d'une maladie maternelle, les plus fréquents étant l'alcool et certains anticonvulsivants, pour les toxiques pendant la grossesse ;
- la rubéole, pour les maladies infectieuses ;

28. De *rétro* : en arrière et de *gnathos* : mâchoire ; c'est un défaut de développement du maxillaire inférieur qui entraîne un décalage postérieur ; l'arc dentaire supérieur est nettement en avant de l'inférieur. Le prognatisme, au contraire est la saillie en avant de la partie inférieure de la face (mâchoire inférieure ou les deux mâchoires).

- le diabète, le lupus et la phénylcétonurie résultant d'une maladie maternelle ;
- d'origine héréditaire non chromosomique :
  - par exemple, la maladie de Recklinghausen[29] pour les syndromes à transmission autosomique dominante,
  - l'ataxie de Friedreich[30], certaines glycogénoses, la mucoviscidose pour les syndromes à transmission autosomique récessive ;
- associées à des anomalies chromosomiques, comme les trisomies 21, 18, 13 ou la maladie du cri du chat[31] (4p) ou encore le syndrome de Turner[32] (XO).

Rappel embryologique

L'embryologie aide à comprendre la genèse de ces malformations.

Le tube cardiaque primitif (TCP), qui bat dès le 25e jour, se développe en même temps que le péricarde qui l'entoure et le myocarde. Mais leur croissance n'est pas identique, le TCP s'allonge plus vite que le péricarde, ce qui conduit à sa pliure et sa torsion. Survient ensuite le cloisonnement du cœur en 4 cavités.

Ce rapide rappel embryologique permet de comprendre qu'au cours des mouvements de flexion et de torsion du TCP et des accolements qui en résultent, peuvent se produire des défauts dont certains sont sous contrôle de facteurs héréditaires (trisomie 21 par exemple) et d'autres secondaires à des causes infectieuses (embryopathie de la rubéole) ou toxiques (alcool).

La plupart des malformations cardiaques[33] sont bien tolérées pendant la vie fœtale du fait de la particularité de la circulation fœtale et de ses shunts ; en revanche, elles se révèlent à la naissance ou dans les semaines qui suivent, suite aux bouleversements de la circulation du nouveau-né dus au clampage du cordon (suppression de la circulation placentaire) et au démarrage de la respiration (fermeture des shunts).

Physiopathologie

Particularités de la circulation fœtale

- La présence du placenta.
- L'exclusion des poumons.
- L'existence de communications (shunts) à l'entrée et à la sortie du cœur (voir « Caractéristiques physiologiques et physiques du nouveau-né », page 46).

Les particularités de cette circulation aident à comprendre la classification de ces cardiopathies.

Les shunts gauche-droit : en principe, il n'y a pas de cyanose car le sang est bien oxygéné ; il s'agit des communications intraventriculaires larges (CIV) et vasculaires (canal artériel). Le retentissement du shunt n'apparaît qu'à la fin du premier mois, il est pulmonaire et cardiaque.

Retentissement pulmonaire : l'atteinte est à la fois bronchique et pulmonaire ; la compression des bronches par les artères pulmonaires dilatées favorise les troubles de ventilation et la distension thoracique. L'augmentation du débit sanguin et l'élévation des pressions dans l'artère pulmonaire altèrent le lit vasculaire et créent une artériolite pulmonaire qui évolue en plusieurs stades, réversibles puis irréversibles si la cure chirurgicale de la cardiopathie est trop tardive.

Retentissement cardiaque : l'augmentation du travail cardiaque dû à la surcharge volumétrique aboutit à une insuffisance cardiaque.

La classification physiopathologique distingue :

29. Maladie héréditaire caractérisée par des signes cutanés (taches « café au lait », *Moluscum pendulum*), et des neurofibromes.

30. Affection se révélant dans la deuxième enfance, débutant par des troubles de la marche, une ataxie, des troubles de la sensibilité profonde…

31. Anomalie chromosomique caractérisée par un cri plaintif, des troubles dysmorphiques, une hypoplasie du larynx, un retard mental sévère.

32. Aberration chromosomique touchant une fille sur 2 500, s'accompagnant d'une petite taille, d'un impubérisme, de petits signes dysmorphiques *(Pterygium coli)*.

33. Les malformations cardiaques mal tolérées *in utero* sont les myocardites primitives, les tumeurs extensives du myocarde et les troubles du rythme (tachycardies supraventriculaires, tachycardies ventriculaires, bloc auriculoventriculaire complet). Ces anomalies, si elles ne peuvent répondre à un traitement médical, peuvent conduire à l'anasarque fœtoplacentaire.

• CIV I : c'est une petite CIV sans hypertension pulmonaire ; la CIV Ia ou maladie de Roger a un débit sanguin de shunt négligeable, la CIV Ib a un débit de shunt modéré ;
• CIV II : elle a un gros débit de shunt avec hypertension pulmonaire ;
• CIV III ou syndrome d'Eisenmenger : les pressions et les résistances artérielles sont très élevées. Le débit pulmonaire est inférieur au débit de la grande circulation (débit systémique) par inversion du shunt qui devient droit-gauche. Cette situation est habituellement irréversible ;
• CIV IV ou CIV à poumons protégés : CIV avec shunt gauche-droit, mais sans hypertension pulmonaire grâce à une sténose pulmonaire.

Les cardiopathies cyanogènes

La cyanose est présente, elle est secondaire au shunt droite-gauche qui ne permet pas une oxygénation suffisante du sang par les poumons, c'est donc une des expressions de l'hypoxémie artérielle. Elle survient quand la saturation de l'hémoglobine est inférieure à 85 % ; une polyglobulie de compensation apparaît, source (avec les troubles de coagulation) d'accidents vasculaires cérébraux.

Enfin, les shunts droite-gauche, en court-circuitant le filtre pulmonaire, favorisent les abcès et les accidents vasculaires cérébraux.

Les obstacles

Qu'ils soient droits (CAo) ou gauches (SP), ils entraînent une hypertrophie cardiaque et une augmentation de la contractilité pour assurer un débit suffisant en aval de l'obstacle.

Clinique

Le diagnostic anténatal permet d'optimiser la prise en charge. En l'absence de diagnostic anténatal, on est en présence chez le nouveau-né de deux grands syndromes : l'insuffisance cardiaque et la cyanose.

➡ L'insuffisance cardiaque

Il faut y penser devant :
• une pâleur anormale ou un teint gris, « plombé » ;
• une cyanose péribuccale ;
• des difficultés alimentaires.

Mais il peut s'agir d'un véritable état de choc avec polypnée, tachycardie, grande pâleur et troubles de la recoloration des extrémités.

L'examen met en évidence, outre la tachycardie avec bruit de galop à l'auscultation :
• une hépatomégalie ;
• un gros cœur à la radiographie thoracique.

L'absence de souffle cardiaque et un électrocardiogramme normal n'excluent pas une cardiopathie congénitale.

➡ La cyanose

Elle est massive avec coloration bleue de la face, des muqueuses et des extrémités. En cas d'anémie elle peut être masquée. Elle résiste à l'oxygénothérapie. Au début, elle est isolée mais très rapidement peut survenir une acidose métabolique engendrant des troubles respiratoires, un œdème pulmonaire.

Elle impose un transfert et une prise en charge immédiate.

Elle est à différencier :
• des cyanoses périphériques dues au froid et à la stase périphérique ;
• des cyanoses secondaires à une pathologie respiratoire oxygénodépendante ;
• de l'aspect cyanique des nouveau-nés polyglobuliques.

Quel que soit le tableau, l'examen doit être complété par :
• la recherche d'un souffle cardiaque ;
• la palpation de tous les pouls : les deux pouls fémoraux, les deux pouls radiaux ;
• la prise de la tension artérielle aux quatre membres ;
• les gaz du sang ;
• l'analyse de l'EEG, de la radiographie du thorax, permettant d'orienter le diagnostic qui pourra être confirmé par l'échographie.

Les principales malformations rencontrées

➡ Les cardiopathies non cyanogènes se révélant par une insuffisance cardiaque

Les obstacles gauches

- Le rétrécissement aortique.
- L'hypoplasie du ventricule gauche.
- La coarctation aortique ou l'interruption de la crosse aortique *(fig. 18)*.

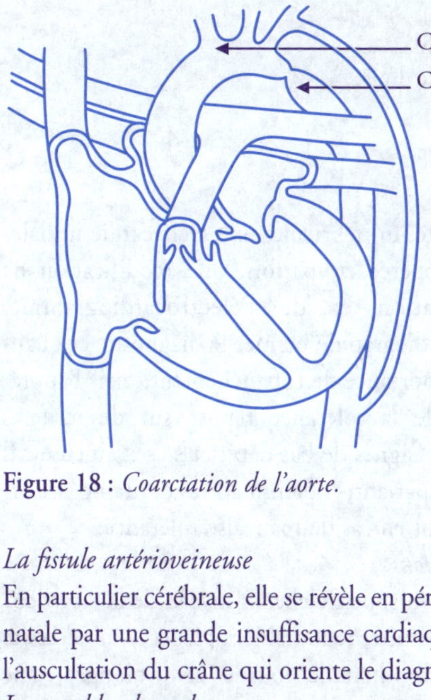

Figure 18 : *Coarctation de l'aorte.*

La fistule artérioveineuse

En particulier cérébrale, elle se révèle en période néonatale par une grande insuffisance cardiaque. C'est l'auscultation du crâne qui oriente le diagnostic.

Les troubles du rythme

- Les tachycardies supraventriculaires.
- Les blocs auriculoventriculaires.
- Le syndrome du QT long.

➡ Les cardiopathies cyanogènes

La transposition des gros vaisseaux

C'est la plus fréquente des cardiopathies cyanogènes se révélant en période néonatale *(fig. 19)*.

Les obstacles droits sévères

Il s'agit du retour veineux pulmonaire anormal.

➡ Les malformations cardiaques à révélation plus tardive

La communication interventriculaire large

Il s'agit des cardiopathies cyanogènes dont la tétralogie de Fallot.

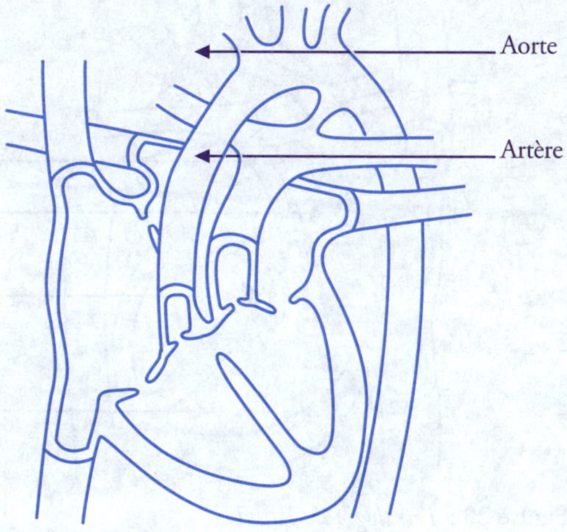

Figure 19 : *Transposition des gros vaisseaux.*

Comme on peut le voir sur la *figure 20* la tétralogie de Fallot comprend 4 anomalies anatomiques :
- une sténose de l'artère pulmonaire,
- une CIV,
- une hypertrophie ventriculaire droite,
- une dextroposition de l'aorte.

➡ Éléments de traitement des cardiopathies

Le traitement médical de l'insuffisance cardiaque est abordé en fonction du contexte par les mesures diététiques, les traitements diurétiques, les traitements vasodilatateurs, les traitements tonicardiaques, voire l'oxygénothérapie et la kinésithérapie respiratoire.

Doivent être pris en compte les troubles du rythme, les bradycardies, l'hypertension artérielle.

Le cathétérisme interventionnel

- Atrioseptostomie de Rashkind dans la transposition des gros vaisseaux ou dans certaines cardiopathies complexes.
- Angioplastie intraluminale dans les sténoses.
- Fermeture par ombrelle des canaux artériels ou des communications interauriculaires.

Les traitements chirurgicaux

Il peut s'agir :
- soit des réparations anatomiques quand c'est possible ;
- soit d'interventions palliatives, anastomoses, cerclage ;

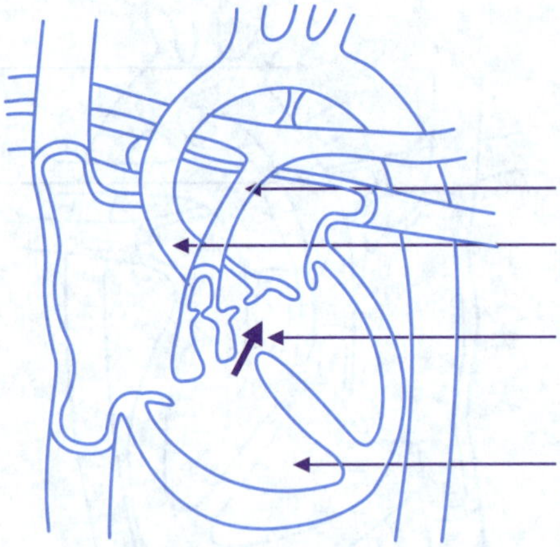

Figure 20 : *Tétralogie de Fallot.*

– soit d'intervention à cœur fermé dans les coarctations ou la fermeture de canal artériel, d'intervention à cœur ouvert, de greffes ou encore de transplantation cardiopulmonaire.

Dans tous les cas, le traitement doit comporter :

– une vaccination contre l'hépatite B conseillée avant toute chirurgie, de même que la vaccination contre la grippe dans les cardiopathies décompensées ;

– la prévention anti-oslérienne qui concerne toutes les cardiopathies et comprend le traitement antibiotique systématique de toutes infections ORL ou dentaires et la surveillance dentaire semestrielle (protocole édité par la Société française de cardiologie).

Surveillance postopératoire

Les complications à court terme sont :

– les troubles hémodynamiques,

– l'hémorragie, quantifiée par les drains, pouvant nécessiter une reprise opératoire,

– les épanchements pleuraux aériques ou liquidiens,

– les difficultés au sevrage de la ventilation,

– la paralysie phrénique,

– les troubles du rythme et de la conduction,

– l'épanchement péricardique postpéricardotomie.

L'épanchement péricardique apparaît une à trois semaines après l'intervention. Il se traduit par une fatigabilité, un fébricule, une tachycardie initialement modérée et, parfois, une modification de l'auscultation et de l'électrocardiogramme. L'échocardiographie permet le diagnostic et quantifie l'importance de l'épanchement, mais l'appréciation de la tolérance repose sur des critères cliniques (signes de bas débit et stase veineuse). Il est traité par anti-inflammatoires et drainé chirurgicalement en cas de mauvaise tolérance.

Les infections

- Infection superficielle au niveau de la cicatrice.
- Médiastinite, redoutable, précoce, qui nécessite une antibiothérapie lourde et prolongée, une reprise sternale et un drainage.
- Infection post-transfusionnelle (hépatite, Sida, CMV). Le contrôle des sérologies est systématique 3 à 6 mois après transfusion.

La surveillance postopératoire permet également d'apprécier la qualité du résultat opératoire, d'adapter un éventuel traitement médical, et d'organiser le suivi de l'enfant (fréquence des consultations, examens complémentaires, reprise de l'activité sportive).

Même quand le résultat est excellent, une surveillance au minimum annuelle est indispensable, en raison des complications tardives possibles, essentiellement rythmologiques dans la chirurgie à cœur ouvert.

➡ Prise en charge du nouveau-né atteint de cardiopathie et de sa famille

Deux moments semblent particulièrement importants sur le plan psychologique : l'annonce de la maladie et l'intervention chirurgicale.

L'annonce de la maladie

La réalité de l'enfant cardiaque est entrevue parfois précocement dès la vie intra-utérine.

L'annonce de la cardiopathie n'est pas sans retentissement sur la manière dont se déroule la fin de la grossesse. Le deuil de l'enfant imaginaire est plus précoce et aussi plus douloureux, car la réalité de l'enfant malade ne s'associe pas à un enfant réellement palpable, que l'on peut voir, et avec lequel se tisse une relation. Les parents ont alors besoin de soutien pour préparer une naissance qu'ils n'envisageaient pas de la sorte et accueillir un enfant malade dont le pronostic vital est parfois compromis.

- L'annonce de la maladie est toujours pour les parents un moment de grande fragilité, et cela est d'autant plus vrai que le diagnostic est précoce. Les propos des soignants resteront gravés dans leur mémoire.
- Rapidement doit s'établir un contrat de confiance où les parents ont une participation active dans la compréhension de la maladie de leur enfant. La compréhension est facilitée par les schémas qui concrétisent la maladie (facilement réalisables en cardiologie pédiatrique). Ils aident les parents à ne pas se sentir exclus et dépossédés de leur enfant. Ils peuvent ainsi maîtriser une situation qui initialement leur échappe totalement.
- Après le choc apparaît souvent une phase dépressive, fréquemment associée à la volonté de ne pas s'attacher à l'enfant. Puis la relation s'instaure avec l'acceptation de l'enfant malade.

Ces trois phases ne sont pas aussi schématiques. Elles peuvent s'intriquer ou resurgir.

L'intervention chirurgicale

Dans les cardiopathies curables, l'intervention chirurgicale représente, pour beaucoup de parents, un *terme à la maladie*. Elle est souvent qualifiée de *nouvelle naissance* et abordée avec espoir mais aussi avec angoisse.

Les manifestations de cette angoisse sont diverses, parfois agressives vis-à-vis des soignants.

Dans les cardiopathies non curables, les interventions ne sont que palliatives et il n'est jamais question de guérison. Ces enfants et leur famille vivent avec la maladie et les incertitudes concernant l'avenir.

Il est alors nécessaire de répondre à la demande d'information des parents mais de ne pas dramatiser précocement des situations dont l'évolution parfois nous échappe, chaque enfant ayant sa propre histoire.

Enfin, il ne faut pas oublier que l'enfant, bien avant d'être un enfant cardiaque a, tout comme sa famille, des particularités psychologiques qui lui sont propres. Il ressent la maladie directement, mais aussi à travers les manifestations de ses parents et de son entourage.

C'est cette relation qu'il faut préserver, en permettant aux parents d'extérioriser leur angoisse, leur culpabilité et aussi leur ambivalence.

Le mode de garde du nourrisson dont les parents travaillent est souvent abordé par les familles. Il convient d'être nuancé dans chaque situation et de tenir compte des épidémies de bronchiolites à virus syncitial respiratoire dans les crèches, pour les nourrissons ayant une cardiopathie décompensée.

La prise en charge d'un enfant qui présente une cardiopathie est un travail d'équipe qui demande :

- de la compétence (compréhension de la maladie et connaissance des soins spécifiques à ces enfants),
- une écoute attentive,
- une parole adaptée.

Il faut noter que la plupart des cardiopathies congénitales sont prises en charge à 100 %.

Pathologies métaboliques

Définition

Les maladies héréditaires du métabolisme sont à distinguer des troubles métaboliques plus fréquents (hypoglycémie, acidose, alcalose, cétose, hypocal-

cémie, etc.) et secondaires aux situations de stress, de détresses respiratoire ou digestive, aux agressions infectieuses ou toxiques envisagées par ailleurs.
Bien que rares, ces maladies héréditaires du métabolisme doivent être connues de l'infirmière, car c'est elle qui bien souvent attirera l'attention en premier sur des comportements anormaux de ces nouveau-nés.

Signes cliniques

Le signe d'appel le plus fréquent est une détérioration inexpliquée de l'état général ou de l'état de conscience d'un enfant né quelques heures ou quelques jours plus tôt après une grossesse normale. Cette **notion d'intervalle libre** de symptômes survenant chez un enfant apparemment normal est à lui seul évocateur.
Parfois, les signes d'appel sont plus banaux, tels un refus de boire, une difficulté de succion, une nervosité excessive, ou encore une pâleur brutale avec malaise, des convulsions.
Ce tableau n'est pas toujours expliqué par un examen clinique complet, ni par les examens complémentaires habituels, qu'ils soient biologiques ou radiologiques.
Le tableau clinique se dégrade rapidement, pouvant aboutir au coma et à la mort si un diagnostic et un traitement rapide ne sont pas institués. Il faut donc agir vite d'autant que des lésions cérébrales peuvent rapidement se constituer, réservant le pronostic ultérieur.
Quelquefois la dégradation est si rapide que le diagnostic ne peut être porté avant l'issue fatale ; il est capital alors de faire des prélèvements biologiques et tissulaires pour les conserver au congélateur à – 80 °C afin de permettre un diagnostic secondaire et pouvoir retenir des éléments pour un conseil génétique ultérieur.

Diagnostics

L'absence d'antécédents familiaux ne doit pas faire éliminer l'hypothèse d'une maladie héréditaire du métabolisme, car il s'agit souvent de maladie à transmission autosomique récessive et le nombre de néomutations est élevé.
En revanche, certains signes cliniques sont évocateurs comme une odeur anormale ou une hépatomégalie.
De même, des examens biologiques simples et rapidement disponibles peuvent orienter *(tab. 5)*.

Tableau 5 : *Examens biologiques nécessaires à l'orientation du diagnostic des maladies métaboliques (d'après Bony-Trifonic H., Boudailliez B.).*

Sang	Urines	Autres
Gaz du sang Ionogramme Dextrostix, glycémie NFS - plaquettes Calcémie, phosphatémie Bilan hépatite - hémostase Acide lactique - ammoniémie Acide pyruvique Chromatographie des acides aminés et acides organiques	Cétonurie DNPH[34] Réaction de Brandt[35] Protéinurie, glycosurie pH	EEG Recueil de liquide céphalorachidien (LCR) Scanner Échocardiographie (ECG) Examen ophtalmologique
NB : dans tous les cas, faire des prélèvements supplémentaires d'échantillons de sang, sérum, LCR et urines et les congeler.		

34. DPNH : Dinitrophénylhydrazin (réaction à), pour la recherche de la leucinose.
35. Réaction pour mettre en évidence une homocystinurie dans les maladies du métabolisme des acides aminés souffrés.

Conduite à tenir

En l'attente de résultats et d'un diagnostic précis, il est impératif :

- d'arrêter toute alimentation par voie orale ;
- de perfuser des solutés hydroélectrolytiques riches en glucose ;
- de corriger prudemment l'acidose.

Exemples de maladies héréditaires du métabolisme

La leucinose

Appelée encore maladie du sirop d'érable, c'est la plus fréquente des maladies métaboliques et la plus anciennement connue (1954) ; elle est due au déficit d'activité de l'alpha-céto-décarboxylase entraînant une accumulation tissulaire anormale d'acides aminés. Elle se transmet sur le mode autosomique récessif.

Elle se révèle quelques jours après la naissance par une hypotonie, des convulsions, des troubles respiratoires ; la mort survient en quelques semaines ; en cas de survie l'encéphalopathie est sévère.

Les urines ont une odeur particulière qui rappelle celle du sirop d'érable ou celle du sucre brûlé.

Le traitement repose sur le régime pauvre en certains acides aminés (leucine, isoleucine, valine) mais doit être institué dès les premiers jours de la vie pour être efficace.

La galactosémie

Elle est caractérisée par l'absence de la galactose-I-phosphate-uridyl-transférase qui permet la transformation du galactose en glucose. Sa fréquence est de 1 sur 800 à 18 000 naissances. Sa transmission est autosomique récessive.

Elle se manifeste dès la naissance par des troubles digestifs, un ictère, un gros foie et des troubles hémorragiques.

Sans régime, apparaissent une cirrhose, une cataracte, un retard psychomoteur.

Le traitement repose sur le régime d'exclusion en galactose (lait et dérivés).

La phénylcétonurie

Affection due à l'absence d'activité de la phénylalanine-hydroxylase, c'est une maladie à transmission autosomique récessive. Sa fréquence est de 1 sur 10 000 à 15 000 naissances.

Sa révélation chez le nouveau-né par convulsions, spasmes en flexion, retard psychomoteur ne devrait plus se voir étant donné la mise en place systématique de son dépistage à la naissance.

Le diagnostic repose sur le test de Guthrie pratiqué vers le 6-7e jour, après recueil d'une goutte de sang sur un papier buvard. Son dépistage est systématique.

Le traitement consiste en un régime dépourvu de phénylalanine (lait Lofenalac).

Autres maladies métaboliques

Citons les intolérances au fructose, les glycogénoses, les mucopolysaccharidoses, les shyngolipidoses (maladies de Tay-Sachs, de Nieman-Pick).

Luxation de hanche

Épidémiologie

La luxation congénitale de hanche (LCH) est relativement fréquente : 6 à 20 enfants pour 1 000 naissances et se rencontre pour deux tiers des cas chez la fille et un tiers chez le garçon ; le côté gauche est atteint 4 fois plus que le côté droit.

Des facteurs génétiques (laxité capsulaire, anomalie d'orientation du col ou de profondeur du cotyle) et des facteurs posturaux ou mécaniques au dernier trimestre de la grossesse (position du siège, oligoamnios, gémellité, etc.) interviennent. La LCH se rencontrent particulièrement en Bretagne et en Auvergne.

Le port du bébé en abduction au dos expliquerait la relative rareté de la LCH chez les Africains.

Définition

La luxation congénitale de hanche (LCH) correspond à une position de la tête fémorale complètement ou partiellement hors du cotyle de façon permanente ou transitoire.

Il s'agit habituellement d'une pathologie antérieure à la naissance.
Ainsi, sous ce vocable « luxation congénitale de hanche » se trouvent réunies plusieurs situations anatomocliniques qui n'ont pas la même gravité et qu'il faudra savoir bien identifier :

- la perte des rapports normaux entre la cavité acétabulaire et la tête du fémur de manière réductible ou irréductible ;
- la hanche luxable ou laxe (instabilité) ;
- la dysplasie cotyloïdienne (acétabulaire) beaucoup plus rare.

Quoi qu'il en soit, les remaniements ostéocartilagineux résultant de ces anomalies peuvent entraîner la dysplasie de hanche. Le cotyle devient émoussé avec parfois formation d'un néocotyle par empreinte de la tête si la réduction est tardive *(fig. 21)*.

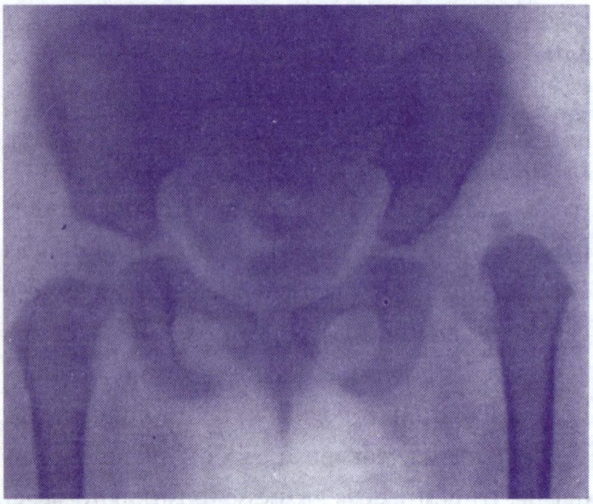

Figure 21 : *Radiographie de bassin d'une luxation congénitale de la hanche gauche avec cotyle émoussé chez un enfant de 5 mois.*

Évolution

Si l'évolution spontanée des instabilités néonatales se fait deux fois sur trois vers la stabilisation, un tiers des cas risquent d'évoluer vers la dysplasie. Aussi, le dépistage précoce à la naissance doit être systématique, il permet un traitement simple, peu onéreux, et pratiquement toujours efficace. En revanche, sa découverte tardive, après le 6e mois, impose un traitement long, difficile et dont les résultats ne sont pas toujours satisfaisants.
Une case concernant l'examen de hanche existe sur le carnet de santé et doit être remplie par le médecin qui examine l'enfant.

Dépistage

Le dépistage est avant tout clinique. Il recherche des antécédents familiaux, les modalités de la grossesse et de l'accouchement (manœuvres de version, siège), des plis cutanés, une anomalie de la gestualité et des postures, une asymétrie du bassin, un examen à la recherche d'un bassin oblique, la recherche d'un ressaut de hanche *(fig. 22)* ou d'une instabilité, les manœuvres d'Ortolani et de Barslow.
Ce dépistage doit être répété par le médecin accoucheur, le pédiatre à la sortie de maternité ainsi que par le pédiatre ou médecin de famille lors des différentes visites durant la première année.
La radiographie du bassin en néonatal est de peu d'utilité car trompeuse, mais l'échographie de

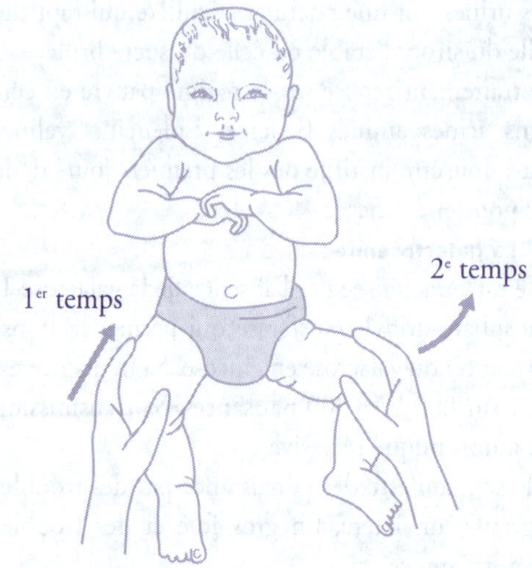

Figure 22 : *Recherche du ressaut (décomposition de la manœuvre).*
1er temps : adduction de la cuisse en poussant vers la table comme sur le schéma, à la droite de l'enfant.
2e temps : abduction de la cuisse comme sur le schéma, à la gauche de l'enfant.

hanche peut aider au moindre doute. Elle est performante avant l'apparition des noyaux d'ossification (avant 4 mois et demi) et apprécie la stabilité en temps réel.
En revanche, la radiographie du bassin supplée l'échographie après 4 mois et demi. Elle est indiquée en cas de hanche pathologique ou à risque.

Traitement

Il n'est pas sans risque et ne doit donc jamais être systématique ou « préventif ». Plusieurs critères sont pris en compte pour adapter un traitement : la hanche luxable, la hanche luxée et surtout l'âge de l'enfant.
Si la hanche est luxable, il faut se contenter de la maintenir en bonne position en attendant la stabilisation, par des moyens orthopédiques : position dite de « grenouille », lange en abduction (lange en H type Calin®, culotte d'abduction : *fig. 23*).

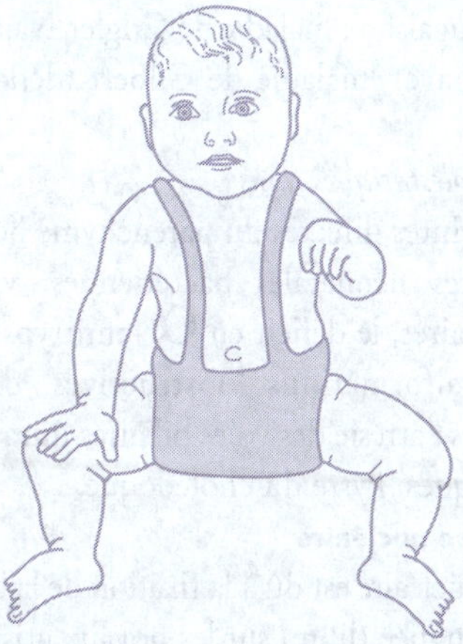

Figure 23 : *Culotte d'abduction.*

Si la hanche est luxée il faut réaliser une réduction progressive suivie d'une contention : harnais (Pavlick, Scott, etc.).
En cas de diagnostic plus tardif, mise en traction suivie de plâtre pelvi-bipédieux.
En cas d'échec à la réduction par obstacle anatomique ou dans les formes vues après l'âge de la marche, ostéotomies du bassin et ou du fémur.

Ictères

Définition

L'ictère est un symptôme défini comme une coloration jaune de la peau et des muqueuses en rapport avec une augmentation du taux de bilirubine dans le sang.
Chez le nouveau-né, l'ictère néonatal est une situation fréquente schématiquement divisée en deux grandes catégories.
En cas d'ictère physiologique du nouveau-né, l'augmentation du taux de bilirubine est secondaire aux conditions physiologiques particulières des premiers jours de vie.
Dans le cas des ictères pathologiques du nouveau-né :
– la gravité et l'évolution dépendront, d'une part de la cause et, d'autre part, du risque de survenue d'un **ictère nucléaire** responsable de complications neurologiques ;
– l'augmentation du taux de bilirubine est secondaire à une pathologie néonatale sous-jacente.

Physiopathologie

La chaîne métabolique de la bilirubine est une succession de transformations à partir d'une source principale : l'hémoglobine. Chacune des étapes de cette chaîne peut être perturbée par différents facteurs physiologiques ou pathologiques.

Les différents ictères et leurs caractéristiques

➡ L'ictère physiologique

C'est une situation très fréquente (environ 50 % des nouveau-nés à terme et 90 % des prématurés), transitoire, le plus souvent bénigne et d'évolution spontanément favorable (sauf chez le prématuré chez qui il peut se compliquer d'un ictère nucléaire).

Ictère physiologique simple du nouveau-né à terme :
– il n'est jamais présent dès la naissance, il apparaît après un intervalle libre de 36 heures ;
– son intensité est modérée (maximum entre le 3e et le 5e jour) ;

– sa décroissance est rapide pour disparaître au 10e jour ;
– c'est un ictère « nu » sans aucun autre signe, associé à des urines claires ;
– l'augmentation du taux de bilirubine porte sur la forme non conjuguée et ne dépasse pas 250 µmol/L.

Ictère physiologique du nouveau-né prématuré :
– il est plus prolongé (environ 3 semaines) ;
– le taux de bilirubine non conjuguée est plus élevé ;
– cet ictère expose au risque d'ictère nucléaire du fait de facteurs favorisants associés (hypoalbuminémie, hypoxie, acidose, etc.).

➡ L'ictère « au lait de mère »

C'est un ictère plus tardif et prolongé apparaissant chez certains nouveau-nés nourris au sein.

L'augmentation du taux de bilirubine porte sur la forme non conjuguée en raison de la présence d'une substance inhibant l'enzyme de glycuroconjugaison dans le lait de certaines femmes.

Il disparaît à l'arrêt de l'allaitement ou après destruction de la substance inhibitrice par chauffage du lait à 56 °C pendant 15 min (opération indispensable pour le lait maternel destiné aux prématurés).

➡ Les ictères pathologiques

Ils se distinguent en général par les caractéristiques suivantes :
– un début très précoce (un ictère apparu avant la 24e heure de vie est toujours pathologique) ou au contraire tardif ;
– et/ou une intensité plus marquée ;
– et/ou une durée prolongée ;
– et/ou d'autres signes associés ;
– une augmentation du taux de bilirubine prédominant soit sur la forme non conjuguée, soit sur la forme conjuguée suivant la cause.

Les étiologies des ictères pathologiques sont nombreuses.

Ictères hémolytiques dus à une destruction massive des globules rouges dans :
– les maladies hémolytiques du nouveau-né (MHNN) par incompatibilité sanguine fœto-maternelle (rhésus, ABO, etc.) ;
– les hémolyses constitutionnelles par déficits enzymatiques intraérythrocytaires (déficit en G6PD, etc.) ou troubles morphologiques du globule rouge (sphérocytose, etc.) ;
– les transfusions incompatibles ;
– les intoxications à la vitamine K ;
– les résorptions de collections sanguines superficielles (céphalhématome) ou profondes.

Ictères infectieux dans :
– les infections bactériennes néonatales ;
– les embryofœtopathies virales (rubéole congénitale, infection par le cytomégalovirus, etc.) ou parasitaires (toxoplasmose congénitale, syphilis congénitale, etc.).

Ictères métaboliques dans :
– l'hypothyroïdie ;
– les déficits constitutionnels en enzyme de glycuroconjugaison : maladie de Crigler-Najar (déficit total grave), maladie de Gilbert (déficit partiel bénin).

Ictères cholestatiques dans :
– les atteintes directes du parenchyme hépatique : hépatites néonatales bactériennes, virales ou parasitaires, le déficit en α_1-antitrypsine ;
– les malformations obstructives des voies biliaires : atrésie des voies biliaires intra ou extra-hépatiques, kyste du cholédoque.

➡ L'ictère nucléaire

L'ictère nucléaire est dû à la fixation de la bilirubine non conjuguée (libre) sur les noyaux gris centraux de la base du cerveau quand le taux sanguin de cette bilirubine devient trop important. C'est donc une complication neurologique qui s'observe en cas d'ictère à bilirubine libre, pour des taux supérieurs à 340 µmol/L.

En effet, dans ce cas, la capacité de liaison à l'albumine est dépassée et la bilirubine libre non liée à l'albumine se fixe au niveau des neurones des noyaux gris centraux qu'elle intoxique.

Clinique

Elle est essentiellement neurologique, associant :
- des troubles du tonus (hypotonie ou hypertonie axiale avec attitude caractéristique en « *opisthotonos* ») (*fig. 24*) ;
- une modification du cri : aigu, rare, monocorde ;
- des troubles oculaires (regard en « coucher de soleil ») ;
- des mouvements anormaux ;
- des troubles du comportement avec alternance de phases d'agitation et d'inertie et des troubles du sommeil ;
- une disparition des réflexes archaïques.

L'évolution est variable :
- un décès rapide ;
- une guérison sans séquelle ;
- le plus souvent (70 % des cas), il existe des séquelles neurologiques définitives de degrés divers : soit localisées (surdité) soit diffuses (encéphalopathie).

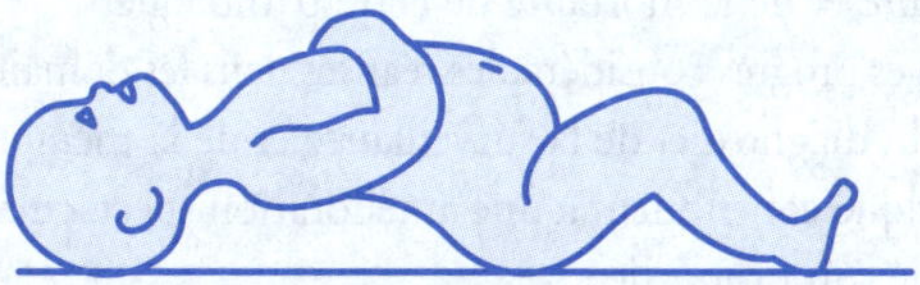

Figure 24 : *Attitude en opisthotonos.*

Les examens complémentaires

Il s'agit des examens suivants :
- dosage de la bilirubine totale et non conjuguée (libre) plasmatiques ;
- dosage de la bilirubine intraérythrocytaire (permettant d'évaluer le taux de bilirubine libre non liée à l'albumine) si la bilirubinémie libre est supérieure à 260 µmol/L ;
- test de Coombs direct ;
- groupe Rh et autres systèmes ;
- NFS ;
- bilan infectieux, en particulier le dosage de la CRP (Protéine C-Réactive) ;
- bilan hépatique ;
- recherche de facteurs aggravants (acidose, hypoxie, hypoglycémie, hypoalbuminémie).

Traitement

Traitement symptomatique de l'ictère pour la prévention de l'ictère nucléaire :
- correction des facteurs favorisants (acidose, hypoxie, hypoglycémie, hypoalbuminémie, jeûne, hypothermie) ;
- réduction du taux de bilirubine libre par photothérapie (*cf.* Soins infirmiers), albuminothérapie (perfusion lente d'albumine humaine), exsanguinotransfusion.

Photothérapie et soins infirmiers

Principes et but

La photothérapie est une méthode de traitement utilisant l'action de la lumière.

Par photo-oxydation, la photothérapie transforme directement la bilirubine en dérivés hydrosolubles.

C'est un traitement continu ou discontinu selon la prescription médicale.

Il existe plusieurs types d'appareils :
- photothérapie au-dessus du bébé ;
- photothérapie au-dessus et sur les côtés ;
- tunnel : lampes tout autour, le bébé étant installé sur un hamac.

Déroulement du soin

Si le tunnel est utilisé, il est nécessaire d'installer un moniteur cardio-respiratoire pour surveiller la fréquence cardiaque et la fréquence respiratoire de l'enfant.

Installation du nouveau-né

L'enfant est installé nu dans un lit et changé de position toutes les heures (sauf si utilisation du tunnel), afin d'exposer toute la surface de la peau.

Technique et surveillance du bébé

La photothérapie doit toujours être éteinte pendant la réalisation des soins à l'enfant. Les lunettes sont ôtées pour offrir au nouveau-né une stimulation visuelle.

- Placer des lunettes en feutre opaque sur les yeux de l'enfant pour prévenir les lésions de la rétine causées par une forte intensité lumineuse.

- Faire les soins préventifs des yeux avec du sérum physiologique pour éviter les conjonctivites.
- Protéger les testicules par un cache opaque.
- Changer le bébé de position toutes les heures : par exemple, sur le ventre, sur le côté gauche, sur le dos, sur le côté droit, sur le ventre, etc. (sauf si le tunnel est utilisé).
- Augmenter l'humidification de l'incubateur car la photothérapie provoque une déperdition hydrique.
- Augmenter la ration hydrique selon la prescription médicale.
- Dépister d'éventuels signes de déshydratation.
- Prendre fréquemment la température axillaire et ajuster la température de l'incubateur selon les besoins, car l'augmentation de la température ambiante peut provoquer une hyperthermie.
- Surveiller la fréquence et l'aspect des selles car la photothérapie peut provoquer une accélération du transit intestinal.
- Surveiller la coloration des urines ; si la photothérapie est efficace, les urines sont foncées.

Incidents

La photothérapie peut provoquer à court terme :
- une augmentation de la température,
- des pertes hydriques transcutanées,
- une accélération du transit intestinal avec parfois absence de prise de poids,
- une conjonctivite,
- une éruption cutanée.

Surveillance de l'évolution de l'ictère

La coloration cutanée doit s'observer à la lumière naturelle :
- observer la couleur de la peau après pression du doigt : si on appuie avec un doigt sur la peau et qu'on relâche, la peau se colore en jaune avant de reprendre sa coloration normale ;
- examiner les sacs conjonctivaux pour y déceler une pigmentation jaune chez les nouveau-nés à peau foncée.

Avant de prélever du sang pour une bilirubinémie, il faut éteindre l'appareil 10 minutes.

Détresse respiratoire du nouveau-né (DRNN)

Introduction

LA DRNN représente la principale cause et le principal signe de détresse vitale chez le nouveau-né. Elle est la traduction d'une difficulté d'adaptation respiratoire à la vie extra-utérine.

Deux grands types de situations pathologiques sont à l'origine de ce trouble :
- des pathologies constitutionnelles, principalement malformatives dont le traitement est chirurgical, plus rarement neuromusculaires ;
- des pathologies acquises secondaires à la prématurité, au déroulement anormal de l'accouchement ou à une infection néonatale.

Les conséquences éventuelles de la DRNN (hypoxie, acidose, collapsus) peuvent être graves et sont responsables du poids important de la morbidité et de la mortalité de cette pathologie.

Les progrès considérables réalisés dans les domaines du diagnostic, de la surveillance et de la thérapeutique contribuent à une amélioration spectaculaire de son pronostic.

Diagnostic

Éléments cliniques

Anomalies de la fréquence respiratoire

Le plus souvent, il s'agit d'une **polypnée** avec une fréquence respiratoire supérieure à 60/min. Il peut parfois s'agir d'une **tachypnée** avec une fréquence respiratoire supérieure à 100/min. Plus rarement, il peut s'agir de **bradypnée** : plus rare, due à l'épuisement de l'enfant ou aux effets d'éventuels anesthésiques administrés à la mère pendant l'accouchement. Il peut exister des **apnées**, surtout chez le prématuré ou le nouveau-né épuisé, avec des pauses respiratoires d'au moins 10 secondes parfois accompagnées de bradycardies.

Signes de lutte respiratoire

Témoins de la mise en jeu des muscles accessoires de la respiration, ils sont au nombre de cinq et la cotation de leur intensité permet d'établir un score.

Le score de Silverman, moyen simple, rapide et fiable permet d'apprécier la gravité de la DRNN et d'en surveiller l'évolution *(tab. 6)*.

Cyanose :

- soit localisée (péribuccale et extrémités), soit généralisée ;
- plus ou moins intense, quelquefois masquée par une anémie témoin de l'hypoxie (PaO_2 normale comprise entre 60 et 80 mm Hg chez le nouveau-né).

Le reste de l'examen clinique comprend :

- l'analyse de la morphologie et de l'auscultation du thorax = symétrie de la paroi thoracique, du murmure vésiculaire, recherche de bruits respiratoires anormaux, localisation des bruits du cœur et recherche de souffles ;
- l'évaluation de l'état circulatoire : fréquence cardiaque ; pression-tension artérielle ; temps de recoloration cutanée ; recherche de signes d'insuffisance cardiaque droite ;
- l'évaluation de l'état neurologique : vigilance ; activité spontanée ; mouvements anormaux.

➡ Éléments paracliniques

- Radiographie de thorax de face pour analyse du parenchyme pulmonaire et de la silhouette cardiaque.
- Gaz du sang artériel :
  - analyse de la PaO_2 : danger d'une hypoxie < 50 mm Hg ;
  - risque oculaire d'une hyperoxie supérieure à 90 mm Hg chez le prématuré sous oxygénothérapie ;
  - analyse de la $PaCO_2$: danger d'acidose respiratoire en cas d'hypercapnie ;
  - analyse du pH : danger en cas de pH < 7,20.
- Bilan sanguin :
  - NFS,
  - hémostase,
  - ionogramme sanguin,
  - glycémie,
  - calcémie.
- Bilan bactériologique (prélèvements centraux et périphériques).

➡ Éléments de gravité

- Cyanose rebelle à l'oxygénothérapie.

Tableau 6 : *Le score de Silverman.*
Le score est établi en additionnant le total de chaque colonne.
Le score de Silverman varie entre 0 et10.
Le score normal est de 0.
Un score supérieur à 5 correspond à une détresse respiratoire grave.

	0	1	2
Balancement thoracoabdominal à l'inspiration	Absent (respiration synchrone)	Thorax immobile (l'abdomen seul se soulève)	Respiration paradoxale
Tirage intercostal	Absent	Discret	Tirage intercostal et tirage sus et sous-sternal
Entonnoir xiphoïdien	Absent	Modéré	Intense
Battements des ailes du nez	Absent	Modéré	Intense
Geignement expiratoire	Absent	Perçu au stéthoscope	Audible, continu
Total			

• Signes de lutte intense.
• Signes d'épuisement respiratoire : bradypnée, pauses respiratoires, gasp, rythme anarchique.
• Signes de défaillance hémodynamique : bradycardie, signes de collapsus.
• Troubles de la conscience.

Étiologies

Pathologies constitutionnelles

• Malformations (dépistage systématique à la naissance en salle de travail, voire dépistage anténatal échographique) :
– atrésie de l'œsophage,
– atrésie des choanes,
– syndrome de Pierre Robin,
– hernie diaphragmatique,
– cardiopathies congénitales.
• Causes neuromusculaires :
– amyotrophie spinale,
– myopathies,
– syndrome d'Ondine[36].

Pathologies acquises

• Maladie des membranes hyalines chez le prématuré.
• Détresse respiratoire transitoire par retard de résorption du liquide pulmonaire (la plus fréquente, en particulier en cas de naissance par césarienne).
• Inhalation de liquide amniotique.
• Inhalation de liquide amniotique clair.
• Inhalation de liquide amniotique méconial.
En contexte de souffrance fœtale aiguë (situation grave) :
• infections néonatales ;
• pneumothorax ;
• apnées du prématuré ;
• hypertension artérielle pulmonaire.

Traitement

Traitement symptomatique

• Maintien de l'homéostasie :
– thermique : installation en incubateur ;
– hémodynamique : remplissage vasculaire, drogues vasoactives ;
– glycémique : apport calorique intraveineux, surveillance de la glycémie ;
– hydratation : perfusion périphérique.
• Normalisation de l'hématose
– PaO_2 entre 50 et 80 mm Hg ;
– SaO_2– entre 92 % et 96 % ;
– $PaCO_2$ entre 35 et 45 mm Hg ;
– pH entre 7,35 et 7,45 ;
– désobstruction des voies aériennes supérieures (aspiration, kinésithérapie respiratoire) ;
– arrêt de l'alimentation par voie digestive ;
– pose d'une sonde gastrique à demeure pour vider l'estomac.
• Oxygénothérapie par :
– cloche de Hood ;
– pression positive continue nasale ;
– ventilation nasale ;
– ventilation mécanique conventionnelle ;
– ventilations non conventionnelles : oscillation à haute fréquence, ventilation à haute fréquence.
• Traitements associés :
– Caféine® : stimule la ventilation avant l'extubation ou chez les nouveau-nés non intubés ;
– sédation : uniquement chez enfant intubé/ventilé ;
– antibiothérapie.
• Surveillance :
– gaz du sang ;
– mesures transcutanées non invasives par oxymétrie de pouls : PO_2, PCO_2 ;
– mesures sur prélèvements artériels ou veineux par ponction ou sur cathéter.

36. Le syndrome d'Ondine, encore appelé « hypoventilation alvéolaire centrale congénitale », est une maladie caractérisée par l'absence congénitale du contrôle de la respiration et une atteinte diffuse du système nerveux autonome. C'est une maladie rare (1 pour 200 000 naissances) à transmission génétique autosomale dominante.

- Dangers des détresses respiratoires néonatales :
- – hypoxie : souffrance cérébrale ;
- – hyperoxie : risque de lésions rétiniennes chez le prématuré (fibroplasie rétrolentale), danger d'une oxygénothérapie mal contrôlée ;
- – hypocapnie : alcalose métabolique, baisse de la perfusion cérébrale ;
- – hypercapnie : acidose respiratoire, favorise les hémorragies intraventriculaires.

➡ Traitements spécifiques à l'étiologie

Pour les malformations : conditionnement et cure chirurgicale adaptés suivant le type de malformations.

Pour les pathologies acquises :

- – maladie des membranes hyalines : administration intratrachéale de surfactant exogène, corticothérapie maternelle accélérant la synthèse, surfactant chez le fœtus en cas de menace d'accouchement prématuré ;
- – inhalation méconiale : aspiration intratrachéale immédiate, réanimation néonatale ;
- – pneumothorax : exsufflation à l'aiguille ou drainage pleural ;
- – apnées du prématuré : caféine, aide ventilatoire.

vous devez savoir faire...

Actes professionnels

- Effectuer les soins d'hygiène et de confort auprès d'un nouveau-né prématuré, en toute sécurité.
- Utiliser les incubateurs fermés et les incubateurs ouverts.
- Collaborer au dépistage clinique d'une détresse respiratoire, d'une hémorragie intracrânienne, d'une entérocolite ulcéronécrosante, d'une hypoglycémie ou d'un ictère.
- Protéger le prématuré contre les infections et contre l'hypothermie.
- Réaliser les prélèvements bactériologiques périphériques et l'ECBU prescrits.
- Assurer la surveillance et les soins à un prématuré ictérique sous photothérapie (*cf.* chapitre 5).
- Administrer et contrôler une alimentation par sonde gastrique prescrite à un nouveau-né prématuré.
- Poser une épicrânienne ou un cathlon et administrer une perfusion prescrite à un nouveau-né prématuré.
- Effectuer les pansements et la surveillance d'un cathéter ombilical posé à un nouveau-né prématuré.
- Développer des soins relationnels auprès de tout nouveau-né prématuré hospitalisé.
- Accueillir chaleureusement et informer de manière adaptée les parents de tout enfant prématuré hospitalisé.
- Établir une relation d'aide adaptée avec tout parent de nouveau-né prématuré en difficulté.

...donc vous devez savoir :

Connaissances requises

- Définir la prématurité et ses principales causes.
- Citer et décrire les différents éléments de surveillance de l'incubateur.
- Définir et expliquer les principales pathologies du prématuré, maladie des membranes hyalines ou MMH, hémorragies intracrâniennes, entérocolite ulcéronécrosante, hypoglycémie, acidose, infections.
- Décrire les soins infirmiers dispensés aux prématurés.
- Citer les éléments de surveillance clinique d'un nouveau-né prématuré.
- Expliquer ce qui se joue entre l'enfant prématuré hospitalisé et ses parents au moment de la séparation et les moyens de les aider.
- Citer les conséquences et/ou les séquelles de la prématurité.

Diagnostic infirmier

- Risque d'infection.
- Mode d'alimentation inefficace chez le nourrisson.

Définitions

Repères

La durée normale de la grossesse (estimée par convention internationale à partir de la date du 1er jour des dernières règles précédant la conception) est comprise entre 259 et 393 jours, c'est-à-dire entre 37 semaines et 41 semaines et 6 jours ; les nouveau-nés sont alors à terme.

Avant 37 semaines, les nouveau-nés viables sont prématurés.

On parle de grande prématurité avant 34 semaines.

En France, le taux de prématurité est stable depuis 15 ans : 6 % en 1981, 5,9 % en 1995, autour de 5 % aujourd'hui [1].

Celui de la grande prématurité est passé de 1,1 % à 1,6 %.

Les enfants, en France, sont considérés comme viables à partir de 180 jours, mais les progrès de la réanimation néonatale permettent de vivre à des nouveau-nés d'âge gestationnel de plus en plus faible.

Prématurité et RCIU

Il ne faut pas confondre prématurité et retard de croissance intra-utérin (RCIU) ou dysmaturité. Les enfants dysmatures, bien que nés à terme ou près du terme présentent un poids inférieur à 2 500 g.

Le RCIU peut être **harmonieux**, si l'insuffisance porte à la fois sur le poids et la taille.

Il est dit **non harmonieux** s'il porte essentiellement sur le poids et que le périmètre crânien est conservé.

Entre 1981 et 1998, le taux d'enfants de moins de 2 500 g est passé de 5,2 % à 6,8 % et celui d'enfants de très faible poids de naissance (inférieur à 1 500 g) de 0,4 % à 1,1 %.

Il faut savoir que :
- les étiologies de la prématurité et des RCIU ne sont pas les mêmes ;
- un prématuré de poids normal pour son âge gestationnel pose en général moins de problèmes qu'un enfant hypotrophique ;
- un nouveau-né pesant 2 400 g à la naissance a en général un avenir meilleur s'il a 34 semaines que s'il en a 41.

Évidemment un enfant présentant un retard de croissance intra-utérin peut être aussi prématuré.

Il est donc essentiel de se référer au couple poids-terme en se rapportant aux différentes courbes permettant d'établir une corrélation entre l'âge gestationnel, le poids de naissance et le périmètre crânien. Les trois courbes les plus utilisées sont représentées sur les *figures 25 à 27*.

Causes

La prématurité spontanée peut être due :
- à des causes utérines :
  - béances cervico-isthmiques,
  - malformations utérines congénitales (utérus double, utérus bicorne),
  - déformations utérines acquises (fibrome volumineux par exemple) ;
- ou encore à des causes ovulaires, des grossesses multiples, un placenta praevia, un hydramnios, une rupture prématurée des membranes.

Il peut y avoir aussi une cause due à l'état général :
- infections bactériennes : streptocoque B, listériose ;
- infections urinaires notamment à *Escherichia coli* ;
- infections cervicovaginales ;
- infections virales.

Parmi les causes socio-économiques, les transports longs, le travail difficile, les mauvaises conditions de logement, le tabac, l'alcool sont les facteurs favorisant l'accouchement prématuré.

Mais il existe aussi des prématurités provoquées, quand la mère présente une pathologie pouvant

1. À noter, deux facteurs d'augmentation du taux de prématurité : la procréation médicalement assistée qui entraîne l'augmentation des grossesses multiples (jumeaux, triplés, etc.) ; les césariennes d'urgence indiquées devant un fœtus en état de souffrance.

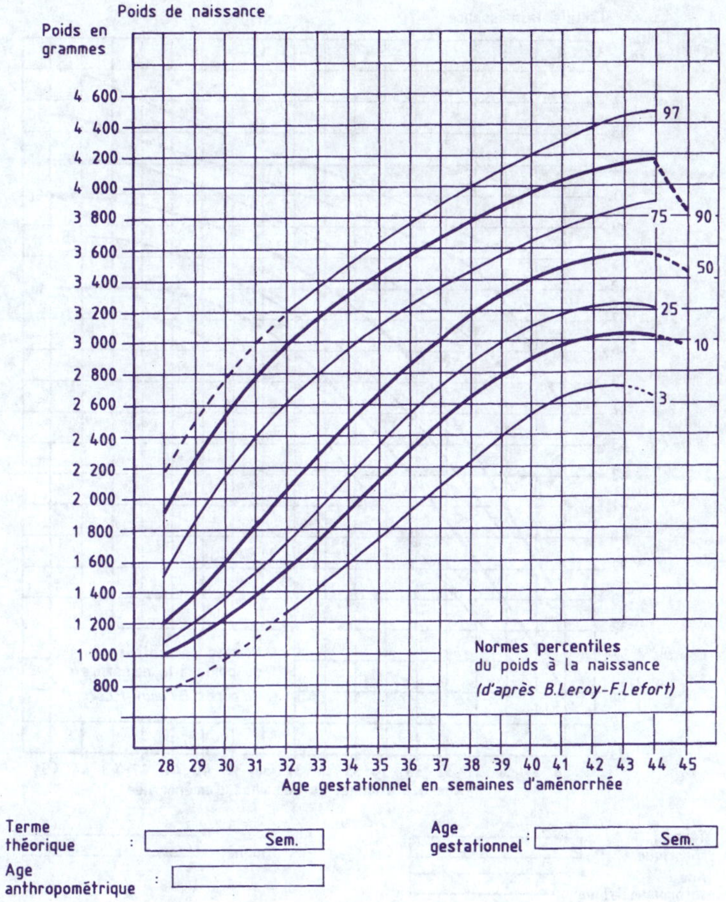

Figure 25 : *Poids à la naissance en fonction du terme.*

mettre sa vie ou celle du fœtus en danger ; par exemple en cas d'hypertension artérielle, de placenta praevia hémorragique, de diabète ou encore d'iso-immunisation Rhésus.

Conséquences

Caractéristiques physiologiques

La prématurité a pour conséquence des difficultés d'adaptation des différentes fonctions de l'organisme. Elles sont d'autant plus importantes que la prématurité est grande. En effet, ce fœtus, alors qu'il n'est pas prêt, quitte brutalement l'utérus maternel où il est protégé et nourri pour affronter l'air, le froid, les germes (bacilles, virus, etc.) et supporter une nourriture différente…

Les fonctions les plus concernées sont : les fonctions respiratoires, cardio-vasculaire, immunitaires de défense, neurologiques, digestives et rénales :

- au niveau respiratoire, c'est l'insuffisance de surfactant pulmonaire, source du collapsus alvéolaire entraînant la maladie des membranes hyalines, elle-même cause d'apnée, de dysplasie bronchopulmonaire ;
- au niveau cardio-vasculaire, c'est la persistance du canal artériel qui relie l'artère pulmonaire à

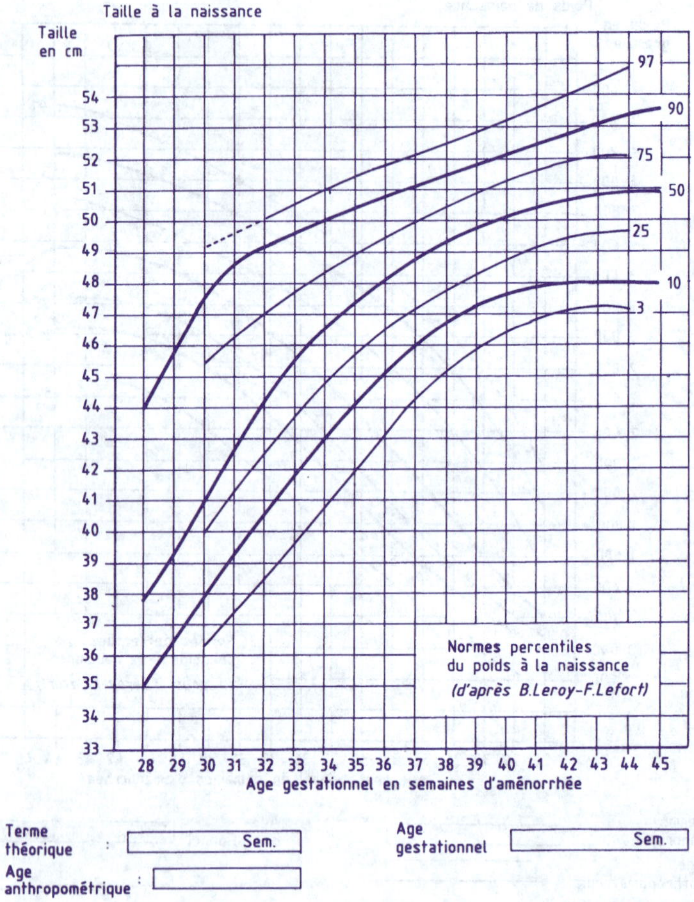

Figure 26 : *Taille à la naissance en fonction du terme.*

l'aorte qui est responsable d'insuffisance cardiaque, d'ischémie digestive et d'entérocolite nécrosante ;

- au niveau des défenses immunitaires, c'est la fragilité aux différentes infections ;
- au niveau neurologique, c'est la difficulté de maintenir l'équilibre homéostatique en particulier l'équilibre thermique, mais aussi la fragilité des tissus et des vaisseaux cérébraux, favorisant là encore l'hémorragie cérébrale ;
- au niveau digestif, c'est l'inadaptation du tube digestif à l'alimentation avec son corollaire : la dénutrition favorisant les autres complications ;
- au niveau rénal, c'est le problème de l'élimination des déchets et du maintien de l'équilibre ionique et acidobasique.

Signes cliniques

En dehors d'une pathologie qui dominera le tableau clinique (infection, malformation, détresse respiratoire, etc.), plus la prématurité est importante, plus l'aspect de l'enfant est *érythrosique*, c'est-à-dire très rouge car la polyglobulie est élevée.

La peau est très fragile, transparente, le réseau veineux y est visible ; elle est le siège d'un fin duvet, le *lanugo*, plus fourni que chez le nouveau-né.

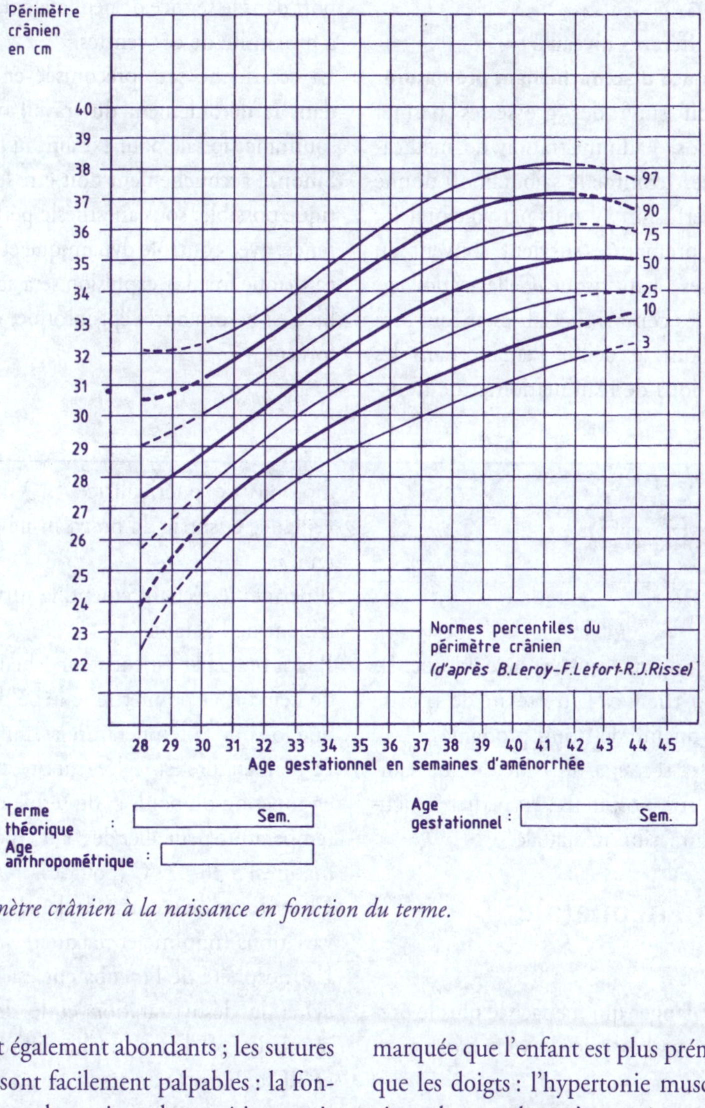

Figure 27 : *Périmètre crânien à la naissance en fonction du terme.*

Les cheveux sont également abondants ; les sutures des os du crâne sont facilement palpables : la fontanelle antérieure est losangique, la postérieure, triangulaire. Le cartilage des oreilles n'a pas de rebord, il est mou et ne deviendra arrondi, épais et dur que près du terme.

Le thorax est étroit, la respiration rapide, souvent périodique avec des apnées ; les mamelons et l'aréole sont d'autant moins visibles que la prématurité est plus importante (score de V. Farr), de même que les plis palmaires et plantaires.

Les quatre membres, contrairement à ceux du nouveau-né à terme, sont en extension d'autant plus marquée que l'enfant est plus prématuré, de même que les doigts : l'hypertonie musculaire physiologique des membres n'apparaîtra qu'avec l'approche du terme. Cette particularité aide à préciser la maturation (score de maturité neuromusculaire).

Les organes génitaux :

- chez le garçon, plus il est prématuré, moins le scrotum est strié et moins les testicules sont descendus : les bourses peuvent être vides ;
- chez la fille, au contraire, les petites lèvres font saillie et ne seront recouvertes ainsi que le clitoris par les grandes lèvres que près du terme.

Prévention

Elle se réalise à différents niveaux.

En cas de menace d'accouchement prématuré

L'amélioration du suivi des grossesses permet d'instituer le repos, l'administration de médicaments tocolytiques (comme le salbutamol) donné en urgence par perfusion IV puis par voie orale.

L'accouchement prématuré survient souvent au cours des grossesses à haut risque. Celles-ci doivent être suivies dans les centres spécialisés et tout sera mis en œuvre pour accueillir l'enfant dans les meilleures conditions de réanimation et de transport dans le service de néonatalogie habituellement à proximité de ces centres.

La césarienne sera préconisée en cas d'anomalie dans le déroulement du travail ou des signes de souffrance fœtale pour extraire au plus vite l'enfant. Sinon, l'accouchement doit être le moins traumatique possible, sous anesthésie péridurale de préférence, avec contrôle dynamique et suivi du rythme cardiaque fœtal. L'expulsion sera au maximum facilitée, si besoin après épisiotomie, voire à l'aide des forceps.

Soins infirmiers

Le prématuré est un nouveau-né à haut risque. Le pronostic est en partie lié à la précocité de sa prise en charge et à la qualité des soins prodigués.

Selon son terme et son état de santé, le nouveau-né prématuré va être hospitalisé en pédiatrie néonatale ou en réanimation néonatale.

En pédiatrie néonatale

Asepsie

L'infection est le danger qui menace le plus le prématuré, l'hygiène et l'asepsie doivent être rigoureuses.

Les soignants doivent :

- ne pas porter de bijoux,
- se laver les mains avec un savon antiseptique avant et après chaque soin,
- porter une surblouse avant de s'occuper de l'enfant (surblouse propre à chaque enfant),
- nettoyer et désinfecter l'incubateur et les différents appareils tous les jours.

L'incubateur

Selon le décret du 11 février 2002, « (...) sont dispensés en priorité par une infirmière titulaire du diplôme de puéricultrice (...) installation, surveillance et sortie du nouveau-né placé en incubateur ».

Il permet le réchauffement, la surveillance et l'isolement de l'enfant.

Il faut brancher l'incubateur 1 heure avant l'arrivée de l'enfant et ne mettre le bébé dans l'incubateur que lorsque la température est suffisante.

La température est réglée (sur prescription médicale) en fonction du poids et du terme de l'enfant. Cette température peut aller de 31 °C (pour les petits prématurés) à 36-37 °C (pour les prématurissimes).

Un système de sécurité déclenche l'alarme entre 2 variations (minima et maxima).

L'atmosphère de l'incubateur est humidifiée pour éviter la déshydratation et le dessèchement des muqueuses de l'enfant. L'humidité se règle entre 50 et 70 %. Il existe un réservoir pour mettre de l'eau distillée stérile. Le réservoir doit être vidé et désinfecté une fois par jour.

L'air qui arrive dans l'incubateur est filtré, le filtre doit être changé une fois par mois.

L'incubateur doit être nettoyé quotidiennement (intérieur et extérieur) avec un nettoyant/désinfectant.

L'incubateur est démonté, nettoyé et désinfecté après chaque départ de bébé.

Si le bébé reste plus de 10 jours, il faut le changer d'incubateur.

Il existe des incubateurs ouverts à chauffage radiant pour les prématurés ayant un terme supérieur à 34 semaines d'aménorrhée.

➡ Soins en incubateur

Tous les soins se font en incubateur.

De façon générale, les hublots situés du côté de la tête de l'enfant sont réservés à l'entrée du matériel propre et les hublots situés du côté des pieds sont réservés à la sortie du matériel sale.

Il est important de penser au confort de l'enfant :

- en évitant de faire des bruits supplémentaires : fermer les portes de l'incubateur doucement, ne pas poser d'objet métallique sur le dessus de l'incubateur, etc. ;
- en regroupant les soins afin de laisser l'enfant dormir le plus possible.

Il faut bien préparer tout le matériel avant d'entrer dans la chambre, se laver les mains, puis mettre la surblouse.

Les soins du cordon ombilical se font tous les jours.

La pesée (avant la toilette) et la toilette se font tous les jours ou tous les 2 jours, selon l'état de santé de l'enfant.

Les changements de position doivent être fréquents pour éviter les escarres.

Il faut bien fermer les portes après les soins et faire attention au temps d'ouverture des portes car il y a un risque d'hypothermie.

Avant de sortir de la chambre, l'infirmier retire la surblouse puis se lave les mains.

➡ Surveillance biologique à l'arrivée (sur prescription médicale)

Prélèvements bactériologiques périphériques : oreilles, yeux, nez, gorge et ombilic.

ECBU (examen cytobactériologique des urines).

Coproculture sur le premier méconium.

Prélèvements sanguins : groupe Rh, Coombs (AC anti-Rh), ionogramme sanguin, NFS (numération formule sanguine), CRP (C réactive protéine), bilan d'hémostase, glycémie, bilirubinémie.

Glycémie capillaire toutes les 3 à 6 heures pendant 2 à 3 jours.

Habituellement un ionogramme sanguin, une NFS, une glycémie, une calcémie et une bilirubinémie sont prélevés une fois par jour au début de l'hospitalisation.

Les examens et leur fréquence peuvent être différents en fonction de l'état de santé de l'enfant.

Le test de Guthrie peut être retardé chez le prématuré, car il faut qu'il y ait eu 3 jours d'alimentation lactée.

Surveillance clinique

- Surveillance de la respiration :
  - installer un moniteur cardiorespiratoire avec détecteur d'apnées ;
  - un saturomètre est mis en place en fonction du risque de détresse respiratoire ;
  - surveiller la fréquence respiratoire qui se prend avant que le bébé pleure, la fréquence respiratoire normale d'un nouveau-né prématuré est de 45 à 60 mouvements/minute ;
  - rechercher des signes de lutte qui sont présents lors d'une détresse respiratoire : battements des ailes du nez, geignement, tirage intercostal, balancement thoracoabdominal, entonnoir xiphoïdien ;
  - rechercher l'existence d'une cyanose ;
  - rechercher une polypnée ;
  - noter les apnées (durée et fréquence) ;
  - les enfants peuvent avoir une prescription d'oxygénothérapie : Hood, lunettes.
- Surveillance de la température axillaire toutes les 6 heures.
- Surveillance de la fréquence cardiaque : noter le chiffre avant de commencer les soins, la fréquence cardiaque normale d'un nouveau-né prématuré est de 130 à 150 mouvements/minute.
- Surveillance de la pression artérielle : la pression systolique est entre 5 et 6 pour un enfant prématuré de 2 kg.
- Surveillance du transit :
  - le 1er méconium est évacué dans les 24 premières heures ;
  - noter le nombre de selles et leur aspect ;

– surveiller l'apparition d'un ballonnement abdominal.

- Surveillance des urines, relever la quantité après la pose d'une poche à urines, si besoin.
- Surveillance du poids tous les jours sur une balance électronique.
- Surveillance du comportement : rechercher une hypertonie, une hypotonie ou des trémulations.
- Surveillance de la coloration des téguments : rechercher une cyanose, un ictère, une pâleur ou une éruption cutanée.

Au début, le nouveau-né prématuré doit toujours être porteur d'une voie périphérique et d'une sonde gastrique.

Alimentation par sonde gastrique

Les prématurés sont alimentés par sonde gastrique car ils ont une succion faible ou nulle et se fatiguent très vite.

Cette alimentation doit débuter le plus rapidement possible pour éviter l'hypoglycémie.

Le prématuré a 8 à 10 repas/jour.

L'alimentation par sonde gastrique est continue ou discontinue (2 heures sur 3) selon le terme de l'enfant.

La sonde gastrique doit être changée toutes les 24 heures et la seringue à chaque gavage.

Le lait utilisé peut être :

- du lait artificiel pour prématurés ;
- du lait de mère (lactarium) ;
- du lait de sa mère après contrôle bactériologique : la maman doit recueillir le lait dans des biberons stérilisés, conserver le lait 24 heures au réfrigérateur. Si la maman ne peut pas venir tous les jours, elle doit congeler le lait en petites quantités.

Les nouveau-nés prématurés peuvent être mis au sein si la maman le désire et si leur état de santé le permet.

Prise en charge de la douleur

Cf. chapitre 15.

En réanimation néonatale

Aux soins et surveillances cités en pédiatrie néonatale, nous devons ajouter les suivants.

Asepsie

Dans les services de réanimation néonatale, il existe un sas de mise en condition. C'est une pièce attenante à la salle de réanimation, permettant au personnel de se changer (pyjama de réanimation), de mettre des sur-chaussures, une charlotte et de se laver les mains avant d'entrer dans la salle de réanimation. De plus, un masque doit être mis avant d'entrer dans la chambre de l'enfant.

L'incubateur

Les incubateurs de soins intensifs comportent un programmateur d'humidification, une balance incorporée et un système de régulation de la température servocontrôlé (avec des capteurs thermiques placés sur la peau de l'enfant).

Soins en incubateur

Le bain ne pourra être envisagé qu'à partir d'un poids proche d'1 kg et sans savon.

Le risque d'escarres est beaucoup plus important :

- attention aux points d'appui, aux sondes ;
- éviter de changer systématiquement les électrodes, les sparadraps tenant les différentes sondes… ;
- décoller le sparadrap avec un antiadhésif ;
- ne jamais frotter la peau, mais la tamponner ;
- mettre un matelas à eau sous l'enfant ;
- changer l'enfant de position toutes les 2 à 3 heures ;
- changer les capteurs thermiques de place.

Surveillance clinique

Le plus souvent, un cathéter ombilical ou central est posé, il permet d'éviter les microprélèvements, les prélèvements veineux et la pose d'épicrânienne ou d'un cathéter court.

Intubation/ventilation

Soins et surveillance :

- aspirations trachéales et nasopharyngées ;
- surveillance de la saturation ;
- surveillance de la machine.

Les soins relationnels

Auprès de l'enfant

Dans les services accueillant des nouveau-nés prématurés, il est recommandé qu'il y ait pour chaque enfant une infirmière de référence qui va établir des liens privilégiés avec l'enfant et les parents et servir de relais.
Il est important de parler à l'enfant, de le caresser, de le masser doucement, de favoriser et entretenir la succion par des tétines.
Installer un cocon permet :
- de sécuriser l'enfant en réduisant son espace ;
- d'installer le nouveau-né dans une position la plus proche possible de la position fœtale ;
- d'éviter les moyens de contention ;
- de prévenir les anomalies posturales.

Le cocon peut être un drap roulé ou un cocon en mousse.
Un foulard porté par la mère peut être introduit dans l'incubateur (odeur), de même que l'enfant peut vivre une partie de la journée dans un environnement musical (voix des parents enregistrées ou musique).

Auprès des parents

Si la naissance impose toujours une rupture sensorielle, les soins maternels qui l'accompagnent vont préserver au mieux le sentiment de continuité éprouvé *in utero* et rétablir la symbiose avec la mère. Dans le cas d'une hospitalisation précoce, la rupture est totale. La séparation marque d'emblée l'impossibilité pour la mère d'entrer en relation avec un enfant réel.
Les parents (surtout la mère) se sentent toujours coupables, cette culpabilité provoque une image de mauvaise mère et les infirmières sont idéalisées dans un rôle de mères parfaites. La mère se sent dévalorisée aux yeux de tous dans sa capacité à être mère.
Les parents d'un nouveau-né gravement malade ne s'autorisent pas toujours à être en situation de demande, estimant qu'il est plus important que les soignants s'occupent de leur enfant. Ils ne s'autorisent pas à reconnaître qu'ils ont besoin d'aide.
Les soignants doivent être vigilants, reconnaître la demande non formulée des parents, les rassurer, les réconforter et les informer au fur et à mesure.
Ils doivent favoriser la présence du père, l'informer quand la mère est encore en maternité.
Ils doivent favoriser les contacts physiques, le peau à peau puis la participation aux soins.
Ils doivent instaurer le lien mère/enfant en parlant de l'enfant aux parents comme étant le leur.
Les soignants doivent permettre aux parents de parler de leur propre souffrance.

Principales pathologies du prématuré

Maladies des membranes hyalines (MMH)

Physiopathologie

Avant la naissance, l'arbre trachéobronchique du fœtus est rempli d'un liquide sécrété par les alvéoles pulmonaires. Au cours d'une naissance à terme, par la compression du thorax dans la filière pelvienne et par le jeu de la résorption lymphatique et sanguine, ce liquide est évacué.
Pour qu'un échange de bonne qualité se produise entre l'air et les capillaires sanguins qui entourent l'alvéole, il est nécessaire que les alvéoles ne se collabent pas complètement (c'est-à-dire qu'elles restent gonflées par un résidu d'air) : c'est le rôle du **surfactant**[2]. Cette substance phospholipidique sécrétée par les poumons, surtout en fin de grossesse, diminue la force de tension superficielle à l'interface air/liquide et évite ainsi le collapsus alvéolaire expiratoire.

2. Le surfactant intervient également dans les mécanismes de défense contre les infections pulmonaires.

Clinique

Chez le prématuré, l'absence ou l'insuffisance de surfactant est le facteur essentiel de la maladie des membranes hyalines : elle entraîne une détresse respiratoire qui s'aggrave les premières heures de vie (*cf.* chapitre 5 *Détresse respiratoire du nouveau-né*). L'acmé[3] de la symptomatologie se situe au 2e-3e jour de vie avec ensuite une amélioration progressive.
La radiographie de thorax montre un micrograníté diffus et un bronchogramme aérien.

Traitement préventif

La corticothérapie anténatale diminue l'incidence et la gravité de la MMH. Elle est indiquée devant toute menace de naissance de grand prématuré, avec l'intention de différer d'au moins 48 heures cette naissance après le début du traitement.

Traitement curatif

Le surfactant

Il existe soit du surfactant naturel extrait de porcs (Curosurf®) ou de bovins (Alvéolofact®, Surventa®) soit du surfactant synthétique (Exosurf®). Ils sont instillés par voie intratrachéale par le biais d'une sonde d'intubation. L'efficacité du surfactant est bien démontrée, avec une diminution de la mortalité de l'ordre de 40 %. Il faut réaliser, notamment chez les enfants extrêmement immatures, l'injection de surfactant le plus précocement possible. L'amélioration est plus rapide et plus marquée avec un surfactant naturel.

Traitement symptomatique

L'oxygénothérapie par une boîte céphalique (Hood) peut suffire dans les cas peu sévères.
La CPAP ou PPC nasale (pression positive continue dans les voies respiratoires) permet de maintenir l'ouverture des alvéoles. L'installation précoce de la CPAP nasale dès la salle de naissance évite le collapsus alvéolaire et permet d'éviter parfois l'intubation et la ventilation artificielle. Elle est utilisée dans différentes circonstances :

- apnée ;
- phase de sevrage après la ventilation artificielle ;
- l'administration précoce de surfactant naturel avec extubation rapide (moins d'une heure) et relais par PPC nasale est une méthode utilisée par plusieurs équipes permettant de diminuer les lésions de volo/barotraumatismes liées à la ventilation artificielle.

Ventilation artificielle

Celle-ci peut entraîner des lésions de volo/barotraumatismes au niveau alvéolaire. Pour cette raison, des différents modes ventilatoires, outre la PPC nasale, sont utilisés.
La ventilation synchronisée : afin d'éviter que l'enfant lutte contre le respirateur, la fréquence du respirateur peut être ajustée à la respiration du nouveau-né ; à chaque incitation inspiratoire de l'enfant, l'appareil délivre un cycle (mode *trigger*).
La ventilation par oscillations à haute fréquence (HFO) améliore l'oxygénation et diminue les lésions de baro/volotraumatisme sources de bronchodysplasie.

Surveillance de l'oxygénothérapie

Pendant la durée de l'oxygénation, il est fondamental de surveiller la saturation en oxygène (SaO_2), la mesure continue de la pression partielle du sang en oxygène (PaO_2) et en gaz carbonique ($PaCO_2$) par le biais d'une électrode transcutanée. Des mesures des gaz du sang artériel seront régulièrement réalisées. Il faut éviter l'hyperoxie, source de rétinopathie. L'hémodynamique (rythme cardiaque, tension artérielle, diurèse) doit être aussi surveillée de façon étroite.

En conclusion

Quatre mesures permettent une prise en charge optimale de la maladie des membranes hyalines :

3. Acmé : phase de la maladie où les symptômes morbides sont au plus haut degré d'intensité.

- transfert anténatal,
- corticothérapie anténatale,
- surfactant précoce,
- ventilation la moins agressive possible (PPC nasale, HFO).

Hémorragies intracrâniennes

Épidémiologie

L'incidence des hémorragies intracrâniennes chez le grand prématuré est estimée actuellement à 25 %.
La leucomalacie périventriculaire atteint environ 10 % des enfants nés avant 31 semaines d'aménorrhée (SA), et devient inférieure à 1 % après 33 SA.
Le cerveau du prématuré près du terme sera moins sujet aux hémorragies sous-épendymaires mais reste sensible à l'hypotension cérébrale et à la leucomalacie tout comme le nouveau-né à terme lors d'une souffrance néonatale intense (*cf.* chapitre 5).

Définitions

Les hémorragies intracrâniennes chez le prématuré sont, suivant leur importance :
- sous-épendymaires[4],
- ventriculaires,
- parenchymateuses, c'est-à-dire intracérébrales.

Elles sont à distinguer des lésions de leucomalacie périventriculaire due à l'ischémie cérébrale qui leur sont le plus souvent associées *(fig. 28)*.

Physiopathologie

L'asphyxie est responsable d'une vasodilatation cérébrale et d'une hypotension cérébrale. Les zones vasculaires les plus fragiles, en particulier les vaisseaux sous-épendymaires, saignent : l'hémorragie qui en résulte diffusera, suivant son importance, dans les ventricules sous-jacents puis dans le parenchyme environnant. Plus le cerveau est immature, c'est-à-dire plus le prématuré est loin du terme, plus cette hémorragie est à craindre.

L'hypotension cérébrale liée à une diminution transitoire du débit sanguin intracérébral entraîne des lésions de nécrose (lyse cellulaire) de la substance blanche cérébrale par manque d'oxygénation des tissus produisant une leucomalacie. Elle se localise, chez le prématuré, dans les zones périventriculaires. La cicatrisation aboutit à des kystes. Cette leucomalacie peut atteindre des fibres motrices, sensitives, visuelles, auditives.
Dans 90 % des cas, les lésions apparaissent durant la première semaine de vie. Elles sont classées en 4 stades :
- stade 1 : hémorragie localisée à la zone germinative sous-épendymaire du ventricule latéral,
- stade 2 : hémorragie intraventriculaire sans dilatation,
- stade 3 : hypertension intraventriculaire (HIV) avec dilatation ventriculaire,
- stade 4 : un des stades précédents associé à une extension parenchymateuse.

Les stades 1 et 2 sont considérés de bon pronostic. Les deux derniers stades sont corrélés à la survenue de séquelles motrices et/ou cognitives.

Étiologie

Les hémorragies sont favorisées non seulement par l'asphyxie résultant d'une réanimation, mais aussi par la persistance du canal artériel, une expansion volémique trop brutale (lors d'une perfusion trop rapide), un pneumothorax, une hypotension artérielle, une hypercapnie, une hypothermie, une perfusion de solutés hyperosmolaires (bicarbonates), un trouble de la coagulation.
Certaines situations périnatales sont associées à un risque élevé de leucomalacie : chorioamniotite, rupture prématurée des membranes, métrorragies du deuxième ou troisième trimestre, grossesse gémellaire monochoriale avec syndrome transfusé-transfuseur.
Des facteurs postnataux sont associés à la leucomalacie périventriculaire : hypoxie, collapsus, hypocapnie.

4. L'épendyme est la membrane qui tapisse les ventricules.

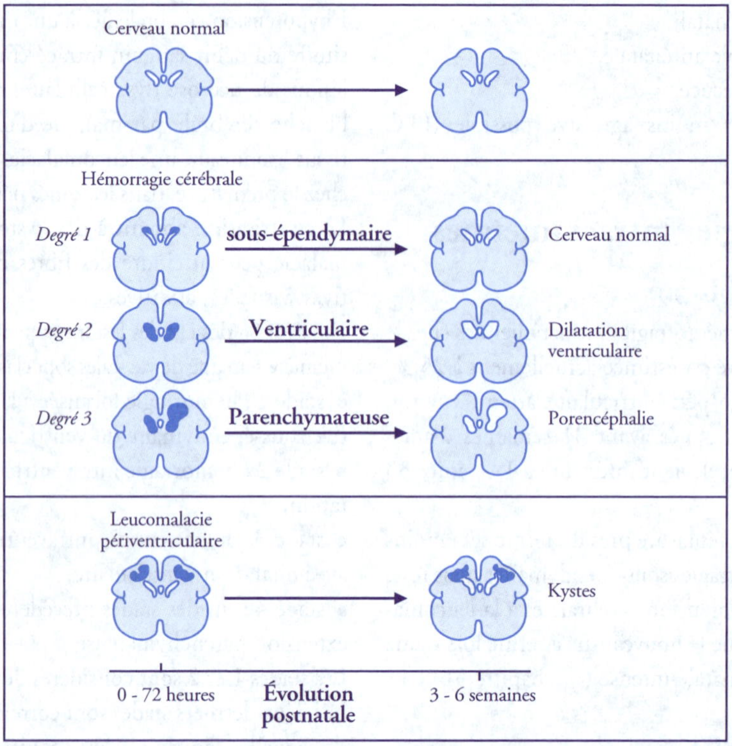

Figure 28 : *Principales lésions cérébrales mises en évidence par l'échographie transfontanellaire chez le prématuré.*

Clinique

Si les signes cliniques sont discrets les premiers jours, le diagnostic est aisément fait par l'échographie transfontanellaire (ETF, *fig. 29*).

Diagnostic

Il est évoqué à l'échographie transfontanellaire devant des images hyper-échogènes périventriculaires. Ces hyperéchogénicités vont évoluer vers la nécrose en formant des cavités ou se maintenir pendant plus de quinze jours (formes non cavitaires). L'électroencéphalogramme peut montrer un tracé des pointes positives rolandiques permettant de suivre l'évolution.

La forme cavitaire bilatérale et pariétale, la plus fréquente, peut entraîner une diplégie spastique [5] ou une quadriparésie [6].

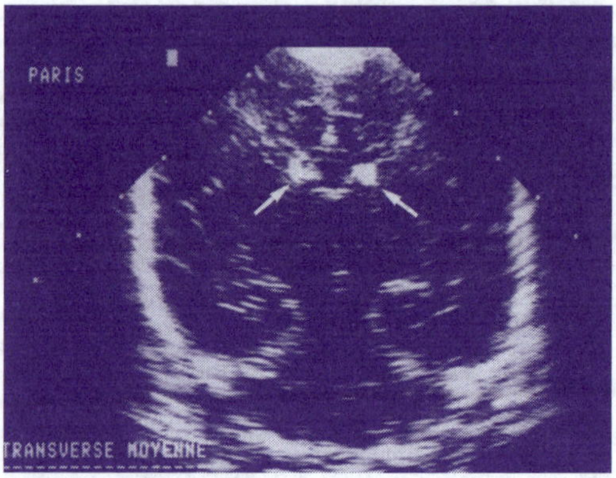

Figure 29 : *Hémorragie sous-épendymaire bilatérale. Échographie transfontanellaire, coupe transverse.*

5. Paralysie de parties correspondantes des deux moitiés du corps ; opposé à hémiplégie, paralysie latéralisée à un seul côté.
6. Paralysies moins accentuées atteignant les quatre membres.

Pronostic

Le pronostic est lié à l'extension des lésions cavitaires. Une atteinte étendue dans le sens antéro-postérieur risque d'entraîner de lourdes séquelles motrices associées à un retard mental et à des anomalies sensorielles. En revanche, le pronostic des formes peu étendues, surtout si elles sont unilatérales, est moins prévisible.
Le pronostic moteur des enfants avec zones hyperéchogènes sans apparition de cavités est meilleur.

Traitement

Il est surtout préventif et doit comprendre toutes les mesures qui évitent la prématurité et qui concernent les soins entourant la naissance et la surveillance d'un prématuré. C'est dire l'importance du rôle des soins infirmiers.

Entérocolite ulcéronécrosante (ECN)

Épidémiologie

Elle est d'autant plus fréquente que la prématurité est plus grande :
- l'incidence est de 1 à 2 % lorsque le poids est inférieur à 1 500 g ;
- elle atteint 10 % lorsqu'il est inférieur à 1 000 g.

Définition

Il s'agit d'une nécrose de la paroi intestinale.

Physiopathologie

C'est la réponse de la paroi intestinale immature à l'intrication de plusieurs facteurs : hypoxémie, choc, introduction de cathéters dans les vaisseaux ombilicaux, alimentation hyperosmolaire, mais aussi infection.
La nécrose de la paroi entraîne des ulcérations qui peuvent conduire à la perforation intestinale.

Clinique

L'ECN survient habituellement entre le troisième et le dixième jour de vie mais parfois plus tard (jusqu'au deuxième mois).
L'état général s'altère brutalement avec distension abdominale, il apparaît des vomissements ou des résidus gastriques verdâtres et des rectorragies. Parfois, les signes sont plus insidieux, simplement marqués par un retard du transit.

Examens complémentaires

Les radiographies de l'abdomen sans préparation montrent une accumulation de gaz au niveau des anses intestinales et des signes de pneumatisation sous forme de petits cercles aériques en « collier de perles » le long de la paroi intestinale ; parfois, présence d'image gazeuse au niveau de la veine porte (signe de mauvais pronostic) ou encore d'image de pneumopéritoine témoignant d'une perforation intestinale.
L'examen radiologique doit être répété en cas de doute car les images ne sont pas toujours évidentes. Des coprocultures sont utiles, la surveillance de l'équilibre acidobasique doit être renforcée.

Traitement

L'interruption de l'alimentation est de règle dès la suspicion d'ECN. Une sonde gastrique est mise en place pour drainer l'estomac. Une perfusion intraveineuse apportera une antibiothérapie (ampicilline-gentamicine) après hémoculture et coproculture pour identifier un germe éventuel. Le traitement de choc doit y être associé.
Dans les cas les plus graves, une exploration intestinale est nécessaire (20 % des cas) et une résection intestinale effectuée s'il existe une perforation. Dans ce cas, le chirurgien institue une mise à la peau des deux extrémités intestinales qui sera gardée plusieurs semaines avant le rétablissement de la continuité.
Dans tous les cas, il faut lutter contre la douleur :
- les manipulations du nourrisson sont réduites ;

• le proparacétamol est inefficace ; on utilisera la nalbuphine (*cf.* chapitre 15).

Pronostic

Il est toujours réservé (jusqu'à 35 % de mortalité).

Surveillance infirmière

L'infirmière a un rôle important dans le dépistage de l'entérocolite ulcéronécrosante en vérifiant la qualité des résidus gastriques et l'aspect des selles. Une fois le diagnostic posé et la prescription médicale établie, l'infirmière surveille le drainage gastrique, la perfusion et l'état clinique de l'enfant.

Hypoglycémie

Définition

Chez le prématuré, elle est définie par un taux de glycémie inférieur à 1,7 mmol/L (0,35 g/L) durant les trois premiers jours de vie et de 2,2 mmol/L (0,60 g/L) ultérieurement. Ces définitions ne sont universelles mais quoi qu'il en soit, tout prématuré ayant une glycémie inférieure à 0,40 g/L justifie une perfusion de sérum glucosé.

Étiologie

C'est un trouble métabolique très fréquent chez le prématuré du fait :

• des ressources faibles en glycogène hépatique et musculaire ;

• d'une insuffisance de production de glucose par rapport à une demande élevée (en particulier du cerveau) ;

• d'une pathologie associée, qu'elle soit maternelle (diabète) ou fœtale (malformation, maladie hémolytique, maladie métabolique, etc.) ;

• des différents stress (hypothermie, hypoxie, détresse respiratoire, infections, etc.).

Clinique

L'hypoglycémie se dépiste, se traite, se contrôle.
Elle se dépiste :

• soit parce qu'il existe une circonstance particulière ou des signes cliniques : apnées, trémulations, convulsions ;

• mais surtout, systématiquement, avant que les signes cliniques apparaissent car ils sont déjà le témoin d'une souffrance neurologique avancée.

Traitement

Toute glycémie inférieure à 0,40 g/L justifie une perfusion de sérum glucosé sur la base, initialement, de 60 mL de sérum glucosé à 10 %.
Si la glycémie se situe entre 0,40 et 0,60 g/L, une alimentation précoce, quand elle peut être supportée, représentera la méthode d'attente.

Surveillance

La glycémie se contrôle toutes les deux heures :

• au bout de 2 heures de perfusion ou après un gavage de sérum glucosé, toute diminution par rapport au chiffre précédemment observé justifie de continuer ou d'avoir recours à la perfusion ;

• avec l'augmentation du débit de glucose (0,35 à 1 g/kg/h maximum) ;

• au besoin par un cathéter veineux central.

Soins infirmiers

L'infirmière doit contrôler la glycémie par microméthode en fonction de la prescription médicale.

Acidose

Physiopathologie

➡ La notion de pH

L'acidité d'une solution est déterminée par sa richesse en ions hydrogène (H^+) libres. Les ions H+ occupent une place prépondérante dans les phénomènes biologiques.
Une solution neutre, comportant en partie égale des ions H^+ et OH^- aura un pH égal à 7.
Une solution ayant une concentration en ions H^+ supérieur à la concentration en ions OH^- est acide elle aura un pH inférieur à 7 ; ce sera l'inverse pour une solution alcaline, le pH sera alors supérieur à 7.

À l'état normal, le pH du sang est compris entre 7,35 et 7,55.

La régulation du pH se produit grâce au **système tampon** (*fig. 30*).

Notion de système tampon

Une substance tampon est capable de fixer ou de libérer progressivement des ions H^+ et ainsi de freiner les variations du pH du milieu lorsqu'on ajoute un acide ou une base :

– si on ajoute des ions H^+, le tampon en fixe une partie,

– si on en enlève, le tampon en libère un peu.

Plusieurs tampons pH assurent la constance du pH dans l'organisme, le principal tampon du sang et du liquide interstitiel est le système :

$$CO + H_2O = HCO^-_3 + H^+$$

(gaz carbonique + eau = ions bicarbonate + ions H^+).

Tableaux cliniques de l'acidose

L'acidose peut être métabolique ou respiratoire.

L'acidose métabolique

Elle survient :

- par perte anormale de bicarbonate au niveau digestif (diarrhée) ou rénal (acidose tubulaire rénale) ;
- par production excessive d'acides organiques (cétose du jeûne, diabète) ou par un ralentissement de l'excrétion rénale (insuffisance rénale aiguë) ;
- par dilution rapide de l'espace extracellulaire et donc du bicarbonate (réhydratation trop rapide).

L'acidose métabolique est compensée rapidement par une alcalose respiratoire ; si l'acidose métabolique est modérée, le pH se maintiendra dans des limites acceptables ; si elle est grave surviendra une acidémie.

L'acidose métabolique se manifeste par une respiration ample et rapide (dyspnée de Kussmaul).

L'acidose respiratoire

Elle survient à la suite d'une hypoventilation alvéolaire (maladie des membranes hyalines, bronchodysplasie, bronchiolites).

Selon sa gravité, l'acidose respiratoire persistante est plus ou moins compensée par une alcalose métabolique grâce à la réabsorption du bicarbonate par le rein. Seule l'amélioration de la ventilation respiratoire freinera cette acidose respiratoire.

Les infections

Physiopathologie

Après l'épreuve de la naissance où le prématuré a dû faire face aux problèmes respiratoires, c'est la lutte contre l'infection qui prend le pas. Sur le plan immunologique, le prématuré n'est pas très bien muni pour lutter contre l'infection.

Une infection maternofœtale peut entraîner une naissance prématurée, ce qui signifie que les barrières anatomiques (les membranes fœtales, amnion et chorio) et fonctionnelles (liquide amniotique avec son activité bactériostatique) ont été dépassées et franchies.

Ses propres défenses immunitaires insuffisamment développées sont encore immatures.

Les anticorps maternels sont le plus souvent insuffisants pour lutter contre une colonisation pathologique (voir : *Les moyens de défense*, page 63).

Les modes d'infection sont :

- une colonisation du liquide amniotique par un germe pathogène des voies génitales de la mère (par rupture prolongée de la poche des eaux, par exemple) : le risque de pneumopathie est la règle car une quantité importante de germes passe dans les poumons lors des mouvements respiratoires fœtaux ;
- une bactériémie ombilicale secondaire à un état fébrile de la mère ; le prématuré présentera une septicémie ou une méningite par diffusion sanguine des germes dans les organes et dans le cerveau ;
- secondaire à une **infection nosocomiale**[7], problème majeur actuel dans les services de médecine néonatale.

7. Ces infections nosocomiales sont toujours manuportées, d'où l'importance du lavage des mains avant et après chaque soin, du matériel personnalisé, des changes stériles, de l'utilisation de matériel à usage unique. Des précautions d'hygiène draconiennes sont prises notamment lorsqu'un corps étranger est introduit (sonde d'intubation, cathéter, drain).

Conduite à tenir

Des prélèvements bactériologiques (notamment prélèvement du liquide gastrique et hémoculture) devront être systématiquement réalisés lors de l'admission d'un enfant prématuré. Au moindre doute, un traitement antibiotique sera débuté.

Clinique

Cf. chapitre 5, *L'infection fœtomaternelle.*

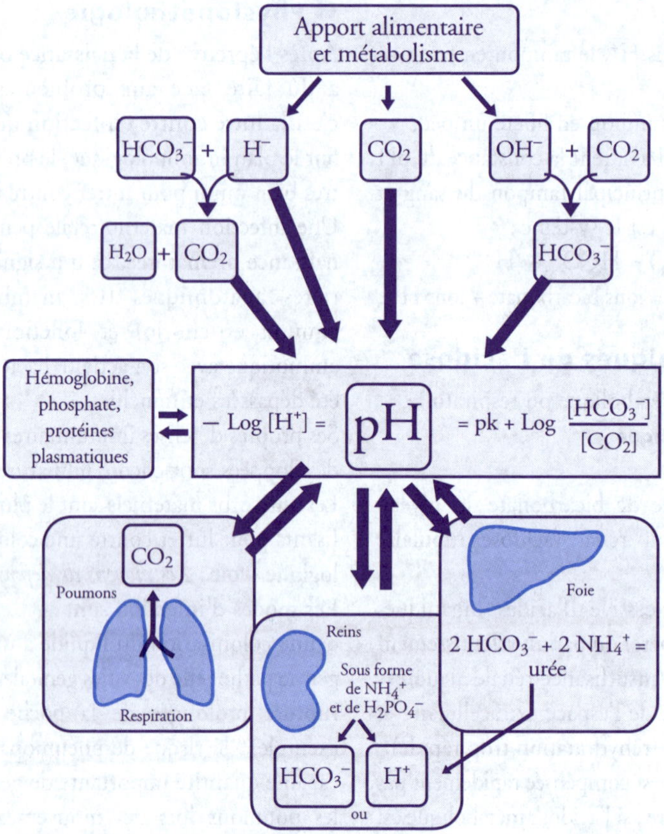

Figure 30 : *Facteurs modifiant le pH sanguin.*

Notes

vous devez savoir faire...

Actes professionnels

- Assurer la sécurité d'un enfant présentant une dyspnée.
- Planifier et surveiller l'oxygénothérapie selon la prescription médicale.
- Administrer les thérapeutiques spécifiques (nébulisation ou chambre d'inhalation).
- Évaluer l'évolution des difficultés respiratoires et transmettre rapidement tout signe d'aggravation.
- Administrer et contrôler un gavage prescrit chez un enfant présentant une bronchiolite.
- Éduquer l'enfant et les parents sur la conduite à tenir en cas de crise d'asthme.

→ à un enfant présentant une dyspnée (bronchiolite, crise d'asthme, laryngite, épiglottite)

..donc vous devez savoir :

Connaissances requises

- Définir la bronchiolite, en citer les signes et les facteurs favorisants.
- Décrire les soins infirmiers dispensés aux enfants atteints de bronchiolite.
- Définir l'asthme, en citer les signes et les facteurs favorisants.
- Définir laryngite et épiglottite, en citer les signes et les facteurs favorisants.

La bronchiolite aiguë du nourrisson

Définition

La bronchiolite aiguë désigne une *obstruction aiguë des bronchioles d'origine infectieuse*, rencontrée *chez le nourrisson* en raison notamment de l'étroitesse des bronchioles dans cette tranche d'âge. Il peut s'y associer une atteinte parenchymateuse pulmonaire réalisant alors une broncho-alvéolite.

Épidémiologie

Affection des voies aériennes basses d'origine infectieuse, très contagieuse, la bronchiolite sévit par épidémies à prédominance hivernale (d'octobre à mars).
Les germes en cause sont des virus, principalement le **virus respiratoire syncytial** (VRS) qui durant les épidémies est l'agent causal dans 80 % des cas.
Elle atteint le nourrisson chez qui elle représente l'atteinte des voies aériennes inférieures la plus fréquente (environ 1 enfant sur 3 fait au moins un épisode avant l'âge de 3 ans) et potentiellement sévère (environ 1 enfant sur 10 est hospitalisé pour cure d'une bronchiolite aiguë).
Sa fréquence et sa gravité sont influencées par des facteurs environnementaux tels que le tabagisme passif et la pollution atmosphérique.
Le nombre de cas augmente régulièrement depuis quelques années (il a doublé en 10 ans).

Tableau clinique

Des signes de rhinopharyngite précèdent pendant 2 à 3 jours des symptômes respiratoires associant :

- une toux sèche puis rapidement productive ;
- une polypnée avec une gêne prédominant sur l'expiration et un sifflement expiratoire, le plus souvent audible ;
- des signes de lutte (tirage, entonnoir xiphoïdien, battements des ailes du nez, balancement thoraco-abdominal).

À l'examen, le thorax est distendu, hypersonore et l'auscultation met en évidence une diminution du murmure vésiculaire et des râles expiratoires sifflants caractéristiques, les sibilants, témoignant de l'obstruction des bronchioles.
Initialement l'état est conservé mais une asthénie plus ou moins marquée peut s'installer notamment chez les jeunes nourrissons.
La fièvre reste en général modérée, aux alentours de 38,5 °C.
Les signes digestifs sont fréquents : anorexie, vomissements.
Parfois s'associent conjonctivite et otite moyenne aiguë.

Examens complémentaires

La radiographie du thorax montre :

- une atteinte diffuse associant des opacités de nature bronchique, alvéolaire et interstitielle diverses ;
- une distension globale des champs pulmonaires avec hyperclarté des bases et aplatissement des coupoles diaphragmatiques.

La numération formule sanguine est le plus souvent normale avec parfois une discrète lymphocytose. Une polynucléose ou une neutropénie font suspecter une surinfection bactérienne.
La gazométrie artérielle recherche une hypoxie, une hypercapnie, une acidose respiratoire.
La recherche de VRS dans les sécrétions nasopharyngées ou trachéales peut être utile dans un but épidémiologique ou de diagnostic différentiel.

Évolution

À court terme

L'évolution est le plus souvent favorable en quelques jours.

L'aggravation est possible notamment chez le jeune nourrisson qui est exposé à des décompensations respiratoires brutales.

Certains facteurs exposent à des formes graves : nourrisson de moins de 3 mois, pathologie pulmonaire ou cardiaque sous-jacente, déficit immunitaire, dénutrition.

À long terme

Le pronostic semble en partie lié à la gravité initiale de la maladie.

Certains nourrissons font des récidives alternant avec des périodes asymptomatiques, d'autres gardent un sifflement persistant et semblent progresser vers l'asthme.

Parmi les enfants ayant eu au moins un épisode de sifflement avant l'âge de 3 ans, environ 40 % développent un asthme à 6 ans.

Traitement

L'hospitalisation s'impose en présence d'un des signes de gravité suivants :

- une polypnée supérieure à 60/min au repos,
- des signes de lutte marqués,
- une cyanose,
- des troubles de la conscience (agitation anormale, somnolence),
- des troubles digestifs (anorexie ou vomissements) compromettant l'hydratation,
- une saturation sanguine en oxygène inférieure à 95 %,
- des images de condensation (pneumopathie, atélectasie) à la radiographie pulmonaire

Dans les formes simples, le traitement est symptomatique associant :

- une désobstruction rhinopharyngée,
- une désobstruction bronchopulmonaire par kinésithérapie respiratoire avec technique d'accélération du flux respiratoire,
- une mise en position proclive dorsale,
- une humidification de l'atmosphère,
- un fractionnement des repas,
- une bonne hydratation.

En milieu hospitalier, en plus des mesures précédentes, d'autres moyens peuvent être utilisés :

- une surveillance par moniteur cardiorespiratoire des nourrissons de moins de 3 mois en raison de la fréquence des apnées,
- une surveillance continue de la saturation en oxygène,
- une oxygénothérapie par lunettes nasales ou par cloche de Hood (Si $SaO_2 \leq 92$ %),
- une alimentation par sonde nasogastrique, voire par gavage.

Dans les formes graves (apnées, épuisement respiratoire, acidose, hypercapnie, hypoxie), l'intubation avec ventilation assistée et l'alimentation par voie veineuse sont parfois nécessaires.

Les médicaments

➡ Les bronchodilatateurs

Leur utilisation est discutée et les études discordantes. Ils sont en principe réservés à l'usage hospitalier.

Les β adrénergiques ont une action transitoire mais semblent efficaces en nébulisation ultrasonique avec oxygène et surveillance de la saturation en O_2.

➡ La corticothérapie

La corticothérapie par voie générale ou inhalée est fréquemment utilisée, mais son intérêt est aussi discuté.

- Ne jamais donner d'antitussifs.
- Donner des antipyrétiques en cas de fièvre.

L'antibiothérapie n'est pas systématique mais le pourcentage de co-infection, de 30 % à 60 % des cas oblige à la prudence. Elle sera systématique en cas d'otite ou de pneumopathie associée ou sur terrain fragilisé (prématurité, dysplasie bronchopulmonaire ou si la fièvre est élevée ou encore si il y a des signes biologiques d'infection : polynucléose, CRP élevée, etc.). Les antibiotiques les plus utilisés sont : l'Augmentin®, l'Orelox® et le Zinnat®. Le traitement spécifique fait appel à la ribavirine (Virazole®, utilisé en nébulisation). Il est indiqué chez le nourrisson de moins de 2 mois fragilisé. Ses effets secondaires, à type de conjonctivite, de rash, de bronchospasme, l'effet tératogène possible chez le personnel soignant féminin et, enfin, son coût, en limitent son utilisation de façon étendue.

• Contrôler l'environnement (pas de tabagisme passif, rechercher des allergènes domestiques).
• La kinésithérapie respiratoire sera prodiguée par un praticien expérimenté.

Soins infirmiers

Aux urgences

L'infirmière doit faire face :
• à l'afflux de cas semblables ;
• à l'angoisse des parents devant les difficultés de leur enfant à respirer ;
• aux soins à mettre en route sans délai.

Il est important de faire preuve de calme, de patience, de compétence technique et d'organisation. Rassurer les parents se fait tant par la parole que par le professionnalisme des premiers soins.

Dès l'arrivée de l'enfant et tout au long du recueil de données, l'infirmière observe l'enfant, note sur le dossier de soins et transmet rapidement au médecin les signes de gravité.

Suivant la gravité de l'état de santé de l'enfant et l'évolution aux urgences, l'enfant peut soit rentrer chez lui où les parents poursuivront le traitement prescrit, les désobstructions rhinopharyngées et la kinésithérapie respiratoire, soit dans les cas les plus graves être hospitalisé.

En service de pédiatrie

L'infirmière accueille l'enfant et ses parents. Il est important d'informer les parents, mais il faut surtout leur expliquer l'isolement de l'enfant et les différents appareils.

Isolement

La bronchiolite étant très contagieuse, l'enfant hospitalisé doit être mis en isolement respiratoire, c'est-à-dire :

• installer l'enfant dans une chambre individuelle. Si ce n'est pas possible, regrouper les enfants soupçonnés d'infection à virus respiratoire syncytial (VRS) dans la même chambre ;
• le port du masque est obligatoire ;
• le lavage antiseptique des mains à l'entrée, après la pose du masque est de rigueur ;
• il faut enfiler une blouse de protection s'il y a un contact direct avec l'enfant ;
• à la sortie de la chambre : il est obligatoire d'enlever la blouse, le masque et d'effectuer un lavage antiseptique des mains ;
• il faut également nettoyer et désinfecter dans la chambre, le matériel contaminé par des sécrétions (biberon, tétine, cuillère, etc.) ;
• la porte doit impérativement rester fermée ;
• l'isolement respiratoire doit être signalé par une fiche apposée sur la porte de la chambre ;
• à la sortie de l'enfant : le matériel de soins, la literie, le matériel hôtelier et les surfaces de la chambre doivent être nettoyés et désinfectés.

➡ Installation

Installer l'enfant en position proclive pour dégager les voies respiratoires, éviter les fausses routes en cas de vomissements et réduire la pression abdominale sur le diaphragme.

L'enfant est couché sur le dos à 30°, tête haute. Pour cela, mettre un coussin triangulaire sous le matelas et maintenir l'enfant avec un harnais de taille adapté.

Il est indispensable d'installer un moniteur cardiorespiratoire.

➡ Surveillance

• De la fréquence cardiaque à la recherche de tachycardie et fréquence respiratoire à la recherche de polypnée.
• De la saturation en oxygène.

• Des signes de détresse respiratoire : polypnée, expiration sifflante, tirage intercostal et sous-costal, battement des ailes du nez et cyanose.

➡ Kinésithérapie

Organiser les séances de kinésithérapie avant les repas.

➡ Alimentation

S'il existe de nombreux vomissements, un gavage gastrique peut être prescrit.

Sinon, donner le biberon en faisant des pauses, l'enfant étant en position assise.

➡ Conseils donnés aux parents

Avant la sortie de l'enfant, des conseils doivent être donnés aux parents :

• humidifier l'air ambiant du lieu d'habitation sans augmenter le chauffage au-delà de 20 °C ;
• ne pas fumer en présence du bébé ;
• fractionner les biberons, les épaissir si nécessaire ou donner un lait antireflux ;
• faire dormir l'enfant en position demi-assise sur un matelas proclive *(fig. 31 et 32)*.

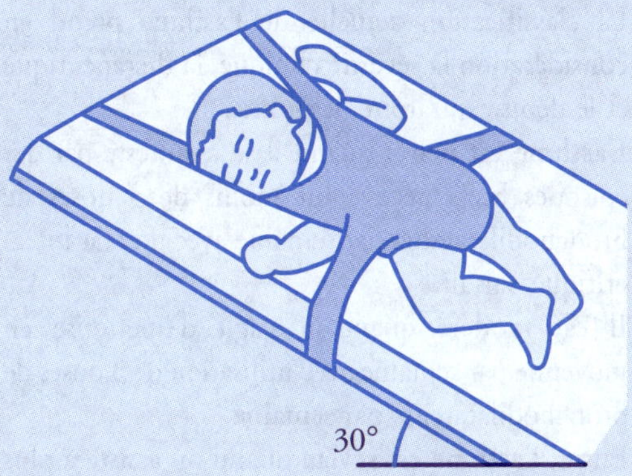

Figure 31 : *Position proclive avec un harnais.*

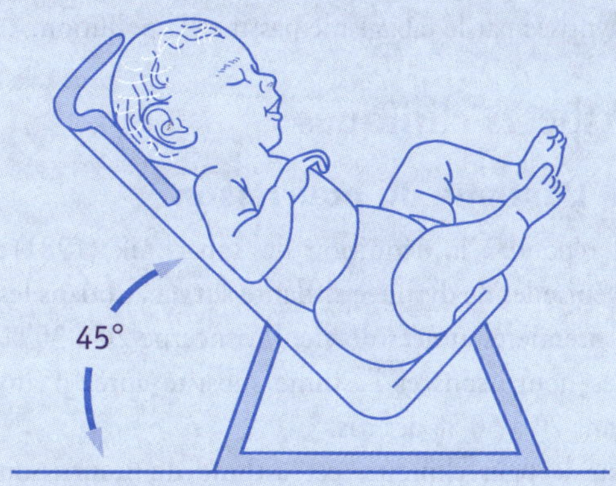

Figure 32 : *Position semi-assise en évitant la compression abdominale.*

L'asthme

Définition

L'asthme fait partie des syndromes obstructifs respiratoires récidivants et chroniques. Il est caractérisé sur le plan anatomique par un **rétrécissement diffus des voies aériennes**, sur le plan physiopathologique par une **inflammation avec hyperréactivité et spasme bronchique**, sur le plan des signes cliniques par une **dyspnée expiratoire avec râles sibilants** et sur le plan évolutif, par une **réversibilité entre les crises (intercritique)**.

Épidémiologie

L'asthme touche environ 10 % des enfants en France, pays où la prévalence rejoint celle de la Grande-Bretagne et des États-Unis et qui est située aux environs de 10 à 12 %. C'est une affection de plus en plus fréquente étant donné la pollution et les modes de vie (habitat en ville, chauffage, double vitrage, tabagisme, etc.).

Âge de début et génétique

L'asthme débute dans environ 10 % des cas avant 1 an, dans 50 % des cas avant 2 ans et dans plus de 80 % des cas avant 5 ans.

Il touche 4 garçons pour 1 fille. La composante génétique est hétérogène, intervenant par le biais de l'atopie et l'hyperréactivité bronchique. La pression de l'environnement sur cette composante génétique est primordiale.

Physiopathologie

Le rôle de l'inflammation dans l'hyperréactivité bronchique et le bronchospasme est évident. Cette inflammation est le plus souvent d'origine immunoallergique. Elle peut l'être d'origine virale ou favorisée par le tabagisme passif et la pollution.

Aspects cliniques

L'asthme du nourrisson

Il répond à la définition de Tabachnik (1981) : **3 épisodes de dyspnée sifflante survenant dans les 2 premières années de vie.** Il concerne 20 à 30 % des nourrissons et l'asthme subsiste après 3 ans dans 20 à 50 % des cas.

Sur le plan clinique, cet asthme du nourrisson débute dans un cadre de bronchiolites fébriles hypersécrétantes. L'examen retrouve une polypnée avec râles sibilants et distension thoracique.

Le virus respiratoire syncytial (VRS) joue un rôle majeur dans le déclenchement de ce tableau clinique qui en cas de susceptibilité génétique aboutit à un asthme durable.

L'asthme de l'enfant

Il peut être typique avec des crises associant sibilances, distension et dyspnées expiratoires, précédées par des prodromes à type de rhinite ou de conjonctivite.

« **Les équivalents d'asthme** » peuvent masquer le tableau au début et l'asthme peut se manifester par une toux sèche et nocturne, des sibilants à l'effort ou des bronchites récidivantes.

Dans l'asthme typique, la crise se manifeste par une bradycardie expiratoire avec tirage et sibilance.

L'asthme de l'adolescent

Il est caractérisé par le fait qu'il est méconnu dans environ 30 % des cas et qu'il est encore responsable d'une centaine de décès par an en France.

L'adolescence représente une période problématique en raison du tabagisme actif, de l'abandon du traitement de fond et le plus souvent par les conflits psychologiques et familiaux. Il nécessite une surveillance et une disponibilité importante.

Classification de l'asthme

La classification actuelle de l'asthme prend en considération la sévérité clinique, la thérapeutique et le débit expiratoire de pointe.

L'asthme est bénin quand il se manifeste par des épisodes brefs nécessitant moins de 3 doses de bronchodilatateurs par semaine avec un état intercritique parfait.

Il est modéré quand il s'agit d'une crise en moyenne par semaine avec utilisation de 3 doses de bronchodilatateurs par semaine.

Enfin, **l'asthme est sévère** quand on assiste à plus d'une crise par semaine ou une gêne permanente et où les bronchodilatateurs et les corticoïdes inhalés sont nécessaires d'une façon permanente.

Diagnostic différentiel

À côté de l'asthme, différentes pathologies peuvent provoquer un syndrome obstructif expiratoire parmi lesquelles il faudra évoquer **le corps étranger bronchique, la mucoviscidose, le reflux gastro-œsophagien, une pathologie des arcs aortiques, une cardiopathie, un déficit immunitaire, une dyskinésie bronchopulmonaire, une maladie, une dilatation des bronches** et enfin **une alvéolite allergique extrinsèque**. D'autres pathologies seront à évoquer selon le contexte clinique et familial.

Diagnostic étiologique

Chez l'enfant, l'asthme est d'origine allergique dans 80 % des cas.

L'asthme allergique est la résultante d'un terrain allergique génétique associé à des allergènes sensibilisants et favorisé par des cofacteurs divers.

Les pneumallergènes[1] sont responsables dans 90 % des cas. Les acariens, les pollens, les phanères animales, les moisissures, enfin les blattes et le latex aéroportés sont les principaux pneumallergènes rencontrés.

Les trophallergènes[2] sont responsables dans 4 à 6 % des cas.

Les asthmes non allergiques sont soit d'origine infectieuse, soit favorisés par la pollution et le tabagisme passif.

Examens complémentaires

La radiographie thoracique montre une distension bilatérale et élimine les autres pathologies.

Les radiographies des sinus sont utiles pour le diagnostic allergologique.

Sur le plan **biologique**, le Phadiatop®[3] puis des RAST[4] peuvent être utiles au diagnostic allergologique, mais la clef du diagnostic reste les prick-tests réalisables dès le bas âge après avoir vérifié la réactivité cutanée[5].

Les explorations fonctionnelles respiratoires sont indispensables et peuvent être pratiquées chez le nourrisson. On étudiera la résistance des voies aériennes, les volumes pulmonaires à la recherche d'une distension et surtout dès que la coopération de l'enfant est acquise, la courbe débit-volume avec étude du VEMS et les débits expiratoires proximaux et distaux.

Évolution

Différentes complications peuvent émailler l'évolution, parmi lesquelles :

- **la fibrose sous-épithéliale** par inflammation traînante aboutit à une réparation chéloïde avec obstruction définitive des bronches ;
- **le retard de croissance** est rencontré dans l'asthme sévère et lors des traitements prolongés par corticothérapie orale ;
- **l'état de mal asthmatique** est plus fréquent chez les enfants que chez les adultes. Il peut être inaugural. Il est caractérisé par un tirage important, une cyanose, une diminution ou disparition des sibilants par épuisement ;
- **la mort enfin** frappe encore malheureusement 150 enfants par année en France. Elle est évitable dans 90 % des cas et le plus souvent elle est due à une sous-médicalisation. Les adolescents payent le plus lourd tribut, d'où la nécessité d'une surveillance rapprochée à cette tranche d'âge.

Dans l'ensemble, on assiste à une certaine amélioration à la puberté mais **70 % des patients gardent une hyperréactivité bronchique** avec un asthme induit par l'exercice.

Traitement

L'asthme est une maladie chronique, son traitement est nécessairement long. **Il y a deux volets thérapeutiques : le traitement des crises et le traitement de fond.** De toute façon, une disponibilité et une bonne information sont indispensables dans la prise en charge de cette pathologie.

1. Allergènes (substances déterminant l'allergie) présents dans l'air, d'origine végétale ou animale.
2. Trophallergènes : allergènes d'origine alimentaire (du grec *trophé* = nourriture) : blanc d'œuf, lait de vache, arachides, poissons, etc.
3. Le Phadiatop® est un test de dépistage global ou d'orientation de l'allergie qui repose sur la détection d'IgE spécifiques contre un mélange d'allergènes courants. C'est un test de première intention à utiliser avant d'aller plus loin dans la recherche d'une allergie spécifique.
4. RAST = *Radio Allergo Sorbent Test.*
5. Les prick-tests sont réalisables dès les premiers mois de vie, après s'être assuré d'une réactivité de la peau aux témoins positifs représentés par l'histamine à 10 mg/mL et surtout par le phosphate de codéine à 9 %. Un témoin négatif permet d'éliminer un dermographisme.

Le traitement d'une crise aiguë usuelle

Ventoline®, Bricanyl® spray (2 bouffées + chambre d'inhalation) ou poudre (1 dose), Ventoline® sirop (1 à 2 mesures)

↓

Thérapeutique à répéter 30 min après si besoin

↓

Évaluation 1 heure après

Succès

↓

Traitement de consolidation
Bronchodilatateurs pendant 7 jours
(bêta-2-mimétiques [6])

Persistance

↓

Salbumol® - Bricanyl® (SC)
1/4 ampoule/15 kg + Celestène® 4 mg IM

↓

Persistance après 1 heure : **hospitalisation**

1. 3 nébulisations/20 min Ventoline® + Atrovent® + oxygène (maximum 6 nébulisations)
2. Solumédrol® IV, 2 mg/kg/6 heures
3. Étude des gaz du sang + scope

Évaluation après 2 heures : si échec

↓

1. Salbumol® IV 3 mcg/kg/min puis 1 mcg/kg/min
ou
2. Théophylline IV : 5 mg/kg en 20 min puis 1 mg/kg/heure
3. **Intubation-ventilation**

Le traitement de fond

Il est essentiel, il repose sur l'éviction des allergènes, l'action sur l'environnement, le traitement médicamenteux, la désensibilisation, la kinésithérapie, enfin les cures thermales et les séjours climatiques.

L'éviction des allergènes est indispensable (acariens, moisissures, blattes, pollens, animaux domestiques).

L'action sur l'environnement portera sur le tabagisme passif, les habitats insalubres, l'éviction des crèches et enfin la lutte contre la pollution.

Le traitement médicamenteux de fond à visée préventive, repose sur les médicaments « d'adaptation », les bronchodilatateurs d'action prolongée et les anti-inflammatoires.

6. Les bêta-2-mimétiques sont des médicaments bronchodilatateurs, type salbutamol comme la Ventoline® ou le Bricanyl®.

• **Les médicaments d'adaptation** comprennent les antidégranulants[7] (Lomudal® - Zaditen®) et les antihistaminiques I.

• **Les bronchodilatateurs d'action prolongée** font appel aux théophyllines longue action ou les β adrénergiques d'action prolongée (Serevent®, Foradil®, Bricanyl Lp® et Oxeol®).

• **Les anti-inflammatoires** sont représentés par les corticoïdes inhalés qui, prescrits à une posologie de 30 à 40 mcg/kg/jour, évitent les inconvénients graves de la corticothérapie orale.

Une nouvelle classe d'anti-inflammatoires est représentée par les antileucotriènes (Singular®) qui, prescrits par voie orale et en complément des corticoïdes inhalés, contribuent à maîtriser l'inflammation induite par les leucotriènes, agents inflammatoires majeurs contenu dans les cellules basophiles du sang.

Sur le plan thérapeutique, quelques points essentiels sont à souligner : les chambres d'inhalation sont d'un secours précieux dans l'administration des aérosols doseurs. L'administration des anti-inflammatoires par nébuliseur pneumatique peut être intéressante chez le nourrisson et enfin, la surveillance thérapeutique par un débitmètre de pointe est indispensable.

La désensibilisation spécifique faite avec des extraits retard purifiés administrés par voie sous-cutanée peut être intéressante dans l'asthme modéré à sévère, où la responsabilité de l'allergène est flagrante avec une éviction impossible. Les incidents rencontrés au cours de cette désensibilisation sont le plus souvent des réactions locales et rarement générales avec choc anaphylactique.

Cette désensibilisation faite pour un ou deux allergènes au maximum doit être encadrée par un traitement efficace les 6 premiers mois avec une observation au cabinet du praticien 30 min après l'injection. D'une durée globale de 4 ans, les résultats sont positifs dans 70 % des cas.

Les cures thermales dans des stations à eau bicarbonatée (La Bourboule) sont intéressantes dans l'asthme allergique.

Les séjours climatiques sont parfois nécessaires dans les asthmes sévères avec des problèmes sociaux majeurs. Effectués pour une année scolaire, ils permettent un encadrement, une éducation et une prise en charge globale.

Soins infirmiers

Analyse de la situation

Il faut tout de suite apprécier l'importance de l'obstruction en précisant et en notant :

- les difficultés à tousser,
- le degré de la dyspnée (++),
- l'agitation et le degré de l'anxiété,
- l'importance de la transpiration : sueurs,
- l'existence d'une cyanose,
- la possibilité ou non de parler.

Une prise en charge bien codifiée

Lorsque la crise d'asthme est instituée, la prise en charge relève de l'adaptation à son intensité et à l'histoire clinique du jeune patient.

• L'installer en position demi-assise ou assise et instaurer le calme autour de lui.

• Soigner l'enfant avec sérénité et efficacité et instituer un climat de confiance auquel l'enfant, habituellement anxieux, sera sensible. La présence rassurante et l'autorité de l'IDE sont absolument indispensables.

7. Les médicaments dits « antidégranulants » s'opposent à la libération des médiateurs chimiques de l'anaphylaxie en empêchant la dégranulation des mastocytes ; ces cellules produites par la moelle osseuse contiennent ces médiateurs dont l'histamine.

Certaines gênes respiratoires peuvent parfois céder à l'association d'une relaxation allongée au calme et de quelques bouffées supplémentaires de bronchodilatateurs.
Lorsque la crise présente des signes de gravité plus inquiétants, le pédiatre peut avoir recours à la corticothérapie dont l'infirmière surveillera les effets.

Les techniques

La voie inhalée connaît un véritable succès en raison de la mise sur le marché de formes galéniques pour nébulisation, efficaces et faciles d'emploi. Cette voie d'administration est compatible avec le jeune âge quand la coopération du malade est limitée et que la dyspnée rend difficile tout autre mode de traitement.
Le nébuliseur est branché sur une source d'oxygène à un débit de 4 à 6 L/min et un masque souple est adapté au visage de l'enfant. Plus la nébulisation est de courte durée, mieux elle est acceptée.
Les chambres d'inhalation ne nécessitent pas, contrairement aux aérosols doseurs, une coordination mains-poumons et peuvent être utilisées chez le nourrisson. Le baby-haler permet de prendre en charge efficacement la crise d'asthme, même en dehors du milieu hospitalier. L'inhalation de Salbutamol®, grâce à ce système, est efficace et est très bien acceptée quel que soit l'âge.

➡ En dehors de la crise

L'infirmière est au cœur du dispositif éducatif et joue un rôle prépondérant pour sensibiliser, informer et apprendre les grandes lignes de la pathologie et de la thérapeutique à l'enfant et aux parents.

Les conduites souhaitables

- Éviction du tabagisme familial.
- Éviction des allergènes.
- L'éviction des animaux domestiques est souhaitable, mais peut poser des problèmes psychologiques pour détacher l'enfant de son animal préféré (chat, chien, lapin, hamster, etc.).
- Éviction des acariens, principaux constituants de la poussière de maison : ce sont de petites araignées mesurant 1/10 de millimètre environ et qui ne sont pas visibles à l'œil nu. Ils se nourrissent de produit de desquamation de la peau humaine ; un milieu chaud (25 °C) favorise leur reproduction, surtout en automne et en hiver ; on les retrouve dans les literies, matelas, sommiers, coussins, meubles, boiseries, parquet, plinthes, moquettes, rideaux, tentures murales.

Pour lutter contre les acariens, il faut :

- préférer les matelas synthétiques en mousse et les sommiers métalliques,
- prévoir des housses antiacariens,
- supprimer les oreillers et les traversins en plume ; conseiller les oreillers antiallergiques,
- éviter les peluches ou, éventuellement, les laver souvent ou les passer au congélateur (l'acarien meurt à la température du congélateur),
- observer un entretien rigoureux du ménage ; éviter les moquettes,
- aérer la chambre à coucher et les literies tous les jours (1/2 heure),
- laver les couvertures à l'eau chaude toutes les 3 semaines,
- utiliser Acardus® trois fois par an.

La chambre de l'enfant doit être si possible orientée au sud ; la température ne doit pas dépasser 20 °C et le degré hygrométrique doit se maintenir à 50 %.
Les acariens ne vivent pas au-dessus de 1 300 mètres d'altitude, ce qui explique l'amélioration des asthmatiques en montagne (vacances possibles).
Il faut conseiller aux parents :

- d'éviter la collectivité avant 3 ans,
- de privilégier le mode de garde chez une assistante maternelle, car le nombre d'enfants est réduit et le risque de contamination virale est donc diminué.

Responsabiliser le patient dans la prise en charge de sa maladie ne relève pas seulement d'un diagnostic bien posé et d'une stratégie thérapeutique appropriée, mais également d'une information de base bien faite et complétée par un véritable programme d'éducation à long terme.

Les laryngites et l'épiglottite

Définition

La laryngite est secondaire à l'inflammation des muqueuses du larynx. L'épiglottite est une forme particulière et localisée de cette inflammation.

Rappel anatomique

Le larynx comporte cinq cartilages principaux (cricoïde, thyroïde, épiglotte, et deux aryténoïdes). Du point de vue interne, le larynx est divisé en trois étages : sus-glottique, sous-glottique et glottique, celui-ci étant formé par le relief de deux cordes vocales *(fig. 33)*. L'innervation du larynx est assurée essentiellement par le nerf laryngé supérieur et par le nerf récurrent.

Épidémiologie

Les laryngites constituent un groupe hétérogène de maladies dont le risque asphyxique ne doit pas être négligé. Le plus souvent d'origine virale, elles sont responsables d'hospitalisation toute l'année avec une prédilection pour certaines d'entre elles en automne et en hiver.

Elles se répartissent en trois groupes correspondant aux trois étages anatomiques : les laryngites striduleuses (spasme de l'espace glottique), les laryngites sous-glottiques et les épiglotittes.

Physiologie

Le larynx a un double rôle :

- respiratoire : à l'inspiration, il assure le passage de l'air vers les poumons par l'intermédiaire de la trachée. La muqueuse est extrêmement sensible, provoquant le réflexe de la toux pour assurer la défense des voies aériennes. Elle peut présenter fréquemment des épisodes d'œdèmes, en particulier au niveau de la région sous-glottique, source d'accès de dyspnée laryngée. Chez l'enfant, le larynx est étroit et sera particulièrement sensible aux irritations de la région ;
- phonatoire : le son est produit par la vibration des cordes vocales.

Signes cliniques

Il existe deux symptômes majeurs d'atteinte du larynx : la dysphonie et la dyspnée inspiratoire. La dysphonie se traduit chez l'enfant par une voix

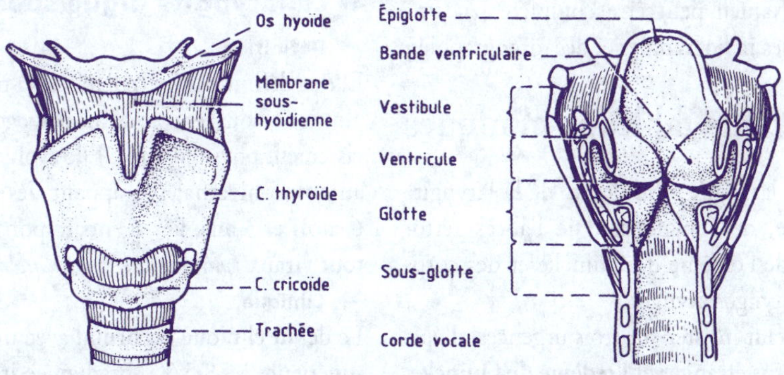

Figure 33 : *Vues antérieure et interne du larynx.*

rauque. La dyspnée est une gêne surtout inspiratoire avec ralentissement du rythme.

Le plus souvent, l'enfant est assis, angoissé, avec une respiration bruyante à l'inspiration, parfois accompagnée d'un tirage c'est-à-dire d'une dépression sus-sternoclaviculaire et intercostale.

Chez le nourrisson, elle s'accompagne d'un balancement thoraco-abdominale.

Cette dyspnée inspiratoire ne doit pas être confondue avec la dyspnée expiratoire avec sibilance qui orientera le diagnostic vers une crise d'asthme, une bronchio-alvéolite aiguë du nourrisson ou un corps étranger bronchique.

L'examen du larynx

La méthode dépend des circonstances, et comme le plus souvent il s'agit d'une urgence, il doit être pratiqué avec beaucoup de prudence : **il faut examiner l'enfant en position assise, car le coucher sur le dos peut entraîner un arrêt cardiaque, de même qu'un examen bucco-pharyngé trop brutal.**

Sur le plan théorique, le larynx s'examine :

- soit directement,
- soit avec un miroir laryngé (laryngoscopie indirecte),
- soit par laryngoscopie directe, dite en suspension, avec un laryngoscope permettant, sous anesthésie, de pratiquer un examen plus complet et des biopsies.

Ce dernier examen peut être complété par une endoscopie, des radiographies et des tomographies.

Les différents tableaux cliniques

Il s'agit de la laryngite striduleuse, de la laryngite sous-glottique, de l'épiglottite, de l'abcès rétropharyngien, de l'œdème de Quincke et des corps étrangers pharyngo-laryngés.

D'emblée, il faut insister sur trois urgences : **l'épiglottite, le corps étranger et l'œdème de Quincke**.

L'épiglottite aiguë

C'est un **véritable abcès** de l'épiglotte et des replis ary-épiglottiques, touchant environ **2 enfants sur 100 000** entre 2 et 7 ans avec **un pic vers 3 ans.**

Les germes les plus fréquemment en cause sont *Haemophilus*, sécréteur de β lactamase, le **pneumocoque** et le streptocoque.

Clinique

La clinique associe une dysphagie avec une hypersialorrhée [8], une dyspnée laryngée brutale allant en s'accentuant, le tout chez un enfant assis, penché en avant et qui bave. La voix est étouffée et le teint terreux. Le risque vital est réel par insuffisance cardio-respiratoire d'origine vagale.

Traitement

À domicile, quelques gestes sont à bannir tels l'utilisation d'abaisse-langue et l'allongement de l'enfant. L'état clinique peut nécessiter une ventilation au masque, en position assise, et un transfert en réanimation pédiatrique par SMUR pédiatrique, en position assise.

Le traitement à l'hôpital repose sur une intubation faite avec un matériel de trachéotomie à proximité et sur l'antibiothérapie par céphalosporines de 3e génération, administrée pendant une dizaine de jours.

La pratique de la **vaccination anti-haemophilus B encapsulé** a fait régresser actuellement la fréquence de cette pathologie grave.

La laryngite aiguë sous-glottique

Définition

Elle se définit par un œdème de la muqueuse sous-glottique, sous les cordes vocales, aggravant le rétrécissement physiologique. Elle évolue par épidémies automno-hivernales frappant les enfants entre **6 mois et 3 ans.** Les agents responsables sont surtout **viraux** *(para-influenzae et adénovirus).*

Clinique

Le début clinique est **brutal** avec une fièvre élevée supérieure à 38,5 °C, bradypnée inspiratoire avec

8. Sialorrhée = augmentation de la salivation.

tirage et cornage. La toux est rauque mais la voix est normale.

➡ Traitement

À domicile, il repose sur l'humidification (eau chaude) de la chambre et la corticothérapie par voie intramusculaire ou intraveineuse. Le relais sera pris par les corticoïdes *per os* associés à une antibiothérapie en cas de surinfection.

L'hospitalisation est nécessaire en cas de doute diagnostique avec une épiglottite, une inefficacité de la corticothérapie et surtout devant le bas-âge (nourrisson âgé de moins d'1 an).

Le traitement lors de cette hospitalisation, associe des nébulisations de Pulmicort® + Adrénaline® + oxygène et une corticothérapie par voie intraveineuse (Solumédrol® 2 mg/kg/jour).

La laryngite striduleuse

➡ Définition

Simples spasmes des cordes vocales dans un contexte de rhinopharyngite, d'une maladie éruptive ou d'une allergie. La laryngite striduleuse est rencontrée le plus souvent entre **2 et 6 ans**.

➡ Clinique

Elle associe dans un contexte peu fébrile :

- une dyspnée inspiratoire brutale,
- une toux sèche,
- une voix rauque.

➡ Traitement

Il est simple, il repose sur l'humidification de l'air ambiant et les corticoïdes *per os*.

L'évolution est rapidement favorable.

L'abcès rétropharyngé

➡ Définition

Il s'agit d'une surinfection ganglionnaire rétropharyngée compliquant une rhinopharyngite et due le plus souvent au staphylocoque doré, au streptocoque A et aux anaérobies. Il survient le plus souvent chez les nourrissons entre 6 et 12 mois.

➡ Clinique

Les signes cliniques associent :

- une fièvre élevée,
- une dysphagie,
- une dyspnée avec cornage,
- le rejet de la tête en arrière.

➡ Examen

L'examen ORL retrouve une voussure de la paroi postérieure du pharynx et un abcès collecté au toucher pharyngé.

La **radiographie** de profil montre un épaississement des parties molles prévertébrales convexes en avant.

➡ Traitement

Le **traitement** repose sur une intubation, incision et aspiration avec antibiothérapie probabiliste type Vancomycine®, Flagyl® et Amiklin®.

L'œdème de Quincke

➡ Définition

Il s'agit d'une **véritable urticaire profonde aiguë**, de mécanisme allergique avec œdème inflammatoire de l'épiglotte et du vestibule laryngé aboutissant à un risque asphyxique réel.

➡ Étiologie

Les étiologies sont multiples parmi lesquelles l'allergie aux venins d'hyménoptères ; l'allergie alimentaire ou médicamenteuse est également une cause fréquente.

➡ Clinique

La clinique associe une dyspnée laryngée intense, un œdème de la face et une urticaire généralisée.

➡ Traitement

Une prise en charge thérapeutique rapide et adaptée est indispensable et repose sur l'Adrénaline® à la dose de 0,5 à 1 mL par voie sous-cutanée et la corticothérapie par voie intramusculaire.

En cas d'aggravation ou d'inefficacité thérapeutique, une ventilation au masque, puis une intubation, seront tentées.

En cas d'échec de l'intubation, une minitrachéotomie avec enfoncement au niveau de la fourchette sternale de trois aiguilles intraveineuses sera le seul geste salvateur.

Le corps étranger respiratoire

Définition

On estime l'incidence à **4/10 000 enfants âgés de moins de 4 ans** avec environ 500 à 1 000 cas/an en France. Dans **80 % des cas**, le corps étranger inhalé est **d'origine végétale** (cacahuète, noisette, pistache, etc.).

Clinique

La clinique est **souvent évocatrice**. La dyspnée est brutale avec apparition d'un **syndrome de pénétration** bref, brutal se traduisant par une suffocation avec toux violente, agitation et cyanose et traduisant l'effraction laryngée.

Dans 20 % des cas, le syndrome de pénétration ne sera pas suivi d'accalmie et une dyspnée pharyngolaryngée s'installe, traduisant un **corps étranger obstructif pharyngolaryngé**.

L'extraction du corps étranger, s'il est bien toléré, sera faite dans les 24 ou 48 heures qui suivent **après vérification du cliché thoracique** et encadrée par une antibiothérapie et une corticothérapie afin de diminuer l'inflammation séquellaire.

Dans ce cas, la dyspnée est menaçante, l'enfant s'enfonçant dans un état asphyxique, ne pouvant ni crier, ni parler, ni tousser.

Traitement

Devant ce tableau, il faut tenter en urgence une manœuvre de Heimlich *(fig. 34)* ou de Mofenson *(fig. 35)* (chez les nourrissons âgés de moins de 2 ans), allonger l'enfant en position latérale de sécurité et injecter du Célestène® ou du Soludécadron® par voie intramusculaire.

En cas de persistance de la dyspnée avec installation d'un état d'asphyxie, il faut **renouveler les manœuvres d'expulsion** une deuxième et une troisième fois, tenter l'extraction à l'aide d'une pince de Magill, ou intuber l'enfant pour repousser le corps étranger vers la trachée s'il est en position pharyngolaryngée libre.

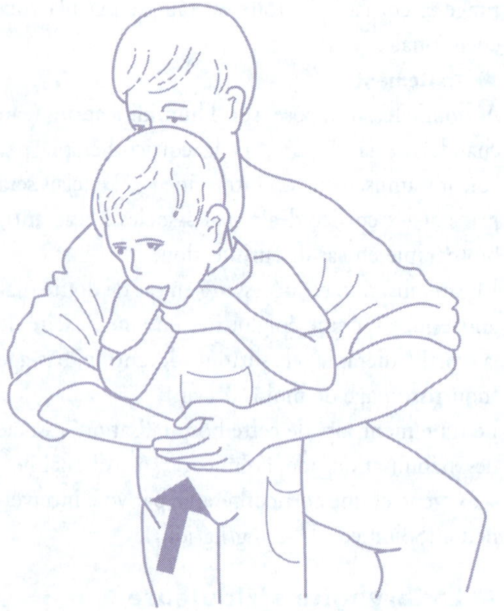

Figure 34 : *Description de la manœuvre de Heimlich.*

En cas d'échec de l'intubation, **une mini-trachéotomie** au niveau de la fourchette sternale en enfonçant 2 à 3 aiguilles intraveineuses dans l'espace cricotrachéal sera tentée et l'enfant sera transféré en position assise dans un service de pneumologie pédiatrique où l'extraction sera pratiquée **en urgence** à l'aide d'un bronchoscope rigide.

Dans 80 % de ces cas, le corps étranger sera **bronchique** en s'enclavant dans une bronche souche le plus souvent à droite. La respiration redevient normale. L'auscultation pulmonaire retrouve une asymétrie du murmure vésiculaire avec *wheezing*[9] du côté de la bronche concernée.

9. On parle de *wheezing* lorsque des râles sibilants sont entendus à distance. Il s'agit d'un sifflement, le plus souvent expiratoire, témoignant d'une obstruction bronchique.

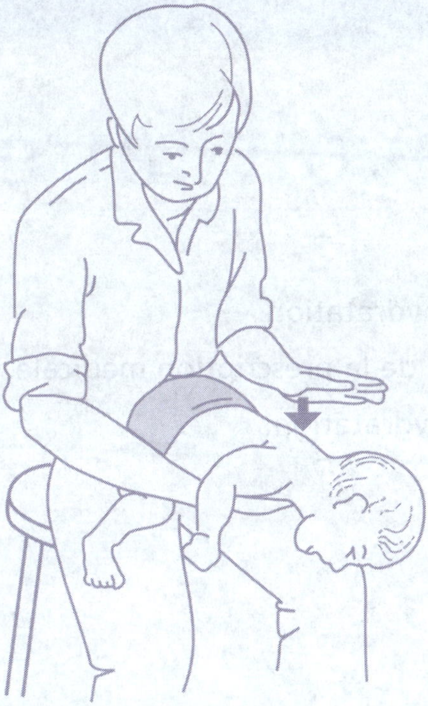

Figure 35 : *Manœuvre de Mofenson.*

Il faut donc **éviter les gestes intempestifs** comme faire vomir l'enfant ou le suspendre par les pieds. L'enfant sera transféré en position assise stricte, hospitalisé pour bilan et traitement.

vous devez savoir faire...

Actes professionnels

- Participer au diagnostic de déshydratation.
- Hydrater un enfant en fonction de la prescription médicale.
- Surveiller l'évolution de la déshydratation.

..donc vous devez savoir :

Connaissances requises

- Définir la déshydratation et ses principales causes.
- Citer les signes de déshydratation chez l'enfant.
- Citer les éléments de surveillance clinique d'un enfant déshydraté.

Déshydratation aiguë du nourrisson

Définition

La déshydratation aiguë, perte importante et brutale d'eau et d'électrolytes, menace particulièrement le nourrisson du fait des particularités de son métabolisme hydro-électrolytiques et de la fréquence à cet âge de certaines pathologies, en particulier digestives, pouvant entraîner des pertes d'eau et de sels minéraux.
En effet, chez le nourrisson, les entrées et sorties d'eau représentent chaque jour un tiers des espaces extracellulaires contre un sixième chez l'enfant plus âgé.
Par ailleurs, l'immaturité de la fonction rénale dans la première année limite les capacités d'adaptation métabolique aux pertes hydro-électrolytiques.
Par conséquent, toute perte hydrique excessive peut entraîner une déshydratation aiguë dont les conséquences, d'une part un **collapsus hémodynamique** entraînant une diminution de la perfusion des organes (rein, cerveau) et d'autre part des **troubles métaboliques** (acidose métabolique, anomalies de la natrémie, etc.), peuvent constituer une menace vitale.

Causes

Excès des pertes extrarénales (les plus fréquentes)

- d'origine digestive :
– gastro-entérites aiguës (90 % des cas),
– vomissements,
– aspiration digestive ou fistule digestive mal compensée ;
- d'origine cutanée :
– fièvre,
– coup de chaleur,
– brûlures,
– dermatoses suintantes ;
- d'origine pulmonaire : hyperventilation.

Excès des pertes rénales (beaucoup plus rares)

- d'origine rénale :
– insuffisance rénale,
– uropathies malformatives,
– tubulopathies,
– diabète insipide,
– intoxication médicamenteuse (diurétiques, théophylline, etc.) ;
- d'origine endocrinienne :
– diabète insulinodépendant,
– syndrome de perte de sel ;
- insuffisance d'apport :
– troubles de la conscience,
– anorexie,
– erreur diététique.

Signes cliniques

Une donnée clinique fondamentale permet d'**affirmer la déshydratation** *(tab. 7)* et d'en **apprécier la gravité : la perte de poids** :
- une perte de poids inférieure à 5 % du poids habituel correspond à une **déshydratation bénigne** ;
- une perte de poids **entre 5 % et 10 %** du poids habituel correspond à une **déshydratation modérée** ;
- une perte de poids **supérieure à 10 %** du poids habituel correspond à une **déshydratation sévère** ;
- une perte de poids **supérieure à 15 %** du poids habituel compromet gravement le pronostic vital.

Dans les déshydratations sévères, l'oligurie confine à l'anurie ; les troubles hémodynamiques sont marqués : extrémités froides, cyanose péribuccale, tension artérielle basse, tachycardie ; la fièvre peut être élevée ; les troubles de la conscience peuvent être accompagnés de convulsions.

Tableau 7 : *Les signes cliniques de déshydratation.*

Importance de la perte de poids	≤ 5 %	Entre 5 et 7 %	≥ 10 %
Pli cutané	Absent	Paresseux	Persistant
Dépression de la fontanelle	Absente	Modérée	Franche
Hypotonie des globes oculaires	Absente	Modérée	Marquée
Yeux cernés ou creux	Absents	Légèrement	Marqués
Diminution de la diurèse	Oligurie modérée	Oligurie	Oligurie marquée
Troubles hémodynamiques	Non	+ ou –	Marqués
Soif	Modérée	Marquée	Intense
Sécheresse des muqueuses	Absente	Langue sèche	Bouche sèche
Troubles de la conscience	Absents	Absents	Apathie
Convulsions	Non	Non	Possibles
Fièvre	Non	+ ou –	Oui

Examens biologiques

Ils sont inutiles dans les déshydratations modérées et dont l'origine est sans ambiguïté, et nécessaires dans les formes sévères ou dont l'origine est douteuse :

- ionogramme sanguin : hématocrite et protidémie, natrémie, kaliémie, urée, créatinine ;
- gaz du sang : recherche d'une acidose métabolique (pH à 7,20 et parfois à 7) ;
- glycémie : souvent modérément élevée entre 8 et 10 mmol/L ;
- calcémie : normale ou abaissée ;
- ionogramme urinaire : on le demande uniquement s'il existe des anomalies du iononogramme plasmatique ; il permet d'apprécier l'adaptation de la réponse rénale et le retentissement sur la fonction rénale.

Traitement

L'hospitalisation

Elle se discute suivant :

- la gravité de la déshydratation,
- la tolérance alimentaire (refus de boire ou vomissements incoercibles),
- l'aptitude des parents à assurer le traitement,
- la possibilité d'une surveillance médicale,
- la cause de la déshydratation.

Réhydratation

Privilégier la voie orale, réserver la voie veineuse aux formes graves ou aux échecs de la réhydratation orale.

Utiliser des solutés de la réhydratation adaptés :

- *per os* : Adiaril® ou Ges 45® ou Vitren® : 150 à 200 mL/kg/24 h, à volonté, proposé régulièrement en petite quantité à la fois toutes les 15 minutes ;

• par voie veineuse :

– choisir un soluté standard : type B 46 plasmalytes 4G5 ou une préparation extemporanée (glucosé 5 % + 3 g de NaCl/L + 1 g gluconate de calcium/L) ;

– ajouter du potassium en fonction du résultat de la kaliémie :

- si la kaliémie est < 4,5 : ajouter KCl sur la base de 3 mL/kg/j ;

- si la kaliémie est > 4,5 : attendre la reprise de la diurèse ;

– la quantité à perfuser sur 24 heures doit être :

- pendant les 4 premières heures : moitié de la perte du poids ;

- 20 heures suivantes : autre moitié + besoins hydriques habituels.

La réhydratation est à adapter en fonction de la normalisation du poids, de la diurèse et des paramètres hémodynamiques.

Si la normalisation hémodynamique est constatée, la diurèse reprend normalement (1 à 2 mL/kg/h) dans les 4 à 6 heures suivant le début de la réhydratation : si l'évolution est favorable, le relais *per os* doit être envisagé dès que possible.

En l'absence de reprise de la diurèse au bout de 4 à 6 heures et si persistent des signes de déshydratation, il faut accélérer la perfusion.

S'il n'y a plus de signes de déshydratation et pas de diurèse au bout de 4 à 6 heures, injecter du Lasilix® (0,5 à 1 mg/kg).

Si l'anurie persiste au bout de 8 heures malgré le Lasilix® : ralentir la perfusion, faire un contrôle biologique et prendre l'avis du service de réanimation.

Correction d'éventuels troubles associés

• Correction du collapsus, par des macromolécules (de type Plasmion®) : 20 mL/kg en 20 à 30 min.

• Correction de l'acidose métabolique, par soluté de bicarbonate à 14/1 000.

• Correction de l'hyponatrémie (si elle est < 120 mmol/L), par injection lente de NaCl hypertonique.

• Correction de l'hypernatrémie (si elle est >150 mmol/L).

Attention, il y a un risque de convulsions si la natrémie diminue trop rapidement, un avis du service réanimation doit être sollicité.

Surveillance de l'efficacité et de la tolérance du traitement

• Poids.

• Signes cliniques de déshydratation.

• Diurèse.

• Hémodynamique.

Soins infirmiers

L'infirmière doit :

- veiller à la réhydratation de l'enfant en fonction de la prescription médicale :
  - par voie orale : veiller à ce que l'enfant boive souvent et noter les quantités prises ;
  - par voie veineuse : poser un cathéter court ou une épicrânienne et utiliser un pousse-seringue électrique ou une pompe à perfusion volumétrique pour obtenir un débit précis et régulier. Dans les deux cas, mettre en place une poche à urines et faire le bilan des entrées et des sorties ;
- repérer l'amélioration ou l'aggravation de la déshydratation :
  - peser l'enfant une ou deux fois par jour en continuant à évaluer la perte de poids en pourcentage ;
  - prise du pouls et de la tension artérielle, toutes les heures en cas de déshydratation sévère ;
  - noter le nombre et l'aspect des selles ;
  - surveiller l'apparition ou la disparition des autres signes de déshydratation : yeux creux, pli cutané, sécheresse des muqueuses, soif, oligurie, troubles hémodynamiques et troubles de la conscience ;
- éduquer les parents en fonction de la cause, notamment en cas de diarrhée ou de coup de chaleur :
  - expliquer qu'il ne faut pas couvrir un enfant en cas de fièvre ;
  - donner à boire à volonté en cas de chaleur ;
  - éviter de laisser un enfant dans une voiture ou sous une tente au soleil ;
  - en cas de diarrhée, donner à boire à volonté, de préférence une solution type Adiaril® ou Ges 45® ou Vitren® : 150 à 200 mL/kg/24 h, proposée régulièrement en petite quantité à la fois, toutes les 15 minutes.

vous devez savoir faire...

Actes professionnels

- Identifier les vomissements chez l'enfant.
- Identifier les régurgitations chez l'enfant.
- Identifier une crise d'acétone.
- Évaluer la gravité des vomissements.
- Identifier les signes cliniques qui accompagnent les vomissements.
- Planifier les mesures de prévention de la déshydratation en cas de vomissements mineurs.
- Perfuser l'enfant selon la prescription médicale et surveiller l'évolution en cas de déshydratation.
- Assurer la surveillance et la sécurité de l'enfant qui vomit.
- Planifier le traitement antireflux.
- Éduquer les parents ou l'entourage sur la conduite à tenir en cas de vomissements, de régurgitations ou de crises d'acétone.

..donc vous devez savoir :

Connaissances requises

- Différencier vomissements, régurgitations et crises d'acétone.
- Définir le reflux gastro-œsophagien et citer les principes du traitement.
- Identifier les principales causes des vomissements chez l'enfant (sténose du pylore, invagination intestinale aiguë, étranglement herniaire).

Chez l'enfant, les symptômes digestifs (vomissements, diarrhée, constipation, douleurs abdominales) sont très fréquemment rencontrés et ont des caractéristiques tout à fait particulières, notamment :

- **l'extrême diversité de leurs causes** constituées de pathologies non seulement digestives mais aussi souvent extradigestives, occasionnelles ou chroniques, médicales ou chirurgicales, le plus souvent bénignes mais quelquefois plus graves ;
- **leur retentissement rapide sur l'état général**, en particulier chez le nouveau-né et le jeune nourrisson, avec des risques de complications (dénutrition et déshydratation) qui peuvent engager le pronostic vital ;
- leur **traitement symptomatique spécifique** adapté en fonction du type de trouble.

Ce sont donc des troubles qui doivent toujours faire l'objet d'une évaluation clinique soigneuse permettant d'apprécier leur gravité et d'orienter l'enquête étiologique. Cette simple démarche clinique suffit le plus souvent à identifier la cause et, en l'absence de signes de gravité, à entreprendre sans examens complémentaires une prise en charge ambulatoire.

Plus rarement, le retentissement sur l'état général de l'enfant, l'incertitude sur la cause nécessitera des investigations complémentaires et une éventuelle hospitalisation.

Un partage clair et précis des informations avec les parents qui sont les principaux acteurs de la surveillance et du soin de leur enfant est fondamental.

Les vomissements

Définition

Le vomissement est une expulsion active (avec contracture des muscles abdominaux), violente et abondante, par la bouche, de tout ou partie du contenu de l'estomac.

C'est un symptôme très fréquent en pédiatrie. Ses causes sont multiples, le plus souvent bénignes, mais certaines sont des urgences chirurgicales ou médicales.

L'IDE doit distinguer :

- les régurgitations qui sont des rejets passifs par la bouche de petites quantités d'aliments au cours ou au décours des repas (lors du rot ou dans le cadre d'un reflux gastro-œsophagien) ;
- le mérycisme, trouble du comportement alimentaire, se manifestant par des régurgitations volontaires ou automatiques avec rumination.

Diagnostic clinique

L'interrogatoire et l'examen clinique permettront d'apprécier la gravité du retentissement des vomissements sur l'état général de l'enfant et d'orienter le diagnostic étiologique.

Interrogatoire

- âge et antécédents de l'enfant ;
- caractères des vomissements :
  - date d'apparition et évolution permettant de distinguer des vomissements aigus, récents, occasionnels de vomissements chroniques, habituels et récidivants ;
  - aspect (alimentaire, bilieux, sanglant, fécaloïde) ;
  - type (en jet, avec ou sans effort, lors de la toux) ;
  - horaire : post-prandial précoce ou tardif, matinal… ;
  - éventuels facteurs déclenchants ;
- signes associés :
  - fièvre, manifestations douloureuses ;
  - signes digestifs : diarrhée, constipation, douleurs abdominales, rectorragies ;
  - signes extradigestifs : ORL, pulmonaires, neurologiques ou urinaires ;
- mode d'alimentation.

Examen clinique

- Évaluation du retentissement sur l'état général de l'enfant.
- État d'hydratation : poids et signes cliniques de déshydratation.
- État nutritionnel : courbe staturopondérale, pannicule adipeux.
- Examen physique complet à la recherche de signes cliniques orientant sur l'étiologie.
- État général : température.
- Sphère ORL : rhinopharyngite, otite.
- Appareil bronchopulmonaire : bronchiolite, pneumopathie.
- Abdomen : météorisme, défense, sang au toucher rectal.
- Orifices herniaires.
- Appareil neurologique : signes méningés ou d'hypertension intracrânienne.

Au terme de cette étape clinique, la cause est le plus souvent identifiée d'emblée et le traitement entrepris, sans nécessité d'investigations supplémentaires. Sinon, l'enquête étiologique sera complétée par des examens paracliniques choisis en fonction du contexte clinique.

Examens complémentaires

- Bilan hydroélectrolytique si suspicion de déshydratation.
- Bilan radiologique digestif (ASP, opacifications, échographie) ou pulmonaire.
- Bilan infectieux (NFS, ECBU, ponction lombaire, etc.).
- Bilan neurologique (fond d'œil, explorations radioneurologiques).

Causes

Elles sont très diverses.

Il est indispensable de reconnaître rapidement une pathologie chirurgicale ou médicale nécessitant un traitement d'urgence (occlusion intestinale, sténose du pylore, appendicite, méningite, hypertension intracrânienne).

Il faut systématiquement évoquer les causes les plus fréquentes (erreurs diététiques, infections ORL banales, infections digestives, viroses, reflux gastro-œsophagien, sténose du pylore).

Causes chirurgicales

- d'origine malformative :
– occlusions néonatales ;
– sur sténoses ou atrésies digestives ;
– sur volvulus d'une malrotation de l'intestin grêle ;
– sur maladie de Hirschsprung ;
– sur iléus méconial ;
- d'origine non malformative :
– appendicite aiguë ;
– étranglement herniaire ;
– sténose hypertrophique du pylore ;
– invagination intestinale aiguë ;
– volvulus sur bride.

Causes médicales

- d'origine infectieuse :
– infections digestives : gastro-entérites ;
– toxi-infections alimentaires ;
– infections extradigestives : ORL (rhinopharyngite, angine, otite) ;
– bronchopulmonaires ;
– méningées ;
– urinaires ;
– hépatites virales ;
– viroses diverses ;
- d'origine métabolique :
– intolérance aux protéines du lait de vache ;
– intolérance au gluten ;
– crise d'acétone ;
– diabète ;
– insuffisance rénale aiguë ou chronique ;
– maladies métaboliques congénitales ;
- d'origine neurologique secondaire à l'hypertension intracrânienne :
– hématome sous-dural ;

– poussée d'hydrocéphalie ;
– hémorragies cérébroméningées ;
– tumeurs cérébrales ;
- d'origine diététique :
– sur ou sous-alimentation ;
– absorption trop rapide des biberons ;
- d'origine toxique :
– intoxication médicamenteuse aiguë (digitaliques, colchicine) ;
– intoxication chronique par la vitamine D ;
- d'origine psychologique :
– troubles du comportement alimentaire (anorexie, boulimie) ;
– troubles relationnels.

Quelques principes du traitement

Le traitement de l'affection causale amène rapidement la disparition des vomissements. Le traitement symptomatique fait appel à deux mesures :
- mesures posturales : au mieux, décubitus dorsal ou décubitus latéral gauche ;
- épaississement des biberons :
– poudres épaississantes Gumilk (à la dose de 1 g/cuillère mesure pour 100 mL de lait, de faible pouvoir calorique mais dont l'inconvénient principal est de ramollir les selles) ;
– Gelopectose à la dose de 3,5 g (1 cuillère à café) pour 100 mL de lait, moins énergétique que la Maïzena) ;
– Maïzena, à la dose de 15 g (1 cuillère à soupe) pour 100 g de lait, diluée à froid et cuite ensuite 2 à 3 minutes. De fort pouvoir épaississant et très bon marché, en revanche assez fortement énergétique ;
– les laits pré-épaissis : soit à base de farine de graines de caroube (Nutrilon AR, Milumel AR, Blédilait AR), soit à base d'amidon de maïs (Nidal AR, Guigoz de confort, Modulac AR), soit à base d'amidon précuit (Enfamil AR). Il existe également des laits pré-épaissis à base d'amidon de maïs et acidifiés avec des bifidobactéries (Blédilait premium, Gallia premium) ;
– drogues : essentiellement les antireflux :
  - métoclopramide (Primpéran®) 0,5 mg/kg/j (5 gouttes), à répartir 1/2 heure avant chaque repas,
  - dompéridone (Peridys®, Motilium®) 1 mg/kg/j, à répartir 1/2 heure avant les 3 principaux repas.

Parmi les autres drogues qui peuvent être utilisées, citons : le Béthanécol qui n'est pas encore d'utilisation courante, les antispasmodiques, qui perdent progressivement leur place dans le traitement, et les anti-acides, à utiliser une demi-heure après les repas.

Reflux gastro-œsophagien

Définition

Le reflux gastro-œsophagien (RGO) est une manifestation fréquente chez le nourrisson ; il s'agit d'un reflux anormal du contenu gastrique dans l'œsophage, lié à une immaturité du sphincter inférieur de l'œsophage.
Dans la plupart des cas, le reflux est précoce (environ 50 % des nourrissons de moins de 2 mois régurgitent au moins 2 fois par jour) mais le plus souvent peu sévère, s'améliorant spontanément vers l'âge de 6 mois et disparaissant totalement avant 2 ans.
Le sphincter inférieur de l'œsophage est un conduit musculaire cylindrique, véritable système antireflux, dont l'efficacité dépend de différents facteurs : anatomiques (longueur et position dans l'abdomen), fonctionnels (tonus, coordination relaxation/déglutition), chimiques (degré d'acidité).

Une anomalie d'un de ces paramètres (situation fréquente chez le petit nourrisson) peut entraîner une défaillance du système.

Signes

Signes digestifs

Régurgitations alimentaires fréquentes plus ou moins abondantes.

Vomissements postprandiaux plus ou moins précoces.

Stries sanglantes dans les rejets ou hématémèse.

Difficultés d'alimentation avec mauvaise prise des biberons, pleurs, agitation, œsophagite peptique.

Signes respiratoires

Toux chronique surtout nocturne (favorisée par le décubitus).

Bronchopneumopathies récidivantes.

Toux spasmodique et asthme.

Signes ORL

Dyspnées laryngées récidivantes.

Infections ORL récidivantes, otites séreuses.

Aggravation d'un stridor.

Signes généraux

Manifestations douloureuses (cris, pleurs, agitation, réveils douloureux nocturnes, arrêts brusques de l'alimentation au cours des repas, etc.).

Stagnation pondérale.

Pâleur due à une anémie consécutive aux saignements digestifs.

Malaises (le RGO est impliqué dans environ 20 % des malaises graves du nourrisson et dans des cas de mort subite du nourrisson).

Examens complémentaires

- pH-métrie œsophagienne sur 18 à 24 heures avec l'étude des caractéristiques des reflux :
  - le nombre de reflux de plus de 5 min,
  - la durée du reflux le plus long,
  - le nombre de reflux par heure,
  - le % pH < 4,
  - l'influence des facteurs environnementaux : sommeil, position corporelle (rôle du décubitus ventral) pour préciser dans quelle position le reflux survient de préférence, horaire par rapport aux repas.
- Fibroscopie œsogastrique.
- Enregistrements polygraphiques cardio-respiratoires couplés à la pH-métrie.

Traitement

Indications

Elles sont formelles en cas de reflux gastro-œsophagien compliqué d'œsophagite, de malaises, de manifestations douloureuses, de mauvais comportement alimentaire, de stagnation pondérale, de complications ORL ou pulmonaires.

Elles sont relatives en cas de reflux gastro-œsophagien simple sans retentissement, en fonction de son abondance et de sa fréquence, dans le but d'éviter l'apparition de complications, d'améliorer le confort de l'enfant et le vécu des parents.

Principes

Double objectif : mécanique pour améliorer la continence du cardia et chimique pour neutraliser les effets caustiques du reflux sur les muqueuses.

➜ Mesures hygiénodiététiques (base minimale nécessaire et parfois suffisante)

- aménagement des repas :
  - climat serein ;
  - installation correcte pendant le repas (enfant pas trop couché) et après (enfant gardé au calme, bien droit dans les bras, pendant une dizaine de minutes) ;
  - maîtrise de la durée du repas, ni trop courte ni trop longue ;
  - respect strict de la reconstitution du lait ;
  - contrôle du débit de la tétine ;
  - éviter le gavage alimentaire et les repas rapprochés ;

– éviter chez les plus jeunes : les jus de fruits avant 3 mois, l'abus de farines, les aliments acides et pour les plus âgés : l'excès de graisses (ralentissant la vidange gastrique), les boissons gazeuses, le chocolat, le thé, le café, les produits mentholés (diminuant le tonus du sphincter inférieur de l'œsophage) ;
– épaississement des biberons de lait par des poudres épaississantes : Gumilk et Gélopectose ou utilisation de lait antireflux ;
• lutte contre l'hyperpression abdominale (favorisant le reflux) :
– correction d'une éventuelle constipation ;
– vêtements ne serrant pas à la taille ;
– éviter les sièges où l'enfant est assis plié en deux ;
• position de couchage optimale :
– orthostatisme ventral à 30° chez le bébé de moins de 6 mois ;
– puis surélévation de la tête du lit à 10° avec des cales ;
• lutte contre le tabagisme passif.

➜ Médicaments

• prokinétiques :
– actifs sur la motricité œsophagienne (amélioration du tonus du SIO) et gastrique (accélération de la vidange gastrique) ;
– administration 1/4 d'heure à 1/2 heure **avant** le repas pour efficacité dès le début du repas ;
– Cisaprid (Prépulsid®) [1] : 0,8 mg/kg/j à répartir en 4 prises ;
– pipette graduée en kg ;
– pas d'effets secondaires neurologiques ;
• associations médicamenteuses déconseillées :
– métoclopramide (Primpéran®) : risques de troubles neurologiques en cas de surdosage (somnolence, signes extrapyramidaux) ;
– dompéridone (Motilium®, Péridys®).

Sténose du pylore

Définition et fréquence

Elle est due à une hypertrophie localisée à la région pylorique de la couche musculaire circulaire interne de la paroi gastrique. La cause en est inconnue.

Elle est fréquente, touchant 2 nourrissons sur 1 000, avant 2 mois le plus souvent.

La proportion de garçons atteints est de 3 pour 1 fille.

Les antécédents familiaux sont retrouvés dans 15 % des cas.

Le diagnostic est évoqué devant la présence de vomissements postprandiaux, alimentaires, jamais bilieux, survenant chez un nourrisson affamé.

Clinique

Les vomissements sont caractéristiques par leur soudaineté, faciles, en jet. Ce tableau se constitue rapidement. Aucun antécédent digestif n'est habituellement retrouvé.

Plus tardivement, l'enfant présente des signes de déshydratation. Les vomissements s'accompagnant d'une perte importante d'acide chlorhydrique (sécrété par l'estomac), des troubles ioniques apparaissent rapidement (alcalose hypochlorémique).

L'examen clinique met en évidence, au niveau du creux épigastrique, des ondulations péristaltiques que l'on peut déclencher par une chiquenaude de la paroi et qui sont plus visibles à jour frisant.

Plus rarement, l'hypertrophie du pylore *(fig. 36)* peut être ressentie à la palpation de l'hypochondre droit (olive pylorique).

1. Le cisapride est susceptible d'entraîner un allongement de l'espace QT. En pratique, l'utilisation du cisapride être réalisée sous contrôle du rythme cardiaque (ECG avant et 48 heures après la mise en place du traitement) et du ionogramme. Cette utilisation fait appel au protocole PSSREG qui impose une inscription dans un registre de suivi.

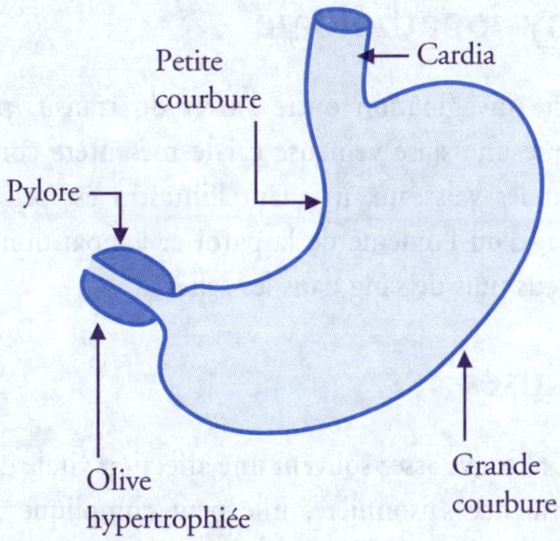

Figure 36 : *Estomac et pylore avec olive hypertrophiée.*

Examens complémentaires

Le diagnostic repose sur deux examens essentiels plus ou moins complémentaires. :

- le transit œsogastroduodénal : examen classique permettant d'affirmer le diagnostic devant la présence de liquide de stase dans l'estomac, qui apparaît distendu. Le canal pylorique est allongé. Les passages pyloriques sont rares et tardifs ;
- l'échographie tend à prendre une place prépondérante. Elle permet de visualiser l'olive pylorique.

Traitement

Le traitement est exclusivement chirurgical. L'intervention est simple, elle consiste à sectionner le muscle hypertrophié sans jamais atteindre la muqueuse. Il s'agit d'une pylorotomie extramuqueuse. Elle ne s'effectue qu'après avoir bien préparé l'enfant : rééquilibration hydroélectrolytique et nutrition par voie veineuse.

Soins infirmiers

En préopératoire

Le bilan biologique est effectué en préopératoire. Pendant cette période préopératoire, l'enfant est placé en *procubitus*.
Une sonde gastrique est mise en place, permettant de prévenir les risques d'inhalation. Une surveillance continue du rythme cardiaque est instituée.
Le poids et la température sont régulièrement notés.
Cette phase de préparation est essentielle, il faut anesthésier un enfant bien équilibré.
L'explication aux parents souvent très inquiets doit être claire et rassurante.
Lorsque l'enfant est allaité, il ne faut pas interrompre l'allaitement et prévoir un procédé pour « tirer le lait ».

En postopératoire

Après l'intervention, la surveillance doit être poursuivie.
La réalimentation est précoce, d'abord à l'aide d'eau sucrée, administrée dès la 6e heure postopératoire à doses fractionnées, progressivement croissantes.
Le lait est réintroduit dès le lendemain de l'intervention.
La perfusion est poursuivie tant que l'apport par voie orale est insuffisant.

Invagination intestinale aiguë

Définition

L'invagination est due au télescopage d'un segment de l'intestin dans un segment adjacent. Elle réalise un tableau d'occlusion aiguë qui est une urgence chirurgicale.

Elle peut survenir à tous les niveaux :

- iléocolique, la plus fréquente, c'est la partie terminale de l'iléon qui s'invagine dans le côlon *(fig. 37)* ;
- iléocæcale, l'invagination se localise dans la partie terminale du cæcum ;
- colocolique ou iléo-iléale parfois.

Physiopathologie

Cette invagination outre l'arrêt du transit, provoque une stase veineuse car le mésentère contenant les vaisseaux irriguant l'intestin est pris en étau, d'où l'œdème de la paroi et l'apparition de mucus puis de sang dans les selles.

Causes

On retrouve assez souvent une affection virale d'où l'influence saisonnière. Elle peut compliquer un purpura rhumatoïde.

Il peut exister une cause locale : diverticule de Meckel[2], polype, kyste, lymphome, lymphosarcome.

Parfois, l'invagination survient après une laparotomie récente, voire une suture intestinale.

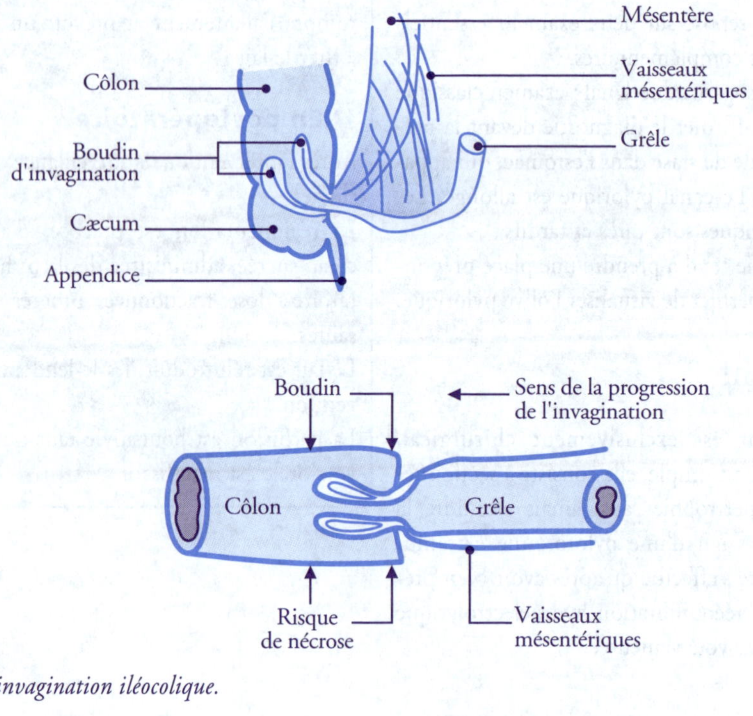

Figure 37 : *L'invagination iléocolique.*

2. Il s'agit d'un vestige du canal omphalomésentérique. Deux pour cent de la population en sont porteurs. Il peut être asymptomatique mais parfois se complique, donnant une diverticulite, une hémorragie ou un tableau d'occlusion ou de péritonite par perforation.

L'incidence est de 2 à 4 pour mille avec une fréquence plus élevée chez le garçon (3 pour deux filles). Elle survient avant l'âge d'un an dans plus de deux tiers des cas.

Clinique

Dans la forme habituelle du nourrisson (habituellement un garçon âgé de 3 à 12 mois), le diagnostic doit être évoqué lorsque survient brutalement une vive douleur abdominale accompagnée de vomissements, cris, pâleur et sueurs. Cette crise dure quelques instants puis elle est suivie d'une période d'accalmie, mais de nouvelles crises surviennent à un rythme plus ou moins accéléré.

S'il récupère dans l'intervalle des crises, il refuse néanmoins ses biberons.

La **séquence intermittente de colique-accalmie-refus du biberon est évocatrice** (crises paroxystiques).

En l'absence de diagnostic, le tableau se complète rapidement par un état de choc, du sang dans les couches et des signes de péritonite due à la nécrose intestinale avec perforation.

Diagnostic

L'examen retrouve parfois une masse abdominale allongée se contractant sous les doigts : le **boudin d'invagination**. Le toucher rectal révèle un rectum le plus souvent vide et peut ramener du mucus et du sang. Ce mélange donne l'aspect classique de « gelée de groseilles ».

Traitement

L'enfant est laissé à jeun. Les parents sont prévenus de la possibilité d'une intervention chirurgicale. Le bilan préopératoire doit être pratiqué sans attendre.

L'enfant est perfusé, une sonde gastrique est mise en place.

Une radiographie de l'abdomen sans préparation doit être pratiquée en premier : il n'y a pas d'air dans le côlon au niveau de la fosse iliaque droite mais des niveaux hydroaériques peuvent être visibles si l'occlusion intestinale est déjà présente.

L'échographie abdominale, faite par un radiologue expérimenté, pourrait présenter un moyen de diagnostic utile, fiable et non invasif, en objectivant le **boudin de l'invagination**.

Le lavement avec un produit de contraste hydrosoluble est néanmoins nécessaire puisqu'il permet le diagnostic et le traitement. En effet, il visualise l'**image en cocarde** caractéristique et sous l'influence de la pression contrôlée, il provoque la désinvagination. Cette réduction doit être obtenue de façon indiscutable si l'on veut se contenter de ce traitement sous surveillance en milieu chirurgical pendant 24 heures chez un enfant vu précocement.

Si non, et systématiquement pour certains, la laparotomie est pratiquée pour une désinvagination manuelle et éventuellement une résection du segment ischémique si nécessaire. En général, une appendicectomie de principe est pratiquée. Les récidives sont possibles.

Quand l'enfant est vu tardivement, le lavement doit être évité car il risque de provoquer une perforation si celle-ci ne s'est pas déjà produite ; l'intervention doit être pratiquée d'emblée.

Soins infirmiers

L'enfant est laissé à jeun, car une intervention est possible.

L'infirmière effectue un prélèvement sanguin (bilan préopératoire) et perfuse l'enfant en fonction de la prescription médicale.

L'infirmière informe l'enfant et les parents au fur et à mesure et répond aux questions des parents.

Étranglement herniaire

Définition

Il s'agit d'une complication d'une hernie inguinale, beaucoup plus rarement d'une hernie ombilicale.

Épidémiologie

La hernie inguinale atteint 5 garçons pour une fille. L'incidence des hernies est de 0,8 à 4,4 %, elle peut atteindre 30 % chez les prématurés mais toutes les hernies ne s'étranglent pas. L'étranglement est aussi plus fréquent chez le garçon et survient plus souvent pendant les six premiers mois de la vie.

Anatomophysiologie

La hernie inguinale

Chez le garçon, elle est due à la **persistance du canal péritonéovaginal**. Le processus péritonéovaginal se développe au troisième mois, c'est une prolongation de la cavité péritonéale à travers l'orifice du canal inguinal. La descente testiculaire qui commence au septième mois est associée à l'extension du processus péritonéovaginal dans le scrotum. Le processus s'oblitère spontanément après la descente du testicule. La partie distale donne la tunique vaginale.
Chez la fille, le processus péritonéal entraîne l'ovaire jusque dans le bassin et se réduit en ligament rond reliant l'ovaire aux grandes lèvres.

La hernie ombilicale

C'est la contraction incomplète de l'anneau ombilical après la naissance, qui laisse un orifice permettant à une anse intestinale coiffée par le péritoine de s'introduire sous la peau.

Physiopathologie

Chez le garçon, l'oblitération incomplète du processus péritonéovaginal rend possible la présence :
- d'hydrocèle, par présence de liquide dans la tunique vaginale,
- de kyste du cordon par enkystement dans le cordon,
- de hernie inguinale indirecte par passage d'une anse intestinale par le processus péritonéal.

Chez la fille, c'est l'ovaire qui peut se glisser dans les vestiges du processus péritonéal dont l'oblitération est incomplète.
L'étranglement herniaire se produit chez le garçon quand l'anse intestinale se bloque (à la suite d'un effort, d'une quinte de toux, voire spontanément) dans l'orifice inguinal, provoquant un œdème gênant la circulation et l'irrigation sanguine (pincement latéral). Parfois, le canal péritonéovaginal est suffisamment perméable pour que l'anse intestinale s'y introduise avec le mésentère et ses vaisseaux qui, étranglé, provoque une souffrance de l'anse intestinale jusqu'à la nécrose.
Chez la fille, c'est soit l'ovaire avec son pédicule vasculaire qui peut être comprimé, soit une anse intestinale.

Clinique

Le tableau de hernie étranglée est celui d'une **occlusion intestinale** avec douleurs, vomissements, arrêt des matières et des gaz. Le risque supplémentaire est la compression du pédicule vasculaire du testicule.
Chez le garçon, l'examen systématique des orifices inguinaux devant tout tableau d'occlusion retrouve la **masse herniaire**, qui apparaît irréductible et très douloureuse.
Chez la fille, l'examen de la partie haute des grandes lèvres met en évidence :
- soit une **tuméfaction en amande**, dure et douloureuse, correspondant à l'ovaire tuméfié ;

• soit une tuméfaction plus importante, moins dure, correspondant à une anse intestinale.

Traitement

C'est la cure chirurgicale d'urgence après réanimation et traitement du choc s'il y a lieu.

Soins infirmiers

L'enfant est laissé à jeun en prévision de l'intervention chirurgicale.
L'infirmière effectue un prélèvement sanguin (bilan préopératoire) et perfuse l'enfant en fonction de la prescription médicale.
L'infirmière informe l'enfant et les parents au fur et à mesure et répond aux questions des parents.

vous devez savoir faire...

Actes professionnels

- Poser le diagnostic infirmier de la diarrhée aiguë chez l'enfant.
- Évaluer la gravité de la diarrhée en fonction des signes cliniques.
- Planifier le régime alimentaire en fonction de l'âge de l'enfant et de la gravité de la diarrhée.
- Évaluer l'efficacité du traitement diététique.
- Éduquer les parents ou l'entourage concernant le régime, la surveillance et les soins à mettre en œuvre en cas de diarrhée aiguë.
- Éduquer les parents d'un enfant présentant une colopathie fonctionnelle.
- Éduquer les parents d'un enfant atteint de maladie cœliaque (régime alimentaire et surveillance).
- Éduquer les parents d'un enfant atteint d'intolérance aux protéines du lait de vache (régime alimentaire).
- Collaborer au diagnostic de mucoviscidose par le test de la sueur.
- Soutenir et éduquer l'enfant atteint de mucoviscidose ainsi que sa famille.

Diagnostic infirmier

- Diarrhée aiguë.
- Risque d'atteinte de l'intégrité de la peau.

→ à un enfant présentant une diarrhée aiguë ou chronique

..donc vous devez savoir :

Connaissances requises

- Définir la diarrhée aiguë et énumérer ses principales causes.
- Évaluer la perte de poids.
- Décrire les principaux régimes antidiarrhéiques en fonction de l'âge de l'enfant et de la gravité de la diarrhée.
- Définir la colopathie fonctionnelle et expliquer les principes du traitement.
- Définir la maladie cœliaque et expliquer les principes du traitement.
- Définir l'intolérance aux protéines du lait de vache et expliquer les principes du traitement.
- Expliquer la physiopathologie de la mucoviscidose.
- Décrire les signes et les principes du traitement de la mucoviscidose.
- Expliquer les répercussions familiales et sociales de la mucoviscidose.

Diarrhée aiguë

Définition

Il s'agit de la modification brutale de l'exonération fécale, les selles devenant plus nombreuses, molles ou liquides.
La diarrhée est la conséquence d'un **déséquilibre entre la sécrétion et l'absorption de l'eau et des électrolytes** au niveau des muqueuses de l'intestin grêle et du côlon.
Sa gravité dépend de l'abondance des selles, de la cause, de l'âge, de l'état général et des signes accompagnateurs (fièvre, vomissements, etc.).
Les complications à redouter sont, dans un premier temps, la **déshydratation**, puis le passage à la chronicité, une diarrhée rebelle devenant source de carence nutritionnelle et de trouble de la croissance chez l'enfant.
Plus l'enfant est jeune, plus les risques sont élevés.

Caractères cliniques

À l'examen

- Aspect des selles : fécales ou afécales (liquides, « comme de l'eau »), glaireuses, sanglantes, aérées de fermentation acide…
- Couleur des selles (d'un intérêt limité).
- Fréquence, durée d'évolution.
- Notion de contage ou d'épidémie.

Le plus souvent, la diarrhée est banale et ne nécessitera qu'un traitement diététique. Mais il faut connaître les signes d'accompagnement qui témoignent d'une diarrhée grave surtout chez le tout-petit.

Signes d'accompagnement

- Signes de **déshydratation extracellulaire** : pli cutané, enfoncement des globes oculaires, dépression de la fontanelle, temps de recoloration allongé, fréquence cardiaque accélérée et tension artérielle pincée.
- Signes de **déshydratation intracellulaire** : sécheresse des muqueuses (bouche), troubles de la conscience, voire convulsions.
- Surtout appréciation de la perte de poids, par la prise immédiate du poids de l'enfant, qui sera comparé au poids précédent et noté dans le carnet de santé, appréciation de la gravité de la déshydratation (**au-dessus d'une perte de poids de 10 %**, il s'agit d'une déshydratation sévère nécessitant des mesures urgentes qui seront détaillées plus loin).
- Vomissements, fièvre, existence d'une infection associée.
- Examen de l'abdomen, de ballonnement abdominal.

Les premières mesures

Chez le nourrisson

Lorsqu'il existe des signes de déshydratation grave avec perte de poids supérieure à 10 % et signes de collapsus, l'hospitalisation est nécessaire.
Il faut sans attendre :

- déshabiller l'enfant et le peser,
- mettre en place une voie veineuse,
- préparer une perfusion d'albumine humaine (1 g/kg) ou de solution macromoléculaire ou de plasma frais (10 à 20 mL/kg) (cette première perfusion doit passer en 30 min),
- préparer un monitoring cardiaque (scope),
- traiter l'hyperthermie associée (antipyrétique).

Ce n'est qu'après avoir effectué ces premiers gestes que l'on doit effectuer :

- une coproculture (recueil des selles) : examen virologique et parasitologique, un pH des selles et des urines (un ionogramme et un ECBU), en laissant en place une poche permettant la surveillance de la diurèse,
- les prélèvements de sang : numération formule sanguine, ionogramme sanguin avec protidémie, gaz du sang, hémoculture.

Une fois cette première phase écoulée, il faut :

- poursuivre la surveillance : fréquence cardiaque et respiratoire, diurèse, courbe de poids, de tension artérielle et de température ; nombre de selles, de vomissements ; surveillance de la perfusion,

- poursuivre la réhydratation : prudemment, guidée par le ionogramme en se méfiant des réhydratations trop rapides (risques d'œdème cérébral et de convulsions).

Lorsque le tableau est moins alarmant et la perte de poids inférieure à 10 %, il faut :

- tenter la réhydratation orale dans tous les cas (les vomissements ne constituent pas une contre-indication ; on utilise des solutions hydroélectrolytiques dites « sucrées-salées », disponibles sous forme lyophilisée, qui doivent être administrées très fréquemment, en petites quantités),
- en cas de refus de l'enfant, recourir aux méthodes d'alimentation par sonde nasogastrique dans les premières heures (les quantités ne doivent pas dépasser 200 mL/kg/j.

Chez l'enfant plus âgé (plus de 1 an)

Le traitement est identique, mais la déshydratation étant rarement aussi sévère, le recours rapide aux aliments solides et antidiarrhéiques est autorisé.

Causes

La diarrhée aiguë de l'enfant est le plus souvent de cause infectieuse.

Diarrhée aiguë secondaire à une infection digestive

Diarrhées bactériennes

On distingue les germes agissant par l'intermédiaire de toxines qui produisent une diarrhée aqueuse, et les germes agissant directement sur la muqueuse intestinale (diarrhée entéro-invasive), produisant des selles glaireuses et sanglantes.

Parmi les germes agissant par l'intermédiaire de toxines (diarrhée entérotoxinique), nous citerons le colibacille entérotoxinogène, le vibrion cholérique et, beaucoup plus rarement, le staphylocoque doré, exceptionnellement à l'origine de la diarrhée bien que souvent retrouvé dans les selles (germes saprophytes du tube digestif).

Parmi les germes entéro-invasifs, nous citerons : salmonelles et shigelles, *Campylobacter jéjuni*, *Yersinia enterolitica* et certains colibacilles entéro-invasifs.

Diarrhées virales

Le rotavirus est très fréquemment en cause (il peut être retrouvé à l'examen direct des selles au microscope électronique), mais également le coronavirus, l'adénovirus.

Diarrhées parasitaires

Amibes, ascaris, giardia, lamblia.

Diarrhée secondaire à une infection non digestive

- Infections ORL, surtout otite et otomastoïdite.
- Infections urinaires, plus rarement.

Diarrhée non infectieuse

- Par intolérance alimentaire (allergie aux protéines du lait de vache, au soja, etc.), s'apparente aux diarrhées chroniques.
- Par erreur diététique (dans la confection des biberons, dans l'introduction des aliments, etc.).
- Diarrhée aux antibiotiques.

Diarrhée grave rebelle et diarrhée « du retour »

Il s'agit de formes graves évoluant vers une diarrhée chronique.

La diarrhée « du retour » est une diarrhée aiguë négligée ayant entraîné une dénutrition, et parfois une altération profonde de l'état général. On l'observe chez les enfants de migrants qui ont passé les vacances dans leur pays d'origine.

La diarrhée grave rebelle peut survenir après toute diarrhée aiguë, surtout lorsque la prise en charge n'a pas été correcte ou que l'enfant a présenté auparavant des troubles digestifs négligés.

La diarrhée aiguë peut laisser place à une intolérance au lactose, voire aux protéines du lait, qui nécessite l'emploi de formules nutritives sans pro-

téines du lait et sans lactose (Pregestimil®, Galliagène®, Alfare®).
En cas d'échec, les techniques d'assistance nutritionnelle (nutrition entérale à débit continu ou nutrition parentérale) sont parfois nécessaires.

Quelques principes du traitement

Passée la phase aiguë décrite plus haut, les principes du traitement de diarrhée aiguë sont les suivants.

Chez le nourrisson

• Arrêt, pendant un temps limité, du lait.
• Réhydratation par voie orale chaque fois que cela est possible.
• Réalimentation rapide, afin d'éviter des pertes caloriques trop importantes (risque de diarrhée rebelle). Cette réalimentation, effectuée par paliers avec réintroduction d'une solution nutritive à base de lait ou, mieux, délactosée, se fait chez le nourrisson de moins de 6 mois :
– avec **Diargal**® AL 110, à dilution croissante pour atteindre la concentration normale en 4 jours,
– avec réintroduction progressive du lait, pas avant une semaine chez le tout-petit.

Le recours aux médicaments est très limité. Le diosmectite (Smecta®) peut avoir une action utile renforçant la barrière intestinale et protégeant la muqueuse intestinale. Les souches tuées de *lactobacillus acidophilus* (Lactéol fort®) pourront avoir une action utile au cours de la diarrhée par quatre mécanismes : une action bactériostatique directe, une immunostimulation non spécifique des muqueuses, une inhibition de l'adhésion entérocytaire des micro-organismes invasifs et une stimulation de la croissance des microflores acidogènes de défense intestinale.

Chez l'enfant plus grand

L'utilisation de lait de soja est préconisée par certains, sous forme liquide ou solide.

En résumé

Le recours aux médicaments est très limité :
– les opiacés (Imodium®) doivent être évités chez le tout-petit ;
– les désinfectants intestinaux (Ercefuril®) sont d'un intérêt limité ;
– l'antibiothérapie doit être d'un usage restreint aux diarrhées secondaires à un foyer d'infection (otite) et aux formes septicémiques. Le traitement antibiotique des diarrhées à salmonelles et à shigelles dans les formes non septicémiques n'a pas fait preuve de son efficacité.

En fait, le traitement des diarrhées aiguës du nourrisson est avant tout diététique.

Soins infirmiers

L'infirmière accueille l'enfant et ses parents. Elle informe les parents, surtout sur l'isolement et la réhydratation.

Isolement

À l'arrivée, il faut organiser un isolement digestif qui pourra être levé rapidement en fonction des résultats d'examen.

Hydratation

Veiller à l'hydratation ou à la réhydratation de l'enfant en fonction de la prescription médicale :
– par voie orale : veiller à ce que l'enfant boive souvent une solution hydroglucominérale ou de l'eau et noter les quantités ;
– par voie veineuse : poser un cathéter court et utiliser une seringue électrique ou une pompe volumétrique.

Alimentation

Selon la prescription médicale, donner le lait habituel ou le substitut de lait aux mêmes quantités et aux mêmes heures.

Transit

Noter les selles émises : nombre, aspect et consistance.

Poids

Peser l'enfant une à deux fois par jour, en continuant à évaluer la perte de poids en pourcentage.

Surveillance de signes associés

Surveiller l'apparition de vomissements, de fièvre, etc.

Soins de siège

L'objectif est de prévenir l'érythème fessier qui est souvent une conséquence de la diarrhée, pour cela il est nécessaire de :

- changer l'enfant après chaque selle ;
- laver le siège doucement, le rincer abondamment et le sécher en tamponnant ;
- appliquer une pâte à l'eau, ce qui permet qu'il n'y ait plus de contact entre les selles et la peau.

Éducation des parents

L'éducation doit porter sur :

- le changement d'alimentation,
- l'hydratation,
- la prévention de l'érythème fessier.

Diarrhées chroniques

Définition

La diarrhée est l'émission de selles molles ou liquides, trop fréquentes ou trop abondantes. Elle résulte d'une **accélération globale du transit** liée à des mécanismes multiples : maldigestion, malabsorption, phénomènes moteurs, phénomènes inflammatoires, avec hypersécrétion et exsudation, pullulation microbienne.

La diarrhée est à distinguer des fausses diarrhées, des constipations et des subocclusions (maladie de Hirschsprung), caractérisées par l'alternance de diarrhée et de constipation, ou par l'émission d'un mélange de selles dures et de selles liquides au cours de la même exonération.

Les mécanismes

Les maldigestions

Pour être absorbés par la muqueuse intestinale, les aliments doivent être transformés en composants élémentaires.

Les glucides, les protides et les lipides sont en effet ingérés sous la forme de polymères [1]. Ils subissent l'hydrolyse [2] des enzymes digestives sécrétées par le pancréas exocrine : l'amylase pancréatique hydrolyse les

1. Un polymère est une longue chaîne organique réalisée au moyen de l'assemblage de plusieurs molécules de base plus petites, les monomères. Exemple : les différents glucides, des polymères comme le saccharose, le lactose, le maltose, sont hydrolysés en monomères (glucose, galactose, fructoses, etc.).

2. L'hydrolyse est donc l'action chimique de décomposition d'une substance par fixation d'eau.

glucides en oses, la trypsine et la chymotrypsine hydrolysent les protides en acides aminés, la lipase hydrolyse les lipides en monoglycérides et en acides gras.

La maldigestion peut être liée à une insuffisance pancréatique exocrine. Dans ce cas les polymères non digérés ne peuvent être absorbés par la muqueuse intestinale, et leur présence dans la lumière intestinale entraîne une diarrhée (exemple : la mucoviscidose).

Le diagnostic d'insuffisance pancréatique peut être posé à partir des résultats de l'examen microscopique des selles (globules de graisses non hydrolysées et fibres musculaires non digérées), du dosage pondéral fécal (stéatorrhée à graisses neutres supérieure à 3,5 g/24 h) et du tubage pancréatique (déficit enzymatique congénital en lipase, très rare).

En cas de déficit en sels biliaires, les graisses ne sont pas solubilisées au sein des micelles [3] et ne peuvent pas être hydrolysées. La maldigestion concerne électivement les lipides.

Les malabsorptions

La malabsorption peut être globale et non spécifique ou sélective et porter sur un seul type de nutriment, ou parfois même sur un seul composé.

La malabsorption globale entraîne un retard staturopondéral considérable dont l'importance dépend du degré de malabsorption protidique.

La malabsorption des graisses se traduit par l'abondance de la **stéatorrhée** [4] et l'absence de globules graisseux.

À l'examen microscopique des selles, la malabsorption des sucres est mise en évidence par un taux sanguin inférieur à 20 mg/100 mL, une heure après la prise orale de D-xylose.

Enfin, la malabsorption protidique est évaluée par la mesure du rapport corticodiaphysaire osseux, la protidémie et la cléarance de l'alpha antitrypsine fécale.

La malabsorption intestinale peut être proximale ou distale, selon le niveau de l'atteinte de la muqueuse, les deux pouvant être associées :

- une atteinte proximale (jéjunale) prédominante se traduit par un syndrome global majeur de malabsorption, une hyposidérémie (du grec : *sidéros* = fer) et une hypofolicémie (diminution de l'acide folique dans le plasma) ;
- une atteinte distale (iléale) se traduit par une carence en vitamine B 12, électivement absorbée dans cette zone et une anémie mégaloblastique.

La biopsie intestinale par capsule de Carey ou de Crosby montre une **atrophie villositaire** en cas de malabsorption par altération de la muqueuse intestinale.

L'examen microscopique des selles permet de différencier une malabsorption (exemple : la maladie cœliaque) d'une maldigestion : dans le maldigestion, les graisses et les fibres musculaires sont absentes et les produits de leur hydrolyse (glycérol, acides gras et acides aminés) ne sont pas visibles.

La pullulation microbienne

La pullulation microbienne intraluminale est responsable d'une diarrhée par suite de la déconjugaison des sels biliaires par les bactéries. D'une part, cette déconjugaison augmente la pression osmotique [5] intraluminale et provoque un appel d'eau. D'autre part, les sels biliaires déconjugués ne permettent plus la solubilisation des graisses et entraînent une malabsorption lipidique.

L'association de ces deux mécanismes entraîne une diarrhée.

Le diagnostic de cette affection est porté à l'aide d'analyses de la flore duodénale ou jéjunale par tubage. **Le pH des selles est très acide.**

Elle se rencontre dans les stases chirurgicales ou médicales : accolement d'anses intestinales ou entérocolite inflammatoire avec dyskinésie.

Exemple de pullulation microbienne : l'erreur alimentaire, la **dyspepsie des farineux** [6].

3. Micelles : petites particules formées d'un agrégat de molécules en solution colloïdale.
4. Stéatorrhée : du grec *steat*, « graisse » ; condition qui est caractérisée par des diarrhées graisseuses chroniques, résultat d'une digestion anormale et/ou de l'absorption intestinale des graisses.
5. La pression osmotique résulte de la différence de concentration de solutés de part et d'autre d'une membrane sélectivement perméable.
6. Dyspepsie des farineux : due à la consommation excessive de farines entre huit mois et deux ans ou à l'emploi de farines insuffisamment cuites, ou à l'utilisation de farines non instantanées que la mère oublie de faire cuire.

Causes

Les entérocolites inflammatoires

Elles sont responsables d'une diarrhée soit par stase avec pullulation microbienne, soit par entéropathie avec exsudation secondaire et action putréfactive des bactéries coliques sur les protides non absorbées. Dans ce cas, **le pH des selles est alcalin**.

Le retentissement staturopondéral est toujours important et les difficultés de renutrition sont constantes.

Exemple d'entérocolites inflammatoires : la rectocolite hémorragique[7], la maladie de Crohn[8].

Les diarrhées allergiques

Les réactions anaphylactiques se caractérisent par une dégranulation[9] des basophiles, avec libération d'histamine responsable d'une hypermotricité intestinale et d'une exsudation intraluminale très abondante.

La diarrhée est souvent explosive, parfois sanglante, et peut s'accompagner d'un collapsus. Le diagnostic est posé lorsque l'exclusion de la substance incriminée fait disparaître les troubles digestifs alors que leur réintroduction les fait réapparaître.

Exemple de diarrhée allergique : l'intolérance aux protéines du lait de vache.

Le « côlon irritable » (ou colopathie fonctionnelle)

La diarrhée du côlon irritable ne s'accompagne jamais de malabsorption. Elle survient sur un terrain familial, par poussées lors d'infections oto-rhinolaryngologiques, de percées dentaires, d'émotions ou d'une exposition au froid.

Elle peut résulter d'une allergie digestive alimentaire ou non, ou encore d'une alimentation trop riche en résidus.

Elle se caractérise par une exsudation[10] colique.

L'intolérance aux protéines du lait de vache (IPLV)

L'intolérance aux protéines du lait de vache et du lait de soja se manifeste dès l'introduction de ces aliments. Les troubles surviennent lors du sevrage si l'enfant est initialement nourri au sein, car les laits maternisés sont des laits industriels riches en β-lactoglobulines, qui possèdent donc toute l'allergénicité du lait de vache.

Dans certains cas, l'anamnèse familiale révèle la notion d'intolérance au lait chez les parents ou un terrain allergique familial : asthme, eczéma, urticaire, rhume des foins.

Signes cliniques

Les manifestations cliniques de l'allergie aux protéines du lait de vache et au lait de soja sont très variables.

La forme la plus fréquente associe une **diarrhée de putréfaction**, des vomissements sans caractère spécifique et une stagnation pondérale.

Il peut s'agir d'une simple pâleur avec cyanose péribuccale, de coliques du nourrisson, de gastrite allergique avec éosinophilie périphérique ou encore de dermatite atopique.

Les formes atypiques peuvent se révéler par des vomissements isolés avec ou sans selles molles.

Dans les formes graves, chaque introduction du lait de vache peut déclencher un choc anaphylactique avec diarrhée sanglante, éruption urticarienne, perte de connaissance et parfois bronchospasme.

7. La rectocolite hémorragique (RCH) est une affection inflammatoire de la muqueuse, de cause inconnue. Contrairement à la maladie de Crohn, elle atteint constamment le rectum et s'étend de **manière continue** plus ou moins haut vers le cæcum, respectant le grêle. Elle évolue par poussées.

8. Maladie de Crohn : maladie inflammatoire de l'intestin, chronique, de cause inconnue. Des formes familiales se voient dans quelques cas. Théoriquement elle peut atteindre tous les segments du tube digestif, mais ses localisations préférentielles sont l'iléon (partie terminale de l'intestin grêle) et le côlon. Le rectum est très rarement touché. Elle entraîne chez l'enfant un retard de croissance.

9. Voir ce mécanisme au chapitre 7 « *L'asthme* ».

10. Exsudation : suintement de liquide à travers la paroi d'une cavité naturelle, ici, la cavité du côlon.

Diagnostic

Le diagnostic repose essentiellement sur la disparition des symptômes lors de la suppression du lait de vache et leur réapparition à chaque réintroduction.

Les examens complémentaires

Ils précisent la nature allergique des troubles. Ils ont une grande valeur diagnostique lorsqu'ils sont positifs : test de transformation lymphoblastique[11] en présence de protéines du lait de vache, étude des IgE spécifiques par la technique du RAST, présence d'anticorps antilait.

La biopsie intestinale montre une atrophie villositaire partielle, signe de souffrance intestinale.

Les tests de perméabilité intestinale sont aussi utiles dans le diagnostic et le suivi de la maladie.

Traitement

L'intolérance aux protéines du lait de vache est souvent transitoire et s'accompagne fréquemment d'une allergie aux protéines du soja, du riz et des œufs. Le traitement est basé sur la suppression de ces protéines et leur substitution par des hydrolysats de caséine, moins allergisants (Nutramigen®, Pregestimil®, Galliagène®, Alfare®).

L'effet bénéfique de ce traitement est constant et indispensable pour affirmer l'intolérance aux protéines du lait de vache, ou à d'autres protéines allergisantes.

La réintroduction trop précoce de ces protéines entraîne toujours une récidive des manifestations cliniques.

Il est nécessaire de bien connaître les aliments autorisés et défendus dans l'intolérance au lait de vache (consulter les différents tableaux disponibles tant pour les aliments naturels que pour les « petits pots » du commerce).

La réintroduction du lait de vache se fait en milieu hospitalier :

- 15 jours avant l'hospitalisation, prescription d'une cure de cromoglucate (Nalcron® ou Intercon®) en ampoule buvable : un quart d'ampoule 3 minutes avant chaque repas pendant les cinq premiers jours, puis une demi-ampoule 30 minutes avant chaque repas les 100 jours suivants ;
- à l'hôpital, réintroduction progressive du lait avec mise en place d'un accès veineux pour intervenir dès le moindre malaise, adjonction de 5 mL de lait au premier repas, 30 mL au repas suivant, 15 mL au troisième repas, un biberon entier de lait de vache le lendemain matin, en donnant une demi-ampoule de cromoglucate avant chaque repas et en gardant un accès veineux jusqu'à la sortie ;
- à la sortie de l'hôpital, continuer l'administration de cromoglucate aux mêmes doses pendant le mois qui suit la réintroduction.

L'intolérance au gluten ou maladie cœliaque

Définition et épidémiologie

Elle a été décrite par Dicke en 1950. Elle survient chez 1 sujet sur 2 000 à 8 000.

Elle est due à une **intolérance ou allergie à la gliadine du gluten**, contenue dans le blé, l'orge, le seigle, l'avoine.

Il n'y a pas d'intolérance au maïs, au soja, au manioc, au riz et à l'amidon, qui ne contiennent pas de gluten.

Signes cliniques

Les troubles dus à une intolérance au gluten surviennent précocement, habituellement entre 3 et 6 mois, avec un certain délai par rapport à l'introduction des farines.

11. Le test de transformation lymphoblastique est basé sur la propriété des petits lymphocytes « à mémoire » de se transformer en cellules blastiques lorsqu'ils ont été cultivés en présence d'un antigène auquel ils ont été sensibilisés. Le test n'est positif que dans deux tiers des cas environ. La négativité des tests ne permet donc pas d'éliminer le diagnostic.

Le début est souvent insidieux et se caractérise par :
- une anorexie,
- des vomissements,
- une diarrhée
- et un ballonnement abdominal, associés à une cassure de la courbe pondérale qui doit faire évoquer le diagnostic.

La maladie cœliaque peut se présenter sous trois grands tableaux cliniques à la période d'état.

➡ La maladie cœliaque classique

Elle se caractérise par :
- des **selles diarrhéiques abondantes**, fréquentes, pâles et fétides, liquides ou molles mais pas toujours luisantes et graisseuses. Leur poids dépasse 2 % du poids corporel. L'anorexie peut devenir totale et les vomissements sont fréquents ;
- l'augmentation du volume de l'abdomen contraste avec la maigreur et la fonte des masses musculaires ;
- **l'hypotrophie pondérale** est frappante et le rachitisme n'est pas rare ;
- **l'apathie, la tristesse, l'hostilité** ou l'irritabilité sont aggravées par un retard moteur progressif ;
- la diarrhée peut être prolongée, putride, alcaline et s'accompagne de difficultés alimentaires et d'infections intestinales ou parentérales.

➡ Les formes latentes, familiales

Elles sont plus rares et souvent asymptomatiques.

➡ Les formes atypiques

Elles sont trompeuses : l'anorexie peut être isolée ou s'accompagner d'une hypotrophie, la constipation ou les vomissements sont quelquefois rebelles. Une diarrhée aiguë infectieuse peut précéder l'apparition des troubles digestifs. L'anémie peut être hypochrome ou mégaloblastique. L'hypoprotidémie, l'ostéoporose et l'ostéomalacie ne sont pas rares.

Diagnostic

Le diagnostic de maladie cœliaque est affirmé sur des critères histologiques évolutifs.

La biopsie intestinale montre une atrophie villositaire totale sous régime normal.

Causes

L'intolérance au gluten est la cause la plus fréquente d'atrophie villositaire totale dans nos pays, mais elle n'est pas la seule.

La suppression du gluten entraîne une réparation complète des lésions en 18 mois et sa réintroduction est responsable d'une rechute de l'atrophie villositaire totale ou subtotale en moins de 6 mois.

L'existence de taux élevés d'anticorps antigliadine, antiréticuline et anti-endomysium au moment du diagnostic et leur disparition avec le régime sans gluten sont un argument supplémentaire en faveur du diagnostic.

Les tests de perméabilité intestinale sont aussi utiles dans le diagnostic et le suivi de la maladie.

Les mêmes lésions histologiques intestinales peuvent se retrouver en cas de parasitose chronique (lambliase) et de déficit total en IgA circulants.

L'atrophie villositaire est partielle dans certains syndromes cœliaques, caractérisés par des selles putrides, alcalines et volumineuses : intolérance aux protéines du lait de vache, diarrhées graves rebelles du nourrisson, otites et antrites, gastro-entérites infectieuses aiguës, parasitoses intestinales chroniques, anémies hypochromes sévères, intolérance au saccharose-isomaltose et entéropathies exsudatives.

Traitement

Il repose sur la suppression stricte du gluten dans l'alimentation et nécessite de connaître la composition des aliments et de leur préparation (petits pots, plats préparés, etc.). Il est absolument nécessaire de se référer aux différentes listes établies par les diététiciens.

L'information des parents n'est pas toujours aisée et demande compétence et patience. Il est absolument indispensable de leur remettre un régime sur un document écrit avec les aliments « permis » et les « aliments défendus ».

vous devez savoir faire...

Actes professionnels

- Poser le diagnostic infirmier d'hyperthermie chez l'enfant.
- Tenir compte du risque de convulsions chez un enfant présentant une hyperthermie.
- Planifier et mettre en œuvre les mesures adéquates pour faire baisser la température de l'enfant fébrile.
- Effectuer la surveillance d'un enfant fébrile.
- Éduquer les parents ou l'entourage sur la conduite à tenir en cas d'hyperthermie.
- Prendre les mesures adéquates pour protéger l'enfant pendant une crise convulsive.

Diagnostic infirmier

- Hyperthermie.

...donc vous devez savoir :

Connaissances requises

- Définir l'hyperthermie et en citer les principales causes.
- Expliquer le risque de convulsions chez un enfant présentant une hyperthermie.
- Citer les principes du traitement antipyrétique.
- Citer les moyens non médicamenteux permettant de faire baisser la température d'un enfant fébrile.
- Citer les éléments de surveillance d'un enfant fébrile.

La fièvre chez l'enfant

Définition

La fièvre est une réaction de l'organisme face à une agression (infection, inflammation, chaleur, etc.), se traduisant par une élévation de la température corporelle qui devient supérieure ou égale à 37,8 °C.

Dans une certaine mesure, la fièvre est un **moyen de défense naturel**, notamment contre l'infection, mais peut, à partir de 38,5 °C, provoquer chez l'enfant, et en particulier chez le nourrisson, des complications potentiellement graves, telles que des convulsions fébriles, une déshydratation, une hyperthermie majeure, qui motivent une vigilance et une prise en charge spécifique de ce symptôme si fréquent en pédiatrie.

Causes

Chez l'enfant, la fièvre est le plus souvent consécutive à :

- une infection, le plus souvent d'origine virale mais aussi bactérienne et, plus rarement, parasitaire. Les pathologies les plus fréquemment retrouvées sont :
  - les infections ORL telles que la rhinopharyngite, l'otite, l'angine,
  - les infections respiratoires comme la bronchite, la bronchiolite,
  - les maladies infantiles telles la roséole, la varicelle, la rubéole, la rougeole et la scarlatine,
  - mais aussi, quelquefois, les méningites, les infections urinaires et, chez l'enfant migrant, le paludisme ;
- un coup de chaleur dû à une exposition solaire, un excès de chauffage, un enfant trop couvert ;
- une réaction à une vaccination, notamment contre la coqueluche, la rougeole ;
- une poussée dentaire.

Des affections plus rares peuvent également provoquer de la fièvre comme les pathologies cancéreuses, la leucémie par exemple, des pathologies inflammatoires telles que les maladies de système, les maladies rhumatologiques, une maladie périodique.

Examen clinique

Examen clinique systématique complet et soigneux, appréciant l'état général et recherchant :

- des signes cutanés, une éruption, des pétéchies,
- des signes ORL, un écoulement ou une obstruction nasale, l'état de la gorge et des tympans,
- des signes cardio-respiratoires par contrôle de la fréquence cardiaque et respiratoire, auscultation, toux,
- des signes digestifs, douleur abdominale, vomissements, diarrhée, palpation de l'abdomen,
- des signes méningés,
- des signes articulaires, douleur, tuméfaction,
- des adénopathies, une hépatosplénomégalie.

Autres examens

- Biologiques : numération formule sanguine pour la détermination du nombre des globules blancs, dosage de la CRP (protéine C réactive), du fibrinogène, vitesse de sédimentation, numération des plaquettes, pour la recherche d'un syndrome inflammatoire.
- Microbiologiques : ECBU (examen cytobactériologique des urines), hémocultures, PL (ponction lombaire).
- Radiologiques : radiographie pulmonaire.

Appréciation de la tolérance de la fièvre

Recherche de modifications du comportement, de l'appétit, assez fréquentes et banales.

Recherche de troubles méritant une attention plus particulière, surtout chez le petit nourrisson, comme une modification de la coloration cutanée, pâleur, cyanose, des extrémités froides, un allongement du temps de recoloration cutanée, évoquant une mauvaise tolérance hémodynamique de la fièvre.

Traitement de la fièvre

Il convient d'assurer le confort de l'enfant et d'éviter la survenue de complications avec :

- des moyens naturels à mettre en œuvre dès que la fièvre est constatée : déshabiller et découvrir l'enfant, contrôler la température de la pièce où il est installé (19 à 20 °C), proposer régulièrement à boire et refroidir (*cf.* prise en charge infirmière) ;
- des médicaments antipyrétiques à utiliser dès que la température atteint 38,5 °C et dont la posologie est fonction du poids de l'enfant :

1. à base de paracétamol, posologie de 50 à 60 mg/kg/jour en trois ou quatre prises soit toutes les six à huit heures. On distingue :

– formes orales :
- Efferalgan pédiatrique® soluté buvable (1 mL = 30 mg) accompagné d'un système doseur gradué en kg de poids de l'enfant ;
- Efferalgan® nourrisson, en sachets de 80 mg ;
- Efferalgan® jeune enfant, en sachets de 150 mg ;
- Doliprane® nourrisson en sachets de 50 mg ;
- Doliprane® jeune enfant en sachets de 125 mg ;
- Doliprane® grand enfant en sachets de 250 mg ;

– suppositoires :
- Efferalgan® suppositoires de 80 mg pour nourrisson ;
- Efferalgan® suppositoires de 150 mg pour jeune enfant ;
- Efferalgan® suppositoires de 300 mg pour grand enfant ;
- Doliprane® suppositoires de 80 mg pour nourrisson ;
- Doliprane® suppositoire de 170 mg pour jeune enfant ;
- Doliprane® suppositoire de 300 mg pour grand enfant ;

2. à base d'acide acétylsalicylique, posologie de 50 à 75 mg/kg/jour en quatre à six prises soit toutes les quatre à six heures. On distingue :
- Aspégic® nourrisson, en sachets de 100 milligrammes ;
- Aspégic 250® en sachets de 250 mg ;
- Catalgine® 0,10 nourrisson en sachets de 100 mg ;
- Catalgine® 0,25 en sachets de 250 mg.

Surveillance des complications

Il convient de surveiller la température, la tolérance, les signes cliniques.

Les complications représentent un risque réel du fait de leur fréquence (notamment pour les convulsions fébriles), de leur potentielle gravité (hyperthermie majeure, déshydratation). Leur prévention passe par la surveillance attentive et le traitement de la fièvre chez tout enfant fébrile.

La déshydratation

Cf. chapitre 8.

Les convulsions fébriles

Définition

Ce sont des crises convulsives provoquées exclusivement par la fièvre en dehors de toute affection métabolique ou neurologique. Elles surviennent chez certains enfants âgés de six mois à cinq ans à l'occasion d'une poussée fébrile supérieure à 38 °C. Elles sont fréquentes, chez 5 % des enfants, surtout dans la deuxième année.

Les autres causes de convulsions sont nombreuses. On peut citer la méningite, le traumatisme crânien, l'hypoglycémie et une intoxication.

Il ne faut pas confondre une crise convulsive avec de simples trémulations ou des spasmes du sanglot.
On distingue deux types de convulsions fébriles.
Les **convulsions fébriles simples** (90 % des cas) surviennent habituellement chez des enfants, sans doute prédisposés, sans antécédents neurologiques ni retard psychomoteur et âgés de plus de 9 mois [1]. Elles sont toniques ou tonicocloniques, de durée brève, moins de dix minutes, et sans déficit post-critique. Dans la majorité des cas, l'évolution est favorable, le risque d'épilepsie ultérieure étant très faible, moins de 2 % des cas.
Les **convulsions fébriles complexes** (10 % des cas) qui surviennent plus volontiers chez des nourrissons de moins de 9 mois, sont souvent unilatérales, prolongées, plus de 15 minutes, ou répétées à court intervalle, suivies d'un déficit postcritique plus ou moins long. Le risque de séquelles est possible, avec une évolution épileptique ultérieure dans 3 à 12 % des cas.

➡ Clinique

Il s'agit le plus souvent d'une crise généralisée et clonique avec perte de connaissance, pâleur, **révulsion oculaire, hypertonie et mouvements cloniques au niveau des membres et du visage**. Parfois, la crise est plus frustre, se réduisant à une seule des manifestations précédemment citées.
La durée est en général brève avec une récupération spontanée en moins de 5 minutes la plupart du temps. Plus rarement, la crise est prolongée pendant plus d'une heure, réalisant un état de mal convulsif qui peut laisser des séquelles neurologiques graves.
Après la crise, l'enfant retrouve un état de conscience normal et souvent s'endort profondément.

➡ Traitement

La conduite a tenir auprès d'un enfant présentant une convulsion fébrile consiste à l'installer en position latérale de sécurité afin de libérer les voies aériennes supérieures et d'éviter les risques de fausse route.
Une crise simple dont la brièveté conduit à l'interruption spontanée ne nécessite pas de traitement particulier en dehors du traitement de la fièvre.
Une crise complexe ou prolongée nécessite l'administration d'un traitement anticonvulsivant : injection par voie intrarectale de Valium® à raison de 0,5 mg/kg éventuellement suivie d'une nouvelle injection de 0,5 mg/kg si la crise ne cède pas au bout de 5 à 10 minutes.
La persistance de la crise au-delà de 30 minutes signe un état de mal convulsif qui nécessite :

- une ventilation au masque,
- la pose d'une voie d'abord veineuse,
- l'administration de Gardénal® ou de Dilantin® par voie veineuse.

La ventilation artificielle peut s'imposer en cas de persistance des crises sous un tel traitement ou devant des signes de souffrance cérébrale sévère, des irrégularités respiratoires, des accès de cyanose, notamment.

Surveillance de l'état de conscience

Une surveillance attentive pendant les 12 heures suivantes est nécessaire. Elle comprend notamment la surveillance de l'état de conscience et du comportement, de la température qui est relevée toutes les quatre heures.

Bilan biologique

En présence d'un premier épisode de convulsions en contexte fébrile, un bilan biologique est réalisé comprenant NFS, glycémie, calcémie, ionogramme sanguin et, au moindre doute, une ponction lombaire et un bilan neurologique comprenant un examen clinique, un électroencéphalogramme, afin d'éliminer une cause métabolique ou neurologique de convulsions.
Le traitement préventif passe, dans tous les cas, par le traitement de la fièvre, en pensant notamment aux vaccinations, par les moyens physiques et médicamenteux dès que la température de l'enfant atteint 38 °C. Un traitement anticonvulsivant au long cours n'est pas utile en cas de convulsions fébriles simples. En revanche, il est nécessaire de

1. Un facteur génétique familial existe dans 30 % des cas.

l'envisager en cas de convulsions complexes, chez l'enfant de moins de 9 mois, avec une durée de la première crise supérieure à 15 minutes, en présence de signes neurologiques déficitaires. On peut proposer soit un traitement quotidien prolongé avec une monothérapie par Dépakine® ou Gardénal® soit un traitement à la demande, en cas de fièvre, par Valium® intrarectal.

Soins infirmiers

À l'hôpital, en présence d'un enfant présentant une hyperthermie, le rôle de l'infirmière consiste à :
- mettre en œuvre les moyens non médicamenteux pour combattre la fièvre dès qu'elle est constatée ;
- éduquer les parents afin qu'ils puissent réaliser eux-mêmes ces différents soins à domicile dès que cela est nécessaire.

Les moyens non médicamenteux mis en œuvre pour faire baisser la température consistent principalement à :
- déshabiller et découvrir l'enfant : laisser juste une couche et un vêtement léger ; si l'enfant est couché, ne pas mettre de couverture, de couette… ;
- contrôler la température de la pièce : la pièce où se trouve l'enfant doit être à une température de l'ordre de 19° à 20 °C ;
- faire boire l'enfant : proposer régulièrement des boissons fraîches à l'enfant, ne pas lui donner de lait chaud, par exemple ;
- refroidir l'enfant par la ventilation ou le bain : le bain peut être pris à l'hôpital ou à domicile. Sa température doit être inférieure de 1 à 2 °C à la température de l'enfant. Ainsi, pour un enfant ayant une température de 39 °C, la température du bain est tout d'abord réglée à 38 puis à 37 °C. Il faut mettre l'enfant dans le bain de façon progressive, l'y laisser une dizaine de minutes, le sortir, ne pas l'essuyer ni l'habiller. Si cela est nécessaire le bain est renouvelé. Attention : dans certains cas, cette technique peut provoquer un choc thermique entraînant des convulsions ;
- si le bain n'est pas possible, l'infirmière peut réaliser des enveloppements humides et frais, il s'agit d'envelopper l'enfant dans une serviette humide ;
- les vessies de glace sont utilisées en milieu hospitalier. Les vessies de glace, bien enveloppées dans un linge épais, doivent être placées sous la nuque et au niveau des plis inguinaux (fémorales). Les vessies de glace doivent être déplacées régulièrement.

La surveillance d'un enfant fébrile porte sur l'observation de l'évolution des signes cliniques et sur la prise de la température environ toutes les trois heures pour vérifier l'efficacité des moyens médicamenteux et non médicamenteux mis en œuvre.

vous devez savoir faire..

Actes professionnels

- Participer à la prévention des maladies infantiles.
- Reconnaître les signes cliniques de ces pathologies.

→ les principales maladies infantiles (varicelle, rubéole,rougeole, exanthème subit, scarlatine, coqueluche et oreillons)

..donc vous devez savoir :

Connaissances requises

- Établir le calendrier vaccinal.
- Définir les maladies infantiles et en citer les signes.

Rougeole

Définition

C'est une maladie éruptive, due à un paramyxovirus. Elle est très contagieuse. La contagiosité maximale est contemporaine de l'apparition du **signe de Koplick** (de trois jours avant l'éruption à deux jours après l'éruption). Elle atteint les enfants non vaccinés, elle est rare avant 9 mois.
Considérée comme une maladie bénigne, certaines de ses complications, bien que rares, peuvent être gravissimes (encéphalites). La couverture vaccinale est encore incomplète (82 % en 1997).

Clinique

Incubation

Elle est silencieuse et dure dix jours.

Période d'invasion

Elle dure environ quatre jours et associe :

- une fièvre élevée,
- un catarrhe oculonasal avec toux rauque,
- un **énanthème** de la face interne des joues : il s'agit d'un aspect de petits grains blanchâtres posés sur une muqueuse très rouge car hypervascularisée : c'est le signe de Koplick qui est pathognomonique[1] de la rougeole.

Période d'état

L'éruption maculopapuleuse (exanthème)

Elle débute derrière les oreilles et au niveau du cou. Elle s'étend de haut en bas en deux jours en une seule poussée. Elle se répartit sur l'ensemble du corps en ménageant des intervalles de peau saine. Elle peut confluer en placards.
Il peut exister des éléments ecchymotiques.
Cet exanthème pâlit au 3e jour et s'efface au 5e jour. Une desquamation fine et furfuracée[2] peut s'observer.

La fièvre

Elle va disparaître en quelques jours sauf complications.

Examens complémentaires

La numération sanguine révèle une leucopénie discrète, parfois une lymphopénie. Plus elle est importante, plus le risque de complications infectieuses est grand. Cette lymphopénie explique l'anergie tuberculinique.
Le sérodiagnostic n'a pas d'intérêt, le diagnostic clinique de la maladie est en règle générale évident.
Il existe une image radiologique de pneumopathie virale.

Complications

Complications précoces

Surinfections

Otites, laryngites œdémateuses sous-glottiques, pneumopathies, conjonctivites, kératites.
Dans les pays africains où la rougeole est sévère, les complications oculaires sont fréquentes et parfois graves (cécités secondaires).

Complications dues au virus

Purpura thrombopénique, laryngite striduleuse, convulsions, cérébellite, encéphalite aiguë (fréquence 1/50 000).
L'encéphalite aiguë débute par une réascension thermique au 5e jour. Elle provoque 10 % de décès et 20 % de séquelles.

Complications tardives

La leuco-encéphalite sclérosante subaiguë de Van Bogaert (fréquence 1 pour 150 000). Elle évolue constamment vers la détérioration neurologique et le décès.

1. Symptôme pathognomonique : symptôme qui se rencontre seulement dans une seule maladie et qui suffit à en établir le diagnostic.
2. Furfuracée : qui à l'apparence du son.

Traitement

Pas de traitement antiviral spécifique.
Traitement symptomatique de la fièvre, préventif des convulsions, antibiotique si surinfection.

Éviction scolaire

Jusqu'à guérison clinique.

Prophylaxie

Elle doit être assurée par le ROR (vaccin triple contre la rougeole, les oreillons et la rubéole) ou par le Rouvax®.
Actuellement, deux injections sont recommandées : l'une entre 12 et 15 mois, la seconde à l'âge de 6 ans. Cette deuxième dose qui n'est pas un rappel permet de protéger les enfants dont la séroconversion a été incomplète et d'immuniser ceux qui sont passés au travers de la première injection.
L'objectif de la Direction générale de la santé est d'obtenir une couverture vaccinale de 95 %.
Une réaction fébrile peut avoir lieu entre le 7e et le 10e jour après le vaccin. Elle peut s'accompagner d'une éruption.
La prophylaxie passive par les gammaglobulines est incomplètement efficace et peu durable.

Rubéole

Définition

Cette maladie éruptive bénigne, due à un myxovirus, peut être grave pour l'embryon et le fœtus en cas de contamination de la femme enceinte.
Le diagnostic ne peut être que sérologique.
En cas d'absence de sérologie ou de sérologie négative, la vaccination est impérative chez toute femme en âge d'avoir des enfants.

Clinique

Incubation

Elle est silencieuse et dure **quatorze jours**. Dès le 8e jour de la phase d'incubation, on est contagieux.

Période d'état

Elle est le plus souvent asymptomatique.
Parfois on constate :
- une fièvre modérée (38 °C environ) avec des céphalées, une asthénie, des courbatures,
- un exanthème fait de **macules roses**, non prurigineuses, débutant à la face, s'étendant au reste du corps mais respectant les extrémités, qui va disparaître rapidement en 24 à 48 heures,
- des adénopathies cervicales, essentiellement postérieures, sont assez caractéristiques.
- rarement, une splénomégalie, un exanthème, des arthralgies.

Comme il existe de nombreuses formes inapparentes, et que chez l'enfant de nombreuses maladies virales s'accompagnent de polyadénopathies et d'une éruption morbilliforme, on conçoit qu'on ne doit jamais porter de diagnostic clinique de rubéole chez une petite fille.

Examens complémentaires

La numération formule sanguine révèle une leucopénie discrète, parfois une plasmocytose.
Un sérodiagnostic positif affirme le diagnostic. Cette positivité apparaît lors de l'éruption, d'où l'intérêt d'un second diagnostic dix jours plus tard.
La présence d'IgM signe une infection récente.

Complications

En dehors de l'embryopathie et de la fœtopathie en cas de contamination chez la femme enceinte, on peut voir :
- des encéphalites et des méningo-encéphalites,
- des purpuras thrombopéniques aigus.

Traitement

Il n'y a pas de traitement antiviral spécifique.
Il n'y a pas non plus de traitement de la rubéole congénitale.
Comme il y a 40 % d'anomalies majeures (malformations oculaires, cardiaques, surdité) en cas de rubéole dès les trois premiers mois de la grossesse, la seule solution est le recours à l'interruption de grossesse thérapeutique.

Éviction scolaire

Cette question ne devrait pas avoir lieu d'être : toutes les fillettes doivent avoir été vaccinées (prévention de la rubéole congénitale). Quant aux enseignantes, elles doivent toutes être immunisées.

Prophylaxie

Elle est indispensable : toute personne de sexe féminin en âge de procréer doit connaître son immunité ou se faire vacciner dans les plus brefs délais. Elle fait appel à la **triple vaccination par le ROR** (rougeole – oreillons – rubéole) avec une deuxième dose à 6 ans. En cas d'absence de vaccination dans la 1re enfance, le vaccin antirubéolique (Rudivax®) sera administré.
Le vaccin est classiquement contre-indiqué chez la femme enceinte. Néanmoins, il n'a jamais été décrit d'atteinte du fœtus en cas de vaccination malencontreuse.

Scarlatine

Définition

C'est une maladie infectieuse due à un **streptocoque du groupe A**, qui sécrète une toxine érythrogène. Elle confère une immunité vis-à-vis du streptocoque en cause.
Elle est rare avant 2 ans.
Son tableau clinique s'est modifié depuis l'apparition des antibiotiques et, depuis cette époque, sa gravité potentielle a considérablement diminué. Nous la décrirons telle qu'elle se présente aujourd'hui.

Clinique

Incubation

Elle est silencieuse et dure de deux à cinq jours.

Période d'invasion

Elle dure de 24 à 48 heures et associe :
- une **angine érythémateuse** ou érythémato-pultacée avec dysphagie [3],
- une langue blanche, saburrale (les bords et la pointe peuvent être déjà érythémateux),
- des adénopathies sous-angulomaxillaires.
- une fièvre variable (38 à 39 °C environ).

Période d'état

➡ Un exanthème

Il débute au niveau du tronc, est maximal à la racine des cuisses et aux plis de flexion. Il est généralisé, le plus souvent peu intense, mais ne laisse aucun intervalle de peau saine.
Son aspect chaud et granité donne à la palpation une impression de **peau de chagrin** [4].
Il est parfois prurigineux.
Il peut atteindre le visage et les membres, mais respecte les zones palmoplantaires.
À partir du 10e jour apparaît une desquamation, d'intensité maximale au niveau des pieds et des mains, où elle prend un aspect en doigts de gant.

➡ L'énanthème

Il est constant et caractérise la maladie : l'angine persiste, mais, surtout, la langue desquame progressivement de la pointe et des bords vers le centre, donnant un **aspect de V rouge entourant un triangle blanc**.
Vers le 10e jour, la langue est entièrement dépapillée, donc rouge et framboisée.

3. Dysphagie : difficulté à avaler.
4. Chagrin : cuir grenu (mouton, chèvre).

Les signes généraux ont habituellement disparu sous l'effet des antibiotiques. On peut voir parfois des arthralgies précoces de bon pronostic.

Examens complémentaires

Le prélèvement de gorge peut retrouver un streptocoque hémolytique.
La numération formule sanguine objective une hyperleucocytose à polynucléaires.
Les **antistreptolysines** (ASLO) normales au début vont progressivement augmenter.
Si la scarlatine ne récidive pas, d'autres streptocoques, sécrétant des toxines érythrogènes peuvent donner des angines avec éruption.

Complications

Elles sont exceptionnelles depuis que les angines de l'enfant reçoivent une antibiothérapie (complications infectieuses précoces : otites, sinusites, adénites).
Dans le cas contraire, des manifestations post-streptococciques peuvent se voir :

- une **glomérulonéphrite aiguë** débutant 15 jours après l'éruption,
- un syndrome poststreptococcique de type **RAA**[5] avec atteinte articulaire, voire atteinte cardiaque.

C'est dire l'intérêt de la surveillance à distance des enfants atteints de scarlatine, avec recherche de la protéinurie au 15e jour après le début de la maladie.

Traitement

Il repose sur la pénicilline orale (Oracilline®) à la dose de 1 à 3 millions d'unités par jour selon l'âge ou l'amoxicilline (Clamoxyl®) à la dose de 50 mg/kg/jour. Le traitement sera donné pendant 8 à 10 jours.
En cas d'allergie aux pénicillines, on s'adressera à un macrolide à la dose de 50 mg/kg/jour (érythromycine, spiramycine, josamycine).

Éviction scolaire

Classiquement, elle est de **quinze jours** pour un enfant recevant une antibiothérapie et présentant un certificat de non-contagion.

Prophylaxie

Toute angine dans l'entourage d'un enfant présentant une scarlatine sera traitée par antibiothérapie pendant dix jours.

Varicelle

Définition

Elle est due à un herpès virus appelé VVZ (virus varicelle zona).
La primo-infection par ce virus réalise la varicelle, maladie éruptive, fréquente et bénigne de l'enfant.
Elle est très contagieuse, de fréquence maximale entre 2 et 10 ans.
Le zona n'est que la « résurgence » cutanée du virus qui persistait à l'état latent au niveau des ganglions sensitifs des nerfs rachidiens ou crâniens. Nous décrirons surtout la varicelle.

Clinique

Incubation

Elle est silencieuse et dure en moyenne **quatorze jours**.

Invasion

Cette phase est le plus souvent peu parlante.
Parfois, il existe un fébricule à 38°, un malaise général, un rash scarlatiniforme.
Ces signes précèdent de 24 heures l'éruption.

5. RAA : rhumatisme articulaire aigu.

Période d'état

Les signes cliniques sont :

• l'exanthème : on distingue d'abord des macules, puis, rapidement des **vésicules transparentes posées** sur le derme en « gouttes de rosée ». Ces vésicules commencent à se dessécher au bout de 48 heures, leur contenu se trouble. Les croûtes se forment en quatre à cinq jours et tombent entre le 8e et le 10e jour. Ces lésions sont prurigineuses, siègent en n'importe quelle partie du corps, y compris au niveau du cuir chevelu. Leur abondance est variable. Il y a le plus souvent plusieurs poussées, d'où la coexistence d'éléments de stade évolutif différent ;

• un énanthème : il peut se voir au niveau de la muqueuse buccale, les vésicules rompues sont remplacées par des érosions évoquant des aphtes ;

• une toux, des polyadénopathies, une splénomégalie sont parfois constatées.

Examens complémentaires

Ils sont de peu d'intérêt. La radio du thorax montre des traînées hilifuges [6] témoignant de l'atteinte pulmonaire virale.

Complications

Surinfections

Otites, stomatites, conjonctivites, bronchopneumopathies.

Surinfections des éléments cutanés, essentiellement à staphylocoques, responsables de lésions cicatricielles.

Dues au virus

Pneumopathies varicelleuses.

Laryngites.

Purpura thrombopénique.

Atteintes neurologiques : polyradiculonévrites, méningites, encéphalites et, surtout, cérébellites avec ataxie.

Dues au terrain

Varicelle maligne sur terrain fragilisé : hémopathies, cancers, malades sous corticothérapie, immunodéprimés.

Chez la femme enceinte, l'apparition d'une varicelle au moment de l'accouchement peut entraîner une **varicelle grave chez le nouveau-né**.

Citons l'encéphalopathie du syndrome de Reye, plus fréquente semble-t-il, lors de la varicelle que lors d'autres affections à virus. Le rôle de l'aspirine comme élément favorisant est possible.

Traitement

Dans les formes graves (surtout les formes avec encéphalite) un traitement par l'aciclovir (Zovirax®) à la dose de 10 mg/kg toutes les 8 heures sera proposé pendant 8 à 10 jours, voire plus en cas d'encéphalite.

Symptomatique du prurit (antihistaminique), soins locaux de désinfection (Septivon®, Solubacter®, Éosine®), traitement de la fièvre (paracétamol), antibiotiques si surinfections.

Éviction scolaire

Depuis les premiers signes jusqu'à disparition des croûtes.

Prophylaxie

Les gammaglobulines spécifiques n'étant plus disponibles depuis 1994, on n'utilisera les **gammaglobulines polyvalentes** chez les sujets à risque : immunodéprimés, cancers, hémopathies, nouveau-né de mère présentant une varicelle dans les 5 jours précédant l'accouchement.

Ces gammaglobulines doivent être injectées dans les 72 heures suivant le contage.

Il existe un vaccin utilisé essentiellement chez les enfants immunodéprimés ou recevant une chimio-

6. Qui s'éloignent des hiles pulmonaires, points d'insertion des vaisseaux et des bronches sur le parenchyme pulmonaire.

thérapie. Ce vaccin administré en 2 doses à 3 mois d'intervalle nécessitera une fenêtre thérapeutique (interruption de la chimiothérapie) avant et après l'injection.

Coqueluche

Définition

Maladie infectieuse très contagieuse, elle est due au bacille de Bordet Gengou *(Bordetella pertussis)*.
Elle atteint essentiellement l'enfant.
Elle peut être très grave chez le nourrisson de moins de 6 mois en raison de la survenue d'apnées en dehors de tout épisode quinteux.
Il n'y a pas d'immunité passive transmise de la mère à l'enfant. Le jeune nourrisson est donc réceptif dès la naissance.

Clinique

Incubation

Elle est silencieuse et dure de huit à douze jours.

Période d'invasion

C'est la phase catarrhale, elle dure huit jours environ et réalise une rhinopharyngite avec toux. Cette dernière augmente d'intensité et devient émétisante. C'est à ce moment-là que la coqueluche est la plus contagieuse.

Période d'état

C'est la période des quintes de toux : **toux spasmodique** (de 10 à 20 salves), puis arrêt respiratoire en expiration avec cyanose. Une reprise inspiratoire bruyante évoque le **chant du coq**. Une expectoration de glaires, voire un vomissement, terminent l'épisode.

Le nombre de quintes par jour est très variable. Il existe un maximum nocturne.
Chez le nourrisson de moins de 6 mois, la survenue d'apnées doit inciter à hospitaliser et à placer sous cardiomoniteur. À cet âge, les reprises inspiratoires (chant du coq) peuvent être atypiques.
La période de déclin ou de diminution des quintes s'étale sur plusieurs semaines. L'apogée de fréquence de quinte est la 3e semaine, la disparition des quintes se produisant vers la 6e semaine.

Examens complémentaires

Le *bacille de Bordet Gengou* peut être mis en évidence au niveau du nasopharynx si l'enfant n'a pas reçu d'antibiotiques.
L'examen en immunofluorescence est actuellement le plus utilisé. Cependant, **la recherche d'anticorps antitoxines** est actuellement l'examen le plus performant.
La *numération formule sanguine* objective vers la 2e et la 3e semaine d'évolution une hyperleucocytose (de 20 000 à 30 000) avec **lymphocytose prédominante** (de 60 % à 80 %).
Lors de la coqueluche, il existe une anergie[7] tuberculinique.

Complications

Apnées d'autant plus fréquentes et graves que l'enfant est plus jeune.
Pneumocoqueluches alvéolaires avec fièvre, dyspnée, tirage.
Surinfections pulmonaires et otitiques.
Manifestations neurologiques : convulsions, voire encéphalites.
Coqueluche maligne avec tachycardie, troubles respiratoires, troubles digestifs, atteinte neurologique, mortalité élevée.
Toux coqueluchoïde lors des épisodes infectieux respiratoires ultérieurs.

7. Anergie : disparition de l'allergie.

Traitement

Il est symptomatique de la fièvre.
En antibiothérapie, on utilisera les macrolides (spiramycine) à la dose de 50 mgkg/jour. Si l'efficacité sur le germe et la prévention des surinfections sont certaines, l'action sur les quintes est très aléatoire.
On pourra utiliser à titre antitussif des antihistaminiques du Théralène® ou du phénobarbital.
Enfin, l'alimentation chez le jeune nourrisson sera fractionnée et administrée après une quinte afin d'éviter tout effet émétisant.

Éviction scolaire

Elle est d'**un mois** après le début des quintes.

Prophylaxie

C'est le vaccin anticoquelucheux administré avec les autres vaccins de la 1re enfance (Pentacoq®, Penthibes®). Il est nécessaire de faire 3 injections et 1 injection de rappel un an plus tard.
La 1re injection sera faite à l'âge de 2 mois. Un tel protocole immunise bien 95 % des sujets
Cette vaccination est contre-indiquée en cas de convulsions ou de manifestations neurologiques graves.
Cette vaccination a été décriée par certains à cause de la mauvaise tolérance du vaccin. L'introduction d'un vaccin acellulaire mieux toléré (bien qu'un peu moins immunisant) permet de l'utiliser lors des rappels jusqu'à l'âge adulte. Ceci a pour but de relancer l'immunité et d'éviter que les adultes infectés contaminent les jeunes enfants.
Les recommandations de la Direction générale de la santé font donc appel au vaccin entier pour les 3 premières injections puis au vaccin acellulaire pour les rappels.

Oreillons

Définition

C'est une maladie infectieuse due à un myxovirus à tropisme glandulaire et nerveux. Rare avant 2 ans, elle atteint les enfants d'âge scolaire non vaccinés. La contagiosité s'étend des 5 derniers jours de la période d'incubation à la fin de la période d'état (de 7 à 8 jours après le début).

Clinique

Incubation

Elle est silencieuse et dure en moyenne **21 jours.**

Période d'invasion

Elle est brève et marquée par des céphalées, de la fièvre et, parfois, des douleurs à la mastication.

Période d'état

Signes cliniques :

- la **parotidite** réalise une tuméfaction au départ unilatérale, puis bilatérale mais asymétrique. Elle donne un aspect piriforme au visage. Elle s'accompagne de douleurs à la mastication. La parotidite évolue en dix jours vers la disparition. Il existe des **adénopathies prétragiennes** [8] et sous-angulo-maxillaires ;
- la gorge est rouge ainsi que l'orifice du canal de Sténon sur la face interne de la joue, en regard des premières molaires ;
- la fièvre reste aux alentours de 38 °C ;
- les autres glandes salivaires (sous-maxillaires et sublinguales) peuvent être atteintes.

8. Tragus : saillie triangulaire devant le conduit auditif.

Examens complémentaires

Ils sont de peu d'intérêt et seront demandés en cas de doute : sérodiagnostic, amylasémie et amylasurie augmentées.

Complications

La pancréatite entraîne des vomissements avec des douleurs intenses.
La méningite ourlienne est souvent discrète et se limite à des céphalées avec raideur de la nuque modérée.
Parfois, le syndrome est franc : le LCR contient de nombreux lymphocytes. La soustraction de liquide céphalorachidien a un effet antalgique.
L'orchite n'atteint que les sujets pubères et ne se voit donc pas chez l'enfant.
Les autres complications, en particulier neurologiques (encéphalites, atteintes des paires crâniennes, polyradiculonévrites) sont rares.
Chez la femme enceinte, la survenue d'une affection ourlienne en début de grossesse serait responsable de 30 % d'avortements.

Traitement

Il n'y a pas de traitement antiviral spécifique.
On utilise les antipyrétiques (aspirine) et les anti-inflammatoires (acide niflurique). Ces deux médicaments ont une bonne efficacité antalgique.

Éviction scolaire

Elle est recommandée jusqu'à la guérison clinique.

Prophylaxie

Elle fait appel à la vaccination triple par le ROR (rougeole – oreillons – rubéole) entre 12 et 15 mois avec deuxième dose à l'âge de 6 ans, ou au vaccin anti-ourlien seul (Imovax®).
L'immunité acquise est bonne.

Autres maladies éruptives

Elles sont nombreuses et virales. Elles réalisent le plus souvent une fièvre éruptive fugace.
Si, lors de la survenue de l'éruption, l'enfant reçoit une antibiothérapie, il est fréquent que l'on porte à tort le diagnostic d'« allergie ».
Parmi ces maladies il convient de citer :

- le mégalérythème épidémique ou 5e maladie ;
- l'exanthème subit ou 6e maladie (roséole infantile) ;
- le syndrome mains-pieds-bouche ;
- herpangine ;
- les échovirus ;

Traitement

Ces maladies guérissent rapidement et ne nécessitent que des antipyrétiques ou des analgésiques type paracétamol.
En cas de manifestations prenant un caractère de gravité, le diagnostic peut être complété par des cultures virales.

Calendrier vaccinal

Le *tableau 8* résume le calendrier vaccinal d'après le Bulletin épidémiologique hebdomadaire du mois de juillet 2005.

Tableau 8 : *Calendrier vaccinal.*

Calendrier des vaccinations 2005
Tableau synoptique

	Vaccins								
Âge	BCG	Diphtérie-Tétanos	Poliomyélite[1]	Coqueluche	Hib	Hépatite B	Pneumo	Rougeole-Oreillons-Rubéole	Grippe
Naissance	*BCG*[2]					*Hep B*[3]			
2 mois		DT	Polio	Ce/Ca[4]	Hib	Hep B[5]	*Pn7*[6]		
3 mois		DT	Polio	Ce/Ca[4]	Hib		*Pn7*[6]		
4 mois		DT	Polio	Ce/Ca[4]	Hib	Hep B[5]	*Pn7*[6]		
9 mois	BCG [2]							*Rougeole-Oreillons-Rubéole*[7]	
12 mois								Rougeole-Oreillons-Rubéole[8]	
16-18 mois		DT	Polio	Ce/Ca[10]	Hib	Hep B[5]	*Pn7*[6]	Rougeole-Oreillons-Rubéole[8]	
24 mois									*Grippe*[9]
< 6 ans									
6 ans		DT[11]	Polio					Rougeole-Oreillons-Rubéole[14]	
11-13 ans		DT	Polio	Ca[12]		Hep B[13]	*Pn23*[19]		
16-18 ans		DT[11]	Polio					Rougeole-Oreillons-Rubéole[15]	
18-25 ans		dT[16 17]	Polio [16]	Ca [18]					
> 25 ans								Rubéole[20]	
> 65 ans		dT[16 17]	Polio [16]						Grippe[21]

Lorsqu'un retard est intervenu dans la réalisation du calendrier de vaccinations indiqué, il n'est pas nécessaire de recommencer tout le programme des vaccinations imposant des injections répétées. Il suffit de reprendre ce programme au stade où il a été interrompu et de compléter la vaccination en réalisant le nombre d'injections requis en fonction de l'âge.

LÉGENDE DU TABLEAU

Les vaccins indiqués sur fond gris existent sous forme combinée :
- Diphtérie, tétanos, coqueluche corps bactériens entiers, polio ;
- Diphtérie (titrage adulte), tétanos, polio ;
- Diphtérie, tétanos, polio, plus coquelucheux acellulaire ;
- Diphtérie (titrage adulte), tétanos, polio, plus coquelucheux acellulaire ;
- Diphtérie, tétanos, polio, plus coquelucheux acellulaire, plus Hib ;
- Diphtérie, tétanos, polio, plus coquelucheux acellulaire, plus Hib, plus Hépatite B.

Les vaccins indiqués en italique ne sont proposés que pour des risques spécifiques

1. Le vaccin poliomyélitique inactivé est le seul utilisé pour les primo-vaccinations et les rappels.
2. *La vaccination BCG précoce est réservée aux enfants vivant dans un milieu à risque.* La vaccination BCG est obligatoire à l'entrée en collectivité, incluant la garde par une assistante maternelle. Il n'est pas nécessaire de contrôler les réactions tuberculiniques après vaccination.
3. *A la naissance pour les enfants nés de mère Ag HBs positif : vaccination dans les 24 heures qui suivent la naissance et immunoglobulines anti-HBs administrées simultanément en des points différents. Deuxième et troisième dose respectivement à 1 et 6 mois. Contrôle sérologique entre 7 et 12 mois.*
4. La vaccination peut être pratiquée indifféremment avec le vaccin coquelucheux à germes entiers (Ce) ou le vaccin acellulaire (Ca).
5. La vaccination contre l'hépatite B est recommandée pour tous les enfants avant 13 ans, en privilégiant la vaccination du nourrisson.
6. *La vaccination par le vaccin pneumococcique heptavalent conjugué (Pn7) est fortement recommandée à partir de 2 mois pour les enfants présentant une pathologie les exposant à un risque élevé d'infection invasive à pneumocoque. La vaccination par le vaccin anti-pneumococcique heptavalent conjugué est également recommandée pour les enfants âgés de moins de 2 ans exposés à un ou des facteurs de risque lié(s) au mode de vie identifiés dans la littérature : enfant gardé plus de quatre heures par semaine en compagnie de plus de deux enfants en dehors de la fratrie, enfant ayant reçu moins de deux mois d'allaitement maternel, enfant appartenant à une fratrie d'au moins trois enfants (d'âge pré-scolaire).*
7. Vaccin combiné contre la rougeole, les oreillons et la rubéole. Pour les nourrissons entrant en collectivité avant 12 mois, il est recommandé d'administrer dès l'âge de 9 mois le vaccin contre la rougeole-oreillons-rubéole. Dans ce cas, la deuxième dose est recommandée entre 12 et 15 mois et suffit. Si le vaccin monovalent rougeoleux a été utilisé à 9 mois, l'enfant devra recevoir deux injections de vaccin trivalent à au moins un mois d'intervalle à partir de 12 mois.
8. La vaccination complète comprend deux doses, première dose à 12 mois, deuxième dose au moins un mois après la première, si possible avant l'âge de 24 mois.
9. *Pour les enfants à partir de 6 mois, les adolescents et les adultes, s'ils sont atteints de pathologies spécifiques (voir détails en 4.3 du calendrier complet) ou dont l'état de santé nécessite un traitement prolongé par l'acide acétylsalicylique (essentiellement pour syndrome de Kawasaki compliqué et arthrite chronique juvénile).*
10. La vaccination peut être pratiquée indifféremment avec le vaccin coquelucheux à germes entiers (Ce) ou le vaccin acellulaire (Ca).
11. En cas de pénurie de DT Polio, le vaccin contenant une dose réduite d'anatoxine diphtérique (dTPolio) peut être utilisé à partir de l'âge de 6 ans.
12. A cet âge, le vaccin coquelucheux acellulaire doit être utilisé.
13. Si la vaccination contre l'hépatite B n'a pas été pratiquée dans l'enfance : un schéma complet en trois injections, les deux premières à un mois d'intervalle, la troisième 5 à 12 mois après la date de la deuxième injection.
14. Deux doses de vaccin triple associé rougeole, oreillons, rubéole à au moins un mois d'intervalle sont recommandées pour tous les enfants n'en ayant pas bénéficié, quels que soient leur antécédents vis-à-vis des trois maladies.
15. Une dose de vaccin trivalent pour les personnes de 13 à 25 ans n'ayant pas été vaccinées contre la rougeole auparavant.
16. A renouveler tous le 10 ans.
17. A partir de 18 ans, on effectue le vaccin diphtérique contenant une dose réduite d'anatoxine diphtérique (dTPolio).
18. Pour certains professionnels de santé et les adultes susceptibles de devenir parents dans les mois ou les années à venir, et n'ayant pas reçu de vaccination coquelucheuse au cours des dix dernières années, un rappel de vaccination coquelucheuse acellulaire est recommandé.
19. *Chez l'enfant de plus de 2 ans et l'adulte, la vaccination anti-pneumococcique avec le vaccin polyosidique 23 valent (Pn 23) est recommandée, tous les 5 ans, pour les sujets splénectomisés, les drépanocytaires homozygotes, les patients atteints de syndrome néphrotique, les insuffisants respiratoires, les patients alcooliques avec hépatopathie chronique, les insuffisants cardiaques et les sujets ayant des antécédents d'infection pulmonaire ou invasive à pneumocoque.*
20. La vaccination contre la rubéole est recommandée pour les jeunes femmes en âge de procréer non vaccinées, par exemple lors d'une visite de contraception ou prénuptiale. Si la sérologie prénatale est négative ou inconnue, la vaccination devra être pratiquée immédiatement après l'accouchement, de préférence avant la sortie de la maternité ou à défaut au plus tôt après la sortie.
21. Tous les ans.

Tableau 9 : *Maladies à déclaration obligatoire (source : http://www.invs.sante.fr).*

On compte aujourd'hui 26 maladies sur la liste des maladies à déclaration obligatoire (tab. 9). La notification de l'infection à VIH et de l'hépatite B aiguë est aujourd'hui possible grâce au nouveau dispositif qui protège l'anonymat des personnes et rend ainsi acceptable sa notification par les acteurs impliqués et par la collectivité. Trois autres maladies ont été inscrites récemment sur cette liste dans le cadre de la lutte contre le bioterrorisme : le charbon, la tularémie et les orthopoxviroses dont la variole.

- Botulisme
- Brucellose
- Charbon
- Choléra
- Diphtérie
- Fièvres hémorragiques africaines
- Fièvre jaune
- Fièvre typhoïde et fièvres paratyphoïdes
- Infection aiguë symptomatique par le virus de l'hépatite B
- Infection par le VIH quel qu'en soit le stade
- Infection invasive à méningocoque
- Légionellose
- Listériose
- Orthopoxviroses dont la variole
- Paludisme autochtone
- Paludisme d'importation dans les départements d'outre-mer
- Peste
- Poliomyélite
- Rage
- Saturnisme de l'enfant mineur
- Suspicion de maladie de Creutzfeldt-Jakob et autres encéphalopathies subaiguës spongiformes transmissibles humaines
- Tétanos
- Toxi-infection alimentaire collective (TIAC)
- Tuberculose
- Tularémie
- Typhus exanthématique

vous devez savoir faire...

Actes professionnels

- Collaborer au dépistage.
- Participer à la prise en charge d'un enfant séropositif.

..donc vous devez savoir :

Connaissances requises

- Expliquer le mode de contamination des enfants séropositifs.
- Expliquer les particularités de prise en charge de ces enfants.

Enfant et Sida

Épidémiologie, pathogénie

Agent

Le virus du Sida (syndrome d'immunodéficience acquis), dénommé HIV *(Human Immunodeficiency Virus)*, est classé dans la famille des rétrovirus.

C'est un virus à ARN qui passe par une phase intermédiaire à ADN lorsqu'il se réplique grâce à la transcriptase inverse.

Ce virus infecte préférentiellement les lymphocytes T4 auxiliaires.

Il est présent dans le sang, le sperme et dans les ganglions.

Les anticorps sont très faiblement protecteurs. Les groupes les plus exposés au virus sont les homosexuels, les toxicomanes à drogues injectées par voie veineuse, les personnes ayant été transfusées, les prostituées.

Transmission

En France, la séroprévalence chez les femmes enceintes varie de 0,05 à 1 %. La contamination du fœtus se fait de manière verticale, pendant les trois trimestres de la grossesse. Si la mère présente elle-même des signes d'infection par le virus HIV, le taux de transmission augmente.

Le taux de transmission maternofœtal est estimé dans toutes les études à environ 20 %. Il chute à 8 % si les futures mères sont traitées par le Rétrovir®, Zidovudine (ZDV) associée à un traitement antirétroviral, pendant la grossesse, ce qui doit donc être prescrit systématiquement.

Clinique

Il ne semble pas à l'heure actuelle qu'il existe une embryofœtopathie liée au virus HIV.

Chez l'enfant, à court terme, l'examen est normal. Les premiers symptômes apparaissent en général vers 6 mois, et à 18 mois, moins de 10 % des enfants sont encore asymptomatiques. Quatre situations peuvent alors se rencontrer :

- présence de manifestations non spécifiques : adénopathies, hépatosplénomégalie, candidose cutanéomuqueuse, retard staturopondéral, diarrhée, fièvre ;
- atteinte neurologique progressive évoluant vers une encéphalopathie sévère ;
- pneumonie interstitielle lymphoïde ;
- infections dites opportunistes [1], bactériennes, ou à *Pneumocystis carinii*.

À long terme, l'évolution est bimodale :

- 20 à 30 % des enfants vont faire une forme très grave et très précoce, et ont une espérance de vie de 3 ou 4 ans ;
- 70 à 80 % auront une évolution semblable à celles des adultes séropositifs, avec évolution vers le Sida en 5 ou 6 ans.

Diagnostic

Le dépistage chez la femme enceinte doit être obligatoirement proposé par le médecin qui suit la grossesse.

Contrairement à la rubéole, on ne fait pas de ponction de sang fœtal, car il y a un risque de contamination du fœtus.

On est donc généralement en présence d'un nouveau-né dont on sait que sa mère est séropositive. Le diagnostic positif est difficile chez lui ; il faut faire :

- une sérologie, en sachant qu'elle peut être identique à celle de la mère jusqu'à 15 mois, que le

1. Infections opportunistes : ensemble de maladies pouvant apparaître chez les personnes dont les défenses immunitaires sont quasi inexistantes. Parmi ces infections, citons : la toxoplasmose, certaines mycoses, la pneumocystose, la cryptococcose, l'infection à cytomégalovirus (CMV), la tuberculose, la maladie de Kaposi, les infections à mycobactéries. Leur apparition signifie l'entrée dans le stade du Sida.

profil antigénique peut être différent chez l'enfant, que la sérologie de l'enfant peut se négativer en cas de forme grave ;

- une culture lymphocytaire virale, dont les résultats ne sont connus qu'en 4 à 6 semaines. Il existe des faux négatifs : 50 % des enfants infectés ont une culture négative à la naissance, le prélèvement sera donc renouvelé tous les deux ou trois mois à la recherche :
  - de l'antigène p24, dont la présence est de mauvais pronostic,
  - d'une neutropénie, une lymphopénie, pour étudier les sous-populations lymphocytaires (OKT4/ OKT8).

Prise en charge et traitement

Pour toutes ces raisons, la prise en charge est complexe. Elle est assurée actuellement le plus souvent au sein de consultations mère-enfant, car les problèmes médicaux et sociaux sont très imbriqués.

Si le diagnostic est fait chez la mère au cours du premier trimestre de la grossesse, une interruption médicale de grossesse est généralement conseillée ; elle est proposée au deuxième trimestre.

L'allaitement maternel est contre-indiqué en France.

Chez les enfants de mères séropositives, un traitement systématique par le Rétrovir® (en sirop, *per os*) est institué pendant les six premières semaines de vie, à la dose de 10 mg/kg/j. La prise en charge est ensuite adaptée en fonction du statut sérologique de l'enfant.

La prévention des infections opportunistes sera indiquée chez les enfants présentant une immunodépression significative (pneumonie à *P. carinii*).

Problèmes posés en collectivité : établissements de la petite enfance ou établissement scolaire

Dans les établissements, les problèmes posés sont les mêmes quels que soient la maladie ou le handicap de l'enfant. Le Sida n'est contagieux ni entre les enfants, ni entre les enfants et le personnel et réciproquement. L'enfant est fragile ; il faut prendre des précautions pour qu'il ne se surinfecte pas.

Un enfant séropositif peut être admis en collectivité (crèche, halte-garderie, école).

La collectivité ne présente pas d'augmentation de risque de développer un Sida chez cet enfant. Les parents se confient à qui ils veulent, s'ils le veulent. Dans le cas où le médecin est au courant, il est dépositaire du secret médical. Seul le personnel tenu au secret médical peut être informé. Il est plus difficile de savoir que de ne pas savoir. Un enfant malade du Sida peut être admis à continuer à fréquenter la collectivité selon son état clinique.

Une information la plus complète possible sera donnée par le médecin, la puéricultrice ou l'infirmière au personnel s'occupant de l'enfant lors de l'annonce d'un cas dans l'établissement.

Les mères d'un enfant séropositif sont elles-mêmes séropositives, à risque de Sida, quelle que soit la raison de la contamination. Il faut donc aider l'équipe de l'établissement à soutenir ces mères en difficulté et dont l'état moral et physique peut être précaire.

Il n'existe pas en France d'établissement spécialisé pour accueillir des enfants atteints de Sida. Ils pourront être accueillis, comme les autres enfants, dans les établissements sanitaires. Le mode de garde devra être discuté au cas par cas avec le médecin traitant.

Aucune loi n'empêche l'admission d'un enfant malade de Sida en établissement, l'administration ne peut donc s'y opposer pour ce motif.

vous devez savoir faire...

Actes professionnels

- Collaborer au diagnostic de maltraitance chez l'enfant.
- Accueillir l'enfant maltraité de manière adaptée.
- Réaliser les soins prescrits en sécurisant l'enfant maltraité.
- Adapter son comportement face aux réactions particulières de l'enfant maltraité.
- Veiller à ce que l'enfant ne soit pas repris par les parents contre avis médical et/ou judiciaire.
- Participer à la coordination des actions entreprises avec les différents intervenants, hôpital, PMI, ASE, autorité judiciaire.
- En maternité, évaluer les relations parents/enfant et assurer une aide en cas de difficulté.
- En service de néonatalogie, favoriser les relations parents/enfant et donner un soutien en cas de difficulté.

Diagnostic infirmier

- Perturbation dans l'exercice du rôle parental.

..donc vous devez savoir :

Connaissances requises

- Citer les différentes formes de maltraitance.
- Définir les caractéristiques psychologiques des parents maltraitants.
- Expliquer le comportement de l'enfant maltraité et l'attitude soignante à adopter.
- Citer les services ou les personnes qui peuvent recevoir un signalement de maltraitance.
- Expliquer les différentes possibilités de prévention en maternité.

Maltraitance

La fréquence exacte des enfants victimes de sévices est difficile à préciser, essentiellement pour deux raisons :

- d'une part, la notion de sévices est sujette à interprétation et donc à variation d'incidence ;
- d'autre part, le diagnostic exact n'est pas toujours porté, par méconnaissance ou ignorance des faits ou par non-déclaration, à cause de la crainte des conséquences judiciaires.

En 2000, 83 000 enfants étaient estimés en danger en France avec 57 % de signalement judiciaire. Parmi ces enfants, 18 300 auraient été maltraités : 6 600 par violences physiques (5 500 par abus sexuels), 4 800 par négligences lourdes et 1 400 par violences psychologiques. Les enfants en risque de maltraitance auraient été au nombre de 65 000.

Définitions

Il faut distinguer (ODAS) [1]:

- l'enfant maltraité, victime de violences physiques, cruauté mentale, abus sexuels, négligences lourdes ayant des conséquences graves sur son développement physique et psychologique ;
- l'enfant en risque de maltraitance qui connaît des conditions d'existence risquant de mettre en danger sa santé, sa sécurité, sa moralité, son éducation ou son entretien, mais qui n'est pas pour autant maltraité.

Toutes les définitions, si précises soient-elles, ne mettent pas à l'abri d'**un certain nombre de difficultés**.

Il n'est pas toujours possible de faire la part entre un comportement volontaire et *un accident*.

Le droit de correction parentale étant reconnu dans la plupart des pays, il est souvent difficile de situer la limite entre le mauvais traitement et la correction autorisée.

Pour *les sévices par omission*, la difficulté réside en ce que des conditions socio-économiques défavorables peuvent aboutir aux mêmes conséquences physiques que des négligences intentionnelles.

Une autre difficulté réside dans le fait qu'il est impossible d'éliminer *l'élément subjectif dans l'appréciation* de chaque cas, élément qui dépend de la psychologie, des normes éducatives et de la formation professionnelle de chaque personne amenée à s'occuper d'enfants suspects de mauvais traitements.

La notion de sévices est également variable selon *les cultures, les coutumes ethniques*. Ce qui est considéré comme un mauvais traitement par notre culture occidentale, est considéré comme un traitement tout court par d'autres civilisations (ex. : la circoncision féminine pratiquée à la naissance ou entre 7 et 12 ans sur des fillettes originaires de certaines régions). La présence en Europe de populations africaines surtout, où ces coutumes ont encore cours, pose de délicats problèmes de compréhension transculturelle.

D'autres difficultés de frontière dans la définition de sévices concernent *les sévices psychologiques ou moraux*.

On le voit, la notion de violences à enfants s'est élargie au fil des années. Il faut aussi y ajouter :

- ***le syndrome de Munchausen*** : un des parents invente un diagnostic faussé pour que l'enfant soit hospitalisé, et donc soumis à toute sorte d'examens traumatiques ;
- ***les violences institutionnelles*** : au sein d'institutions privées ou contrôlées par l'État (coups, sévices psychologiques, non-respect de l'individualité et de la personnalité de l'enfant, de sa provenance ethnique, de sa maladie).

Les abus sexuels se définissent comme la participation d'un enfant ou d'un adolescent mineur à des activités sexuelles qu'il n'est pas en mesure de comprendre, qui sont inappropriées à son âge et à son développement psychosexuel, qu'il subit sous la contrainte par violence ou séduction, ou qui transgressent les tabous sociaux.

On distingue deux types d'abus sexuels :

- d'une part les abus extrafamiliaux avec un abuseur proche de la victime ou inconnu ;

1. Office décentralisé de l'action sociale.

• d'autre part, les abus intrafamiliaux (inceste).

On peut également distinguer trois types d'abus selon la gravité de l'acte :

• abus de la sphère sensorielle, du domaine de l'excitation (manifestations d'exhibitionnisme) ;
• abus du stade de la stimulation (attouchements) ;
• abus du stade de la réalisation (tentative de viol ou viol).

Il semble en effet que l'on puisse retenir qu'une fille sur huit et un garçon sur dix sont victimes d'abus sexuels avant l'âge de 18 ans. Une fille sur 25 et un garçon sur 33 seraient victimes de viol ou d'inceste. Dans 85 % des cas, l'enfant connaît son agresseur (parent, ami de la famille, voisin) ; dans 40 % des cas, c'est le père ou celui qui joue ce rôle ; 8 fois sur 10, les abus sont répétés. La grande majorité des abuseurs sont des hommes (97 %). Les enfants de tous âges sont concernés, garçon ou fille ; ils sont généralement âgés de 4 à 11 ans ; 22 % ont moins de 6 ans.

Clinique

C'est l'association de symptômes qui doivent faire évoquer une maltraitance alors que, pris isolément, ils ne sont pas spécifiques.

L'enfant maltraité est habituellement, mais pas toujours, sale, négligé, ayant l'air misérable. Dans la majorité des observations, l'aspect négligé et la dénutrition concernent les enfants vivant dans une ambiance socio-économique défavorisée. Mais il existe aussi des sévices dans les milieux aisés, qui sont beaucoup plus difficiles à identifier.

Les lésions tégumentaires et des muqueuses

Elles sont manifestement les plus fréquentes. Elles sont signalées chez 90 % des enfants battus et varient d'un sujet à l'autre.

➡ Ecchymoses et hématomes

Leur multiplicité et certaines localisations spécifiques : tronc, lombes, visage (en particulier du pourtour des yeux, souvent bilatéraux), cuir chevelu sont évocateurs.

➡ Les plaies

Sillons circulaires secondaires à une contention par liens, plaies curvilignes dessinant la boucle de la ceinture, cicatrices de brûlures de cigarettes, griffures par coups d'ongles, plaies linéaires secondaires à des coups de fouet ou de martinet, plaies par instruments tranchants ; les traces de morsure ne sont pas rares.

L'évolution rapidement favorable de ces lésions en quelques jours d'hospitalisation, impose que l'on fasse systématiquement photographier l'enfant à son arrivée pour permettre ultérieurement une éventuelle expertise médicolégale.

➡ Les lésions de la muqueuse nasale

Plaie du sillon gingival consécutive à la lacération du frein labial ; fracture du cartilage nasal complétée par une ulcération de son extrémité avec fonte de la cloison et affaissement de la pyramide nasale.

➡ Les lésions des organes génitaux externes (OGE)

Striction de la verge par un lien destiné à empêcher l'énurésie.

L'alopécie

Plaque pseudo-peladique ou zones de raréfaction de la chevelure secondaires à des arrachements brutaux et répétés des cheveux.

Toute lésion disparaissant en milieu hospitalier et réapparaissant en milieu familial doit être tenue pour suspecte.

Les fractures

Les fractures sont, après les lésions tégumentaires, les lésions les plus fréquemment rencontrées. Leurs caractères cliniques et radiologiques sont fonction de l'âge de l'enfant.

➡ Chez le nourrisson

La déformation grossière d'un membre est exceptionnelle, on note tout au plus un gonflement, une impotence ou une douleur à la mobilisation. La latence clinique est bien souvent totale ; il est très important de faire pratiquer une radiographie systématique du squelette, non seulement devant tout signe clinique pouvant évoquer une fracture mais devant tout nourrisson porteur de lésions cutanées suspectes, ou dont l'état général ou les conditions d'environnement laissent craindre la possibilité de mauvais traitements.

Les lésions osseuses particulières au nourrisson que l'on peut découvrir, ont été décrites sous le nom de **syndrome de Silverman**. Cet ensemble lésionnel comporte des fractures multiples, d'âges différents, le plus souvent négligées, qui se répartissent en fractures diaphysaires banales, arrachements métaphysaires, décollements périostés avec hématomes sous-périostés. Ces deux derniers aspects particuliers s'expliquent par la structure de l'os en croissance et par les mécanismes que l'on pense être responsables de ces fractures.

➡ Chez le grand enfant

Les fractures n'ont aucun caractère spécifique. C'est devant leur association à d'autres lésions significatives ou la découverte radiologique de cas de fractures anciennes qu'on sera amené à envisager la possibilité de mauvais traitements.

➡ Quel que soit l'âge de l'enfant

On peut rencontrer deux types de fractures qui sont toujours secondaires à un traumatisme direct :

- *les fractures du crâne* : fracture unique ou fractures multiples réalisant un véritable puzzle, et c'est l'absence de traumatisme invoqué qui fait soulever dans leur cas l'hypothèse d'une brutalité volontaire ou d'une négligence inavouée ;
- *les fractures de côtes* : elles peuvent être associées à une détresse respiratoire mais le plus souvent, elles sont muettes cliniquement et ne sont découvertes que par la radiologie systématique du squelette.

Les lésions crâniennes et cérébrales

Il s'agit le plus souvent d'hématomes sous-duraux, se rencontrant surtout au cours de la première année de vie. Leur symptomatologie est caractéristique : augmentation du volume du crâne, convulsions, vomissements, troubles de la conscience, hémorragies rétiniennes.

Diagnostiquer un hématome sous-dural chez un nourrisson doit systématiquement faire rechercher l'origine traumatique. Celle-ci est évidente lorsqu'il y a une fracture du crâne, des fractures d'os longs ou de côtes ou des hématomes associés. Elle est en revanche plus difficile lorsque les séquelles neurologiques restent isolées. Il ne s'agit pas alors d'enfants frappés à proprement parler, mais d'*enfants violemment secoués*.

Le syndrome de l'enfant secoué

Décrit pour la première fois par le Britannique A. N. Guthkelch, en 1971, et repris en 1972 par l'Américain A. Caffey à propos de plusieurs cas, ce syndrome longtemps méconnu reste sous-estimé. Il est caractérisé par son mécanisme *(fig. 38)*, ses circonstances cachées ou oubliées, ses séquelles sévères.

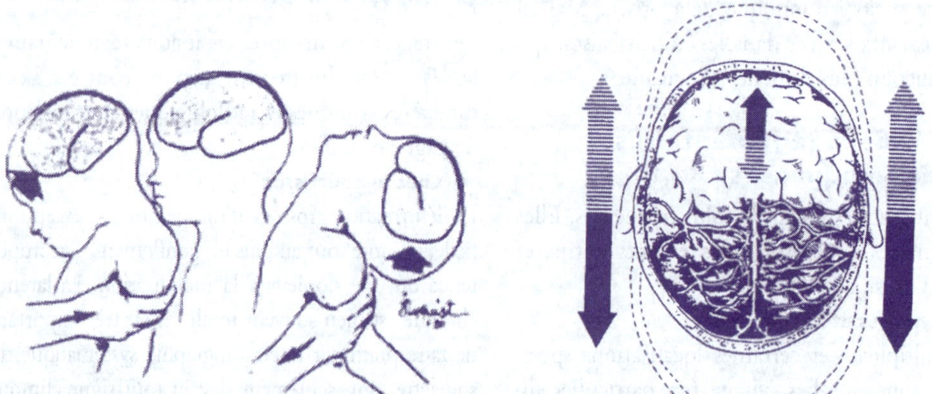

Figure 38 : *Mécanisme de survenue du syndrome de l'enfant secoué (source : www.swiss-pediatrics.org).*

Mécanisme

Il s'agit d'un jeune enfant, empoigné par les bras ou le thorax et secoué d'avant en arrière : la tête, de poids relativement élevé, reste ballante car les muscles du cou sont encore faibles à cet âge. Le cerveau subit alors des mouvements de décélération brutale provoquant déchirures vasculaires (déchirures des « veines du pont » qui se dirigent du cerveau vers la dure-mère), saignement et hématome intracrâniens. Il n'y a pratiquement jamais de lésions vertébrales ou médullaires ; les lésions peuvent être majorées par la chute du crâne sur un plan dur.

Circonstances

Il s'agit le plus souvent d'un garçon (une fois sur trois) de moins de 2 ans que l'on a secoué violemment dans un moment de colère parce qu'il pleurait, ou encore au décours d'une fausse route, ou parfois même au cours de jeux (l'enfant qu'on lance en l'air), etc.

Que ce soit un traumatisme crânien direct ou des secousses, une hémorragie méningée et des contusions cérébrales plus ou moins étendues peuvent également se voir. Une échographie transfontanellaire et surtout un examen tomodensitométrique crânien ou une imagerie par résonance magnétique cérébrale permettent toujours de visualiser ces lésions, voire de les dater.

Leur pronostic est grave, mettant en jeu la vie à court terme et laissant des séquelles définitives, neurologiques, sensorielles ou psychologiques.

Les lésions oculaires

Elles témoignent de violences répétées au niveau de l'extrémité céphalique sous forme de coups ou de secousses et accompagnent souvent les lésions cérébrales. Elles consistent en décollement de rétine, hémorragies rétiniennes ou sous-conjonctivales. Un examen ophtalmologique doit être systématique en cas de suspicion de sévices.

Les lésions viscérales

Elles sont exceptionnelles (1 à 2 %) et très diverses selon la nature et le siège du traumatisme (rupture ou fissuration hépatique, splénique, rénale).

Ces lésions peuvent évoluer parfois à bas bruit et ne se révéler que quelques jours après le traumatisme. Il faut savoir y penser lorsque, chez un jeune enfant ne pouvant pas répondre à un interrogatoire, on constate l'existence d'un ventre douloureux, d'une altération de l'état général sans symptômes nets de péritonite ou d'occlusion, et que les renseignements fournis par l'entourage sont vagues et contradictoires.

Symptômes témoins d'une pathologie carentielle

Il peut s'agir d'un retard staturopondéral

Les enfants maltraités sont très souvent dénutris. Cette dénutrition peut être isolée et rendre le diagnostic difficile. Il existe également des enfants qui ne grandissent plus, c'est-à-dire chez lesquels on note un fléchissement ou une cassure nette de leur courbe de poids et de taille, contemporaine d'un événement ou d'une modification de la vie familiale.

Ce *nanisme psychosocial* correspond en effet à un blocage de sécrétion de l'hormone de croissance.

Il peut s'agir d'un retard du développement psychomoteur

Il peut s'agir de troubles du comportement parfaitement isolés, sans retard dans le développement, troubles qui peuvent ne pas être spectaculaires ou même trompeurs

- *La conduite d'évitement* : nourrissons qui se détournent du visage de leur mère alors qu'en revanche, ils pourront facilement accrocher un regard étranger.
- *La vigilance gelée* : petits nourrissons qui sont capables d'arrêter de rire ou de pleurer, de suspendre leur activité, de rester de longs moments sans bouger, habituellement après une remontrance maternelle.

Conduite d'évitement et vigilance gelée aboutissent dans la deuxième et la troisième année de vie à des enfants totalement apathiques et inhibés se renfermant sur eux-mêmes.

- *L'attachement sans discrimination* : nourrissons entre 1 et 2 ans qui, au lieu de pleurer et de fuir au contact d'un visage étranger, se précipitent au contraire dans les bras de quiconque se trouvant là. Ce sont des enfants faciles, affectueux, gratifiants pour les soignants ; mais en fait, on s'aperçoit qu'ils sont incapables d'établir une relation suivie et vont de bras en bras sans discrimination.

• *L'instabilité,* l'agitation excessive, l'agressivité : ces symptômes peuvent être une autre forme d'expression d'une maltraitance psychologique et physique ajoutée.

Éléments du diagnostic et du pronostic

Le diagnostic

Le diagnostic de lésions traumatiques est en général établi sans difficultés. Le diagnostic de mauvais traitements est beaucoup plus difficile. Il se fonde sur trois éléments principaux :

• **le caractère et l'association des lésions** : aucune lésion prise isolément n'est spécifique. En revanche, certaines localisations, certains aspects, certaines associations doivent retenir l'attention ;

• **la régression des lésions** : l'épanouissement de l'enfant après séparation de l'environnement habituel de l'enfant ;

• **enfin, les données de l'interrogatoire** : la négation de tout traumatisme ou l'aveu d'un traumatisme sans rapport avec la nature ou l'importance des lésions ; la contradiction d'un interrogatoire à un autre ; la discordance entre l'interrogatoire du père et de la mère et parfois de la nourrice ; la facilité avec laquelle on évoque la responsabilité d'un tiers (membre de la fratrie ou animal) ou un trouble du comportement de l'enfant, des troubles de l'équilibre, une fragilité capillaire, qui ne sont pas retrouvés à l'examen de l'enfant.

Le pronostic

L'enfant victime de mauvais traitements est un enfant en danger :

• il est menacé de mort : selon les statistiques, on estime de 3 % à 4 % le taux de mortalité secondaire à des mauvais traitements ;

• il est menacé de séquelles définitives : neurologiques, orthopédiques, dysmorphiques, staturo-pondérales et psychomotrices. Son épanouissement psychologique et affectif peut être compromis pour toujours ;

• enfin, il est menacé de récidives ; certaines études estiment de 50 % à 60 % le taux de récidives quand aucune mesure de protection de l'enfant n'a été prise.

Soins infirmiers

Le contexte psychosociofamilial

Les parents ont exceptionnellement une pathologie psychiatrique mais ont toujours des troubles de la personnalité. Ils ont souvent été maltraités eux-mêmes, même si la reproduction n'est pas une fatalité.

Dans l'histoire de ces parents, on retrouve souvent des traumatismes dans l'enfance (abandon, carence affective, placements, maltraitance).

Toutes ces situations ne leur ont pas permis d'intérioriser des images parentales stables et sécurisantes. Ces parents sont souvent immatures et n'ont aucune estime d'eux-mêmes.

Dans ce contexte, l'enfant est l'objet d'une demande d'amour démesurée. À la naissance, le grand décalage entre l'enfant et la réalité rend difficile l'attachement parent/enfant. Ce bébé est ressenti comme difficile, exigeant, persécuteur.

Cet enfant qui n'est pas parfait ne fait que les renvoyer à la mauvaise image qu'ils ont d'eux-mêmes.

D'autres parents, qui donnent l'apparence de la normalité et qui ont aussi eu des traumatismes dans l'enfance ont des exigences excessives vis-à-vis de l'enfant. L'incapacité de l'enfant à répondre à ces

exigences est vécue par les parents comme une désobéissance et entraîne une punition excessive.
La maltraitance existe dans tous les milieux sociaux, mais les sévices sont mieux repérés dans les milieux sociaux défavorisés (chômage, isolement, mauvaises conditions de logement, etc.).

Le signalement

Le signalement peut se faire :

- auprès des autorités administratives : l'Aide sociale à l'enfance (ASE). L'ASE peut apporter un soutien économique et éducatif aux parents. S'il s'agit d'un enfant de moins de 6 ans, la PMI peut assurer une surveillance médicale ;
- auprès des autorités judiciaires : le juge pour enfants peut prendre une Ordonnance de placement provisoire (OPP) à l'hôpital ou dans une institution dépendant de l'ASE.

Rôle de l'équipe soignante au cours de l'hospitalisation

Les relations enfant/personnel soignant

Le personnel soignant doit redonner confiance à l'enfant, lui permettre de s'exprimer sans le brusquer et lui fixer des repères indispensables pendant son séjour à l'hôpital, en sachant que cette hospitalisation sera probablement longue.
Le rôle des soignants et des éducatrices consiste d'abord à rassurer ces enfants, à leur redonner confiance et à leur montrer qu'ils sont dignes d'intérêt. On leur fait aussi prendre conscience qu'on peut communiquer autrement que par la violence physique ou verbale.
Par le biais du jeu et des dessins, ces enfants peuvent exprimer différents sentiments.
Il est important que les observations des soignants et de l'éducatrice soient notées par écrit afin de permettre un partage le plus objectif possible en équipe de tous ces éléments qui peuvent aider à l'évaluation de la situation.

Les relations parents/équipe soignante

Notre rôle est d'apporter une aide à ces familles comme nous essayons de le faire à leur enfant.
Nous devons nous efforcer d'aller au-devant des parents. Nous n'avons pas à leur donner le diagnostic de mauvais traitements, c'est au médecin de le faire. Mais une fois le diagnostic posé, ils peuvent éprouver le besoin d'en parler avec l'équipe soignante, soit pour reconnaître leurs difficultés, soit, et c'est beaucoup plus fréquent, pour se révolter contre cette image de mauvais parents qu'ils pensent qu'on veut donner d'eux. Ils sont parfois très agressifs et leur abord est difficile.
L'hospitalisation doit leur être présentée comme un temps de mise à distance provisoire entre eux et leur enfant, permettant de trouver une solution pour son bien-être et pour eux-mêmes.
Il est nécessaire de noter par écrit toutes les données concernant les visites (horaires, durée, qualité) et les coups de téléphone afin de pouvoir analyser de façon objective, avec le recul nécessaire, les éléments qui aideront à l'évaluation de la situation.
Le juge pour enfants et les services sociaux spécialisés auprès des tribunaux décideront du devenir de l'enfant, soit :

- un retour en milieu familial avec une Assistance éducative en milieu ouvert (AEMO) ;
- un placement provisoire ou définitif de l'enfant à l'ASE : assistante maternelle, pouponnière ou maison d'enfants en fonction de la situation et de l'âge de l'enfant.

La prévention

Attitude préventive en maternité

Cette prévention peut être réalisée pendant la grossesse et après l'accouchement.

Cette prévention s'adresse à une population à risque qui sera identifiée au cours des consultations prénatales.
Ensuite, les relations mère/enfant seront observées durant le séjour à la maternité ; si des difficultés sont mises en évidence, il faudra :

- apprendre à la mère à s'occuper de son enfant,
- valoriser son aptitude à être mère,
- permettre à la mère d'exprimer ses difficultés.

Si plusieurs facteurs sont réunis, la PMI pourra être prévenue pour qu'une puéricultrice puisse aider et soutenir la mère dès le retour à domicile.

Attitude préventive en néonatalogie et en maternité

Il est nécessaire de favoriser la présence des parents et leur participation aux soins de l'enfant pour que l'attachement parent/enfant puisse s'établir.

Notes

vous devez savoir faire...

Actes professionnels

- Poser le diagnostic infirmier de douleur chez l'enfant.
- Évaluer la gravité de la douleur et sa répercussion sur la vie sociale de l'enfant à l'aide des échelles de mesure.
- Collaborer à la recherche de la cause de la douleur lorsque c'est nécessaire.
- Planifier les antalgiques prescrits, surveiller leur efficacité et leurs effets secondaires indésirables.
- Évaluer le retentissement de la douleur de l'enfant sur les parents et apporter une aide si besoin.
- Mettre en œuvre les traitements non médicamenteux de la douleur.
- Utiliser une crème anesthésiante avant un acte douloureux chaque fois que cela est possible.
- Contribuer au bien-être de l'enfant.

Diagnostic infirmier

- Douleur aiguë.

...donc vous devez savoir :

Connaissances requises

- Citer les caractéristiques du comportement douloureux de l'enfant et les principales échelles de mesure de la douleur.
- Énumérer les principaux antalgiques, locaux et généraux, utilisés en pédiatrie.
- Citer les mesures qui contribuent au bien-être de l'enfant.

Enfant et douleur

Depuis quelques années, la prise en charge de la douleur physique de l'enfant a beaucoup évolué. Souvent minorée, parfois contestée et même déniée en particulier chez le tout-petit, son rôle néfaste a enfin été analysé à sa juste valeur et la douleur doit être combattue.

Des critères ont été recherchés pour lui opposer une thérapeutique adaptée d'où l'existence de « grilles » qui peuvent varier d'une équipe à l'autre mais dont les objectifs sont identiques : une évaluation la plus objective possible.

En milieu hospitalier, le traitement de la douleur est un problème d'équipe. Les services de pédiatrie ont adopté des protocoles qu'il suffit d'appliquer sans oublier qu'il doit impliquer toute l'équipe, les parents et l'enfant pour obtenir dans un contexte donné les meilleurs résultats.

Bases physiopathologiques de la douleur

La douleur est une impression sensorielle déplaisante accompagnée par la conscience d'une expérience désagréable. C'est la réponse à un message signifiant qu'une lésion menace l'organisme ou est même déjà survenue (nociception). L'identification de la cause est moins importante que la reconnaissance de l'effet, surtout chez l'enfant.

Les douleurs peuvent provenir des viscères, des lésions profondes (maux de tête) ou de la peau. Les récepteurs de la douleur (terminaisons nerveuses) ne sont pas adaptables (mal de dent pendant des jours entiers par exemple), sinon une blessure prolongée serait vite oubliée.

Les lésions des voies douloureuses sont ressenties comme si elles venaient de la périphérie (douleur projetée).

Les informations en provenance de la peau (sensibilité superficielle) et de l'appareil moteur (sensibilité profonde) arrivent à la moelle par la racine postérieure : de là, elles atteignent le cerveau et le cervelet par les fibres des cordons postérieurs *(fig. 39 et 40)*.

Définitions

Douleur

La douleur est une sensation, *elle est* subjective. On ne peut donc l'affirmer que selon les dires, les comportements, les attitudes du patient. *A priori* si un enfant dit qu'il a mal, c'est qu'il a mal, et sa douleur doit être prise en charge, quelle que soit l'importance de la composante émotionnelle.

La douleur aiguë : elle est « parlante », se manifestant par des *signes émotionnels* (cris, pleurs, gesticulation) et des *signes directs* (évitement, boiterie, désignation de la zone douloureuse).

La douleur chronique : quand la douleur dure, les signes se modifient, parfois rapidement. Chez l'enfant, 48 heures suffisent, quand la douleur est intense, pour modifier le tableau, les signes directs et émotionnels s'atténuant au profit du tableau d'atonie psychomotrice.

Types de douleur

Ils sont souvent intriqués.

La **douleur nociceptive** est en rapport direct avec une lésion tissulaire et correspond à la stimulation des récepteurs périphériques. Sa topographie est précise. Elle est permanente et n'est pas accompagnée de troubles de la sensibilité objective. Elle se décrit comme une sensation de lourdeur, d'éclatement… Elle est traitée par les antalgiques.

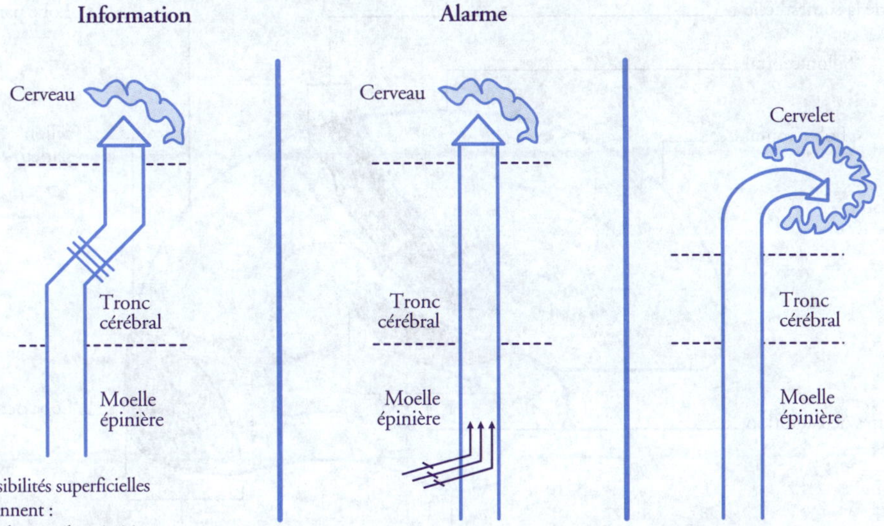

Les sensibilités superficielles comprennent :
> sensibilité tactile épicritique
> sensibilité annexée aux poils

Sensibilité profonde ou sensibilité proprioceptive consciente ou sensibilité articulaire ou sensibilité des positions

Baresthésie : sensibilité aux pressions

Pallesthésie, sensibilité vibratoire

Voies spinothalamiques

Sensibilité tactile protopathique (tact approximatif)

Sensibilités thermo-algésiques :
> sensibilité thermique (froid-chaud)
> douleur superficielle (terminaisons libres de la douleur dans l'épiderme)

Sensibilités spinocérébelleuses ou sensibilité proprioceptive inconsciente

Figure 39 : *Sensibilités : concept anatomofonctionnel.*

La **douleur de désafférentation** ou neuropathique est liée à une lésion nerveuse (compression, section par amputation). On la rencontre dans les contextes suivants : berges cicatricielles, noyade, traumatisme crânien, allongement des membres, Sida, cancer, neuropathies dégénératives… Les signes subjectifs en sont les dysesthésies (sensations anormales comme des fourmillements, des serrements, des brûlures spontanées ou provoquées, en général permanentes) et des fulgurances (douleurs en éclair). Les signes objectifs sont l'hypoesthésie, l'allodynie (sensation douloureuse en réponse à un stimulus normalement non douloureux - effleurement), l'hyperpathie (sensation douloureuse exagérée provoquée par un stimulus répétitif).

La **douleur viscérale** est due à une infiltration, une obstruction ou une compression entraînant un hyperpéristaltisme ou une distension des viscères. Douleur sourde ou à type de colique, elle est soignée par les antispasmodiques.

Échelles d'évaluation

Les échelles d'évaluation de la douleur ont pour objet d'évaluer de façon fiable et valide l'existence et l'intensité d'une douleur physique. La validité est le degré de certitude que l'outil évalue réellement la douleur physique, et non d'autres dimensions du vécu de l'enfant, comme son anxiété, son affolement, son découragement. Créer de tels outils est une procédure complexe, et il vaut mieux utiliser des échelles validées que d'essayer d'en construire une nouvelle qui ne pourrait être correcte qu'au prix d'une recherche scientifique de longue durée.

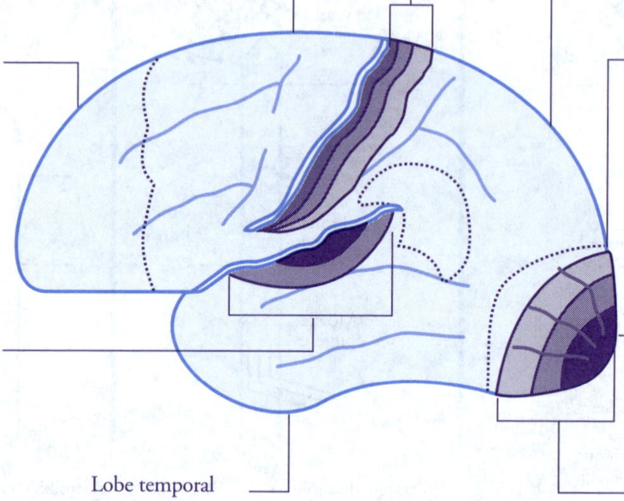

Figure 40 : *Topographie corticale sensitive et sensorielle (face latérale, hémisphère gauche).*

Protocoles d'établissement

Depuis 1993, l'infirmière est habilitée à mettre en œuvre un traitement d'urgence avant l'intervention du médecin. Elle suit pour cela des protocoles écrits, datés et signés. Depuis la circulaire n° DGS/DH/DAS/SQ2/99/84 du 11 février 1999, la douleur aiguë est entrée dans le cadre de ces traitements d'urgence : « l'amélioration de la prise en charge de la douleur aiguë des personnes malades concerne l'ensemble des services hospitaliers, notamment les services d'urgences, ainsi que les institutions médicosociales. Cette démarche repose sur un travail d'équipe formée et sachant utiliser les outils d'évaluation de la douleur. Dans ce cadre, les personnels médicaux et infirmiers doivent agir sur les protocoles de soins. La mise en œuvre de ceux-ci peut, dans des conditions prédéterminées, être déclenchée à l'initiative de l'infirmier ».

Le protocole permet à l'infirmière de prescrire elle-même le traitement avant l'intervention du médecin, sous certaines conditions. Rédigé en équipe pluridisciplinaire, le protocole est distribué à tous les soignants de l'établissement. Il est ré-actualisé et re-validé au moins une fois par an. Chacun dispose d'une réglette d'auto-évaluation de la douleur et des grilles d'hétéro-évaluation.

L'infirmière qui a appliqué un protocole doit ensuite informer le médecin de son initiative et la consigner dans le dossier de soins.

Analyse de la douleur

But

Avant de traiter une douleur, il importe d'en confirmer l'existence, d'en préciser le type, la localisation, l'intensité, et quand cela est possible la cause. L'interrogatoire, l'examen clinique et les évaluations répétées permettent de préciser la conduite à tenir et d'adapter le traitement en fonction de ses effets.

Examen clinique

Il s'agit d'un examen clinique complet avec recherche de signes neurologiques objectifs ou subjectifs. Il faudra souvent le réaliser en plusieurs fois en fonction de l'acceptation de l'enfant. L'utilisation du jeu pourra faciliter l'examen. Il faut observer l'enfant au repos mais aussi lors de ses mouvements, de ses jeux, des soins, dans les bras de sa mère, pendant le déshabillage, sur la table d'examen.

On note les réactions affectives de l'enfant, son appétence pour la communication et le jeu, la position qu'il adopte ou qu'il évite.

Il faut savoir écouter et accepter les remarques de l'entourage et du reste de l'équipe soignante pour enrichir l'observation de l'enfant des différents points de vue.

La recherche de signes neuropathiques se fait par des effleurements, des caresses, des tapotements de l'enfant avec un jouet, un objet fétiche. Ces gestes habituellement agréables provoquent des réactions de retrait, des cris…

Évaluation

Hétéro-évaluation

Chez l'enfant de moins de 5 ans, l'observation est le temps le plus important de l'évaluation d'une douleur. Le petit enfant n'a pas assez de mots pour décrire sa douleur. L'évaluation de l'intensité de la douleur ne peut se faire que par hétéro-évaluation. Tout au long de la prise en charge de la douleur d'un enfant, il faut se servir de la même méthode chez le même enfant, afin d'avoir une idée aussi juste que possible de l'évolution de la douleur et de l'efficacité du traitement.

On choisit la méthode en fonction de l'âge de l'enfant.

Dans le protocole du GHICL (Douleur enfant-Gustave-Roussy), on utilise :

- de 0 à 1 mois : EDIN (Échelle douleur-inconfort du nouveau-né) ;
- de 1 mois à 1 an : BAT (Barrier-Amiel-Tison) ;
- de 1 an à 5 ans : mCHEOPS.

La grille DEGR a l'avantage de bien étudier la douleur chronique (atonie psychomotrice) et d'analyser aussi la composante émotionnelle de l'expression de la douleur.

Auto-évaluation

Après 5 ans, l'auto-évaluation de sa douleur par l'enfant devient possible. L'hétéro-évaluation est encore utile (échelle DEGR).

Test des visages

On montre à l'enfant des visages gais, indifférents, tristes, criants… (page 210). Ce test est peu spécifique, peu fiable, peu reproductible. L'enfant hésite à s'identifier à quelqu'un de triste ou de mécontent.

Questionnaires (échelles de vocabulaire)

Échelle verbale simple (EVS) : « Je n'ai pas mal du tout, J'ai un peu mal, J'ai mal " moyen ", J'ai très mal, C'est insupportable ».

Certains questionnaires (questionnaires douleur Saint-Antoine) permettent de donner des mots au type de douleur (coup de poing, éclair, etc.), ou permettent de préciser le ressenti psychologique (douleur énervante, déprimante, etc.).

Dessin (bonhomme)

Une planche représentant un bonhomme de face et de dos est donnée à l'enfant pour qu'il y colorie les endroits douloureux, de différentes couleurs selon l'intensité de la douleur.

EVA (échelle visuelle analogique)

Très utile, fiable et reproductible. On montre à l'enfant une réglette graduée de 0 à 10.

Avant l'auto-évaluation, le curseur doit être placé au milieu de la réglette.

« Ici, c'est quand tu n'as pas mal du tout. Là, c'est la douleur la plus grande que tu peux imaginer. C'est comme un bulldozer qui t'écrase le pied. Montre-moi comment tu as mal. »

Évaluation chez l'enfant polyhandicapé

L'enfant polyhandicapé est porteur d'une sévère atteinte encéphalique. Il souffre d'une restriction extrême de l'autonomie, des possibilités de perception, d'expression et de relation. Les causes de douleur sont fréquentes dans ce contexte : intervention chirurgicale orthopédique, accidents domestiques (brûlures, etc.), œsophagite peptique…

La communication répond rarement à un code linguistique, et il faudra être capable de déchiffrer un code qui n'est pas spécifique du symptôme douloureux. Les troubles neuro-orthopédiques (spasticité) et psychotiques rendent l'évaluation encore plus difficile.

L'enfant peut apparaître paisible devant une agression douloureuse. Parfois une douleur provoque seulement une agitation motrice incoordonnée, des accès hypertoniques, une recrudescence de phénomènes psychotiques, une aggravation de l'automutilation. Les douleurs de désafférentation sont fréquentes, provoquant des cris aux massages ou à l'effleurement.

Traitement de la cause de la douleur

Le traitement de la cause de la douleur est logique et nécessaire. Il ne doit pas faire oublier de traiter également le symptôme douleur ; il ne doit pas non plus être plus néfaste qu'utile, quand le pronostic d'une maladie est sombre. Le traitement de la cause peut être médical (antibiotique, etc.), chirurgical ou orthopédique (immobilisation d'une fracture), radiothérapique (pour réduire une masse cancéreuse, pour lutter contre les douleurs osseuses d'un neuroblastome). Une chimiothérapie permet parfois des rémissions prolongées, au prix d'une toxicité acceptable.

Douleur iatrogène

Étymologiquement due au médecin, la douleur iatrogène est souvent provoquée par l'infirmière : piqûres, pansements…

Ces douleurs prévisibles sont traitées ou évitées par la gestion du stress non médicamenteuse (*cf. supra*) ou médicamenteuse (anxiolytiques comme le midazolam – Hypnovel®), par l'anesthésie locale (lidocaïne et Emla®) ou générale. Le MEOPA (*cf. infra*) associe anxiolyse et analgésie.

Il faut sans cesse réviser sa pratique et s'enrichir de celle des autres : le site Internet Pédiadol est une source d'informations et d'échanges allant dans ce sens.

Prélèvements sanguins périphériques

Il faut s'organiser, en regroupant les soins, en anticipant la ponction par l'application d'Emla®. Un cathéter laissé en place évite les ponctions répétées. Le garrot doit être adapté à l'âge et à la taille du membre de l'enfant.

Pansements

La technique de pansement (pose, ablation, nettoyage) doit être régulièrement révisée, à propos autant des gestes que du matériel utilisé. Il faut essayer d'éviter les contentions et privilégier au maximum les fixations non adhésives.

Analgésiques

➡ Emla®

La crème Emla® est un mélange analgésiant local de prilocaïne et de lidocaïne. Le risque de méthémoglobinémie chez le nouveau-né est minime si des précautions simples sont prises.

Utilisation de la crème Emla® (protocole enfant GHICL)

Le délai d'attente aux urgences doit être utilisé pour poser la crème Emla® aux enfants *a priori* susceptibles d'avoir un bilan sanguin.

• **Pour les enfants de plus de 3 mois**

La crème Emla® ou l'Emla® patch doivent être posés **1 h 30 à 2 heures** avant une ponction veineuse ou lombaire : au bout de 2 heures, la peau sera analgésiée sur une profondeur de 5 mm. Si la ponction doit être réalisée au bloc opératoire, l'horaire prévu de l'intervention sera communiqué aux services de soins.

En cas de ponction veineuse, choisir une belle veine facilement accessible, si possible au membre supérieur gauche chez un droitier et inversement. L'application d'Emla® provoque souvent une vasoconstriction rendant difficile la visualisation et la palpation de la veine à ponctionner. Il faut enlever la crème 20 à 30 minutes avant la ponction, puis en signaler la zone d'application (crayon dermographique ou tampon Emla®) : la veine retrouvera un volume normal et l'analgésie persistera pendant environ 1 heure. Pour un bilan sanguin, il n'y a souvent pas urgence et les délais peuvent être respectés. Si la ponction doit être réalisée au bloc opératoire, la préparation du ou des sites Emla® sera demandée sur le dossier d'anesthésie. Il faudra alors se baser sur l'heure prévue de l'intervention.

En cas de ponction lombaire, la crème Emla® doit être appliquée au niveau L4-L5 ou L3-L4 (L5 se repérer à hauteur de la ligne horizontale unissant les deux épines iliaques postérosupérieures).

• **Pour les nouveau-nés de 0 à 3 mois**

AMM : dose de 0,5 g à 1 g maximum.

Une fois par jour.

Temps maximum d'application : 1 heure.

Contre-indication : nouveau-né de moins de 37 semaines d'âge gestationnel.

Conseil : expliquer aux parents que l'on pose de l'Emla® sur une région sélectionnée pour son accessibilité veineuse, mais qu'un échec de ponction est toujours possible, et qu'il faudra alors procéder à la ponction dans une zone non analgésiée. En cas de ponction veineuse programmée, il est souhaitable de prescrire de l'Emla® à l'avance et d'expliquer aux parents quand et comment le poser eux-mêmes à domicile.

➜ MEOPA (Entonox®)

Il s'agit d'un mélange gazeux équimolaire d'oxygène et de monoxyde d'azote, donné par auto-inhalation (effet euphorisant et analgésiant). Excellente solution pour l'analgésie des gestes légèrement ou modérément douloureux, le MEOPA est d'une utilisation très simple et son administration est très sûre lorsqu'il n'est pas associé à d'autres médicaments et lorsque les contre-indications sont respectées (traumatisme crânien non évalué, altération de l'état de conscience, hypertension intracrânienne, bulle d'emphysème, accident de plongée, pneumothorax non drainé, distension gastrique ou abdominale).

Anesthésie locale par la lidocaïne (xylocaïne)

Protocole enfant GHICL

Attention, pas plus de 2 mg/kg sur les muqueuses, 4 mg/kg sur la peau.

- 1 mL de xylocaïne visqueuse à 2 % contient 20 mg de lidocaïne.
- Une instillation de xylocaïne nébuliseur contient 9 mg de lidocaïne.
- 1 mL de xylocaïne injectable à 1 % contient 10 mg de lidocaïne.
- N'utiliser que de la xylocaïne non adrénalinée.
- Injecter après test d'aspiration (absence de reflux sanguin).
- Aborder l'intérieur de la plaie et non la peau saine. Injecter lentement.
- Utiliser le Nubain® (avant l'anesthésie locale) en cas de plaie des extrémités et plaie du visage, plaie nécessitant plus de 7 points.

Prise en charge médicamenteuse

Évaluation de la douleur

Protocole enfant GHICL

- Évaluer à l'aide d'une échelle adaptée à l'âge.
- Noter le score.

• Classer l'intensité de la douleur en fonction du score obtenu *(tab. 10)* :

Tableau 10 : *Scores de l'intensité de la douleur.*

Âge	Douleur modérée	Douleur intense
0 à 1 mois	EDIN 4 à 7	EDIN > = 8
1 à 12 mois	BAT 16 à 18	BAT < 16
À partir de 12 mois	mCHEOPS 5 à 7	mCHEOPS > 7
À partir de 5 ans	EVA 3 et 4	EVA > 4
	EVS 1 et 2	EVS 3 et 4

• Traiter la douleur en fonction de son intensité *(tab. 11)*.

• Objectif : obtenir des scores meilleurs, et dans tous les cas ne pas rester avec un score de douleur intense.

• 15 à 30 min après l'administration, évaluer le traitement : noter le score.

• Adapter le traitement au résultat obtenu *(tab. 11)* ; donner les médicaments à heure fixe et non pas « à la demande » ; noter systématiquement l'heure de l'administration des médicaments ; noter systématiquement les scores de douleur ; n'arrêter ou ne modifier ce protocole qu'après avis médical.

Traitement médicamenteux de la douleur

Ce chapitre classe les médicaments selon les paliers de l'OMS : avec chaque palier croît l'intensité de l'action antalgique. Les détails correspondent au protocole de prise en charge de la douleur de l'hôpital Saint-Antoine de Lille (GHICL). Pour tout détail concernant l'AMM, les précautions d'emploi, les contre-indications, les modes d'administration, le dictionnaire Vidal de l'année en cours reste la référence.

➡ Palier I

Aspirine

Efficace contre la douleur mais peu utilisé en raison de ses complications digestives et hématologiques, l'acide acétylsalicylique se donne à la dose de 25 à 75 mg/kg/j en 5 à 6 fois *per os*.

Tableau 11 : *Schéma de traitement de la douleur.*

Âge	EDIN 4 à 7 BAT 16 à 18 mCHEOPS 5 à 7 EVA 3 et 4 EVS 1 et 2 **Douleur modérée**	EDIN > = 8 BAT < 16 mCHEOPS > 7 EVA > 4 EVS 3 et 4 **Douleur intense**	Morphine = intervention du médecin
0-6 mois	Paracétamol ➡	Nubain® ➡	Morphine
6 à 12 mois	Paracétamol +/– AINS ➡	Nubain® ➡ + Nubain 1/2 dose ➡	Morphine
12 mois et +	Paracétamol +/– AINS ➡ Codéine	Nubain® ➡ + Nubain 1/2 dose ➡	Morphine

➡ (flèche pointillée) En cas d'échec (pas d'amélioration du score 1/2 heure après l'administration de l'antalgique), suivre la flèche

➡ (flèche pleine) Le traitement par la morphine nécessite l'ordonnance et l'intervention du médecin

Paracétamol
L'effet antalgique apparaît 30 minutes après l'administration *per os*, et persiste 4 heures.

Protocole enfant GHICL

• Contre-indications
Aucune.
NB : le Pro-Dafalgan® n'a pas l'AMM pour les enfants de moins de 17 kg. Ce protocole vous autorise cependant à l'utiliser, quel que soit le poids de l'enfant.

• Précautions d'emploi
En cas d'aplasie, afin de surveiller la température, pas de paracétamol : remplacer par codéine ou Nubain®.

• Présentations
– Doliprane® : suppositoires à 100 mg (sécables), 150 mg, 200 mg, 300 mg ; sachets à 100 mg, 150 mg, 200 mg, 300 mg ; suspension buvable à 2,4 %.
– Efferalgan® : sachets 80, 150 et 250 mg ; suspension buvable à 3 % ; suppositoires.
– Codenfan® : sirop ; 1 mg/mL.

• Posologie
– *Per os* et voie intrarectale :
  - 60 mg/kg/j, soit 15 mg/kg par prise toutes les 6 heures ;
  - possibilité d'une dose de charge de 25 mg/kg ;
  - pas plus de 4 suppositoires/jour.
– Voie intraveineuse : PerDafalgan® :
  - intraveineuse lente (15 min) au moyen d'une seringue électrique ;
  - 30 mg/kg toutes les 6 heures.

Chez le nouveau-né jusque 10 jours, la dose de propacétamol est de 15 mg/kg toutes les 6 heures.
La voie intraveineuse est la meilleure et la plus efficace en hospitalisation. Elle permet une administration précise et la nuit on peut la renouveler sans réveiller l'enfant.
Associations possibles : AINS, codéine, Nubain®, morphine.

➡ Palier II

Analgésiques centraux, les morphiniques se caractérisent par une plus ou moins importante affinité pour les récepteurs morphiniques, donc à une plus ou moins grande activité, thérapeutique ou toxique.

Morphiniques faibles

• Dextropropoxyphène : 3 à 10 mg/kg/j en 4 à 6 prises
Antalvic® : contre-indiqué avant 15 ans.
Di-Antalvic® (avec paracétamol) : contre-indiqué avant 15 ans.
Propofan® (avec paracétamol) : pas conseillé avant 12 ans.
Di-Antalvic® (palier II) (dextroproxyphène - paracétamol)
Contre-indications : poids inférieur à 50 kg ou âge inférieur à 15 ans
Précautions d'emploi : aucune.

• Codéine
Posologie : 2 à 4 mg/kg/j
Contre-indications :
– Codenfan® : enfant de moins de 1 an.
– Codoliprane®, Efferalgan-codéine® : enfant de moins de 6 ans ou de moins de 14 kg.

Précautions d'emploi : insuffisance respiratoire : avis médical nécessaire.
Présentations :
– sans paracétamol :
  Codenfan® : sirop 1 mg/mL (pipette graduée en mg de 1 à 15) ;
– avec paracétamol :
  Codoliprane Enfant® : comprimé sécable à 20 mg de codéine + 400 mg de paracétamol ;
  Efferalgan-codéine® : comprimé à 30 mg de codéine et 500 mg de paracétamol.

Posologie :
Codenfan® : 1 mL/kg, toutes les 4 à 6 heures.
Codoliprane® : en fonction du poids de l'enfant.
Efferalgan-codéine® : en fonction du poids de l'enfant.
Associations : association possible avec AINS et paracétamol (pour les formes qui n'en comportent pas déjà).

Morphiniques mixtes
La nalbuphine (Nubain®), la buprénorphine (Temgesic®), qui ont une affinité très forte pour les

récepteurs morphiniques, ont la particularité de ne pas voir leur activité augmenter à partir d'une certaine dose : c'est l'effet plafond. La nalbuphine est très utilisée en pédiatrie.

• Nubain®

Contre-indications : aucune, mais voir précautions d'emploi.

Ce médicament n'a l'AMM qu'au-delà de 18 mois, mais peut être utilisé quel que soit l'âge de l'enfant, sous couvert de ce protocole.

Précautions d'emploi :

Âge inférieur à 18 mois en l'absence de médecin.

Ne pas associer de sédatifs (exemple Hypnovel®) sans avis d'un médecin.

Appel du médecin si :

- traumatisme crânien avec perte de connaissance,
- état hémodynamique précaire,
- insuffisance respiratoire en l'absence de médecin.

Retour au domicile :

Après Nubain® : surveillance, pendant au moins 2 heures, de la conscience et de la fonction respiratoire :

- enfant réveillé ou aisément réveillable (ne se rendort pas immédiatement),
- pouvant répondre à une question,
- se tenant debout à la demande,
- capable de boire un verre d'eau.

• Antagoniste : Naloxone®

Associations possibles : paracétamol, AINS.

Surveillance :

État de conscience, respiration.

Si après trente minutes, le score d'évaluation douloureuse reste mauvais, réinjecter une demi-dose, et appeler le médecin. Les injections suivantes seront pratiquées 4 heures après l'injection initiale.

• Buprénorphine : Temgésic® 0,2 mg

La buprénorphine se présente en comprimé sublingual. Elle est d'utilisation exceptionnelle en médecine.

➡ Palier III

Péthidine (Dolosal® 100 mg / 2 mL)

Elle est parfois préférée à la morphine, car elle est moins constipante. Elle peut être utilisée pour des douleurs viscérales, à la dose de 5 à 10 mg/kg/j en IM ou IV continu. Son administration répétée entraîne un risque de convulsions qu'il faut prévenir par l'administration concomitante d'un anticonvulsivant.

Morphine

• *Per os*

La dose de départ habituelle est de 0,5 à 1 mg/kg/j. La préparation magistrale (sirop sucré et chlorhydrate de morphine à la concentration de 1 mg pou 1 mL) est donnée toutes les 4 heures. Classiquement, on augmente la dose de 50 % si le résultat sur le score de la douleur est insuffisant après 8 à 12 heures. La titration permet une adaptation plus rapide : on commence par une dose de charge de 0,3 à 0,5 mg/kg ; on évalue 30 min plus tard ; on donne une dose supplémentaire de 0,1 mg/kg toutes les 30 min jusqu'à disparition de la douleur. La dose antalgique, obtenue en additionnant la dose initiale et les doses supplémentaires, doit être administrée toutes les 4 heures.

Une fois connue la dose efficace, on peut donner une forme retard (sulfate de morphine – Moscontin® ou Skenan®) toutes les douze heures.

• Morphine parentérale

Précautions d'emploi : pas de contre-indication liée à l'âge.

Prudence :

- chez un patient hypovolémique,
- chez un patient insuffisant respiratoire,
- chez un patient recevant des produits psychotropes ou sédatifs.

• Voie sous-cutanée ou intramusculaire

La dose initiale habituelle est de 0,2 mg/kg, à répéter toutes les 4 à 6 heures en fonction de l'importance de la douleur. Si la voie sous-cutanée est donnée en relais de la voie orale, la dose est la moitié de la dose orale.

• Voie intraveineuse

Elle nécessite une surveillance particulière.

En fonction de l'importance de la douleur, généralement intense dans ce type d'indication, la dose initiale quotidienne est de 1 à 2 mg/kg par jour.

Des doses beaucoup plus importantes peuvent être données (5, voire 15 mg/kg/jour), limitées seulement par le risque de dépression respiratoire. Le risque de dépression respiratoire est faible aux doses moyennes, important à partir de 3 à 4 mg/kg/j ou en cas d'association à d'autres dépresseurs respiratoires et d'erreur de posologie.

Si la voie intraveineuse est donnée en relais de la voie orale, la dose est le tiers de la dose orale.

La titration est le moyen le plus rapide de connaître la dose efficace.

Dose de charge : 0,1 à 0,15 mg/kg par voie IVL de 10 minutes ; évaluation toutes les 5 à 10 minutes ; ajouter un bolus de 0,02 mg/kg toutes les dix minutes jusqu'à obtention de l'analgésie. La dose antalgique, obtenue en additionnant la dose initiale et les doses supplémentaires, doit être administrée toutes les 4 heures.

- PCA :

La morphine peut être administrée par voie veineuse continue, mais la PCA (*Patient Controlled Analgesia* – analgésie contrôlée par le patient), permet une plus grande souplesse d'administration, soit en mode continu, soit en bolus, soit selon les deux modes associés. Dès l'âge de 5 ans, l'enfant peut actionner lui-même le mécanisme de bolus. Les doses ont été données au paragraphe précédent.

- Surveillance d'un enfant sous morphine intraveineuse

Périodicité : toutes les heures le premier jour, toutes les deux heures les deux jours suivants, toutes les 4 heures ensuite.

Cinq critères de surveillance :

– la douleur évaluée par l'enfant ou l'infirmière,
– le score de sédation :
  - bien éveillé = S1 ;
  - somnolent et facilement réveillable = S2,
  - somnolent et difficilement réveillable = S3,
  - impossible à réveiller = S4 ;
– fréquence respiratoire par minute : mesurer une valeur de référence avant toute administration de morphine ;
– saturation en O_2 si problème respiratoire à la pose de la perfusion ;
– effets secondaires éventuels : nausées, vomissements, prurit, rétention urinaire, constipation.

Conduite à tenir :

– score de douleur inadéquat : augmenter la posologie après avis médical ;
– fréquence respiratoire par rapport à la valeur de référence mesurée avant le début du traitement :
  - baisse de 25 à 50 % : surveillance tous les quarts d'heure ; O_2 ; brancher SaO_2 ; appeler le médecin ;
  - baisse > 50 % : arrêter la perfusion ; O_2 ; Naloxone® ; Sa O_2 ; appeler le médecin ;
– Sa O_2 : (si posée) < 90 % : O_2 et appel du médecin ;
– sédation : S3 : surveillance tous les quarts d'heure et appel du médecin ; S4 : arrêt de la perfusion, O_2, naloxone et appel du médecin ;
– nausées, vomissements : Vogalène® (1/2 à 1 mg/kg/j) ; si échec : Droleptan® intraveineuse 0,1 mg/5 kg ;
– prurit : Polaramine® pendant 48 heures ;
– constipation : constante, prévenir systématiquement par Duphalac®.

Naloxone (antagoniste des morphiniques)

Présentation : ampoule de 0,4 mg (1 mL) de Narcan.

Voie d'administration : voie intraveineuse lente.

Posologie : 10 µg/kg.

Indications : score de sédation S4 ; fréquence respiratoire diminuée de 50 % par rapport à la fréquence initiale.

Mode d'administration : diluer l'ampoule avec 9 mL d'eau pour obtenir 10 mL.

Injecter lentement 1 mL de la solution obtenue pour 4 kg de poids (0,25 mL/kg). Répéter l'injection à la même posologie en l'absence d'effet notable après 1 à 2 minutes. Une fois la sédation ou la dépression respiratoire levées, assurer une perfusion continue sur 4 heures avec le reste de Narcan®.

AINS [1] et corticoïdes

Les anti-inflammatoires non stéroïdiens et les corticoïdes peuvent être utilisés avec les médicaments antalgiques, à titre de co-analgésiques.

• Les AINS

Peu d'AINS sont disponibles pour l'enfant. Les plus pratiques sont l'acide niflurique en suppositoires (Nifluril®) et l'ibuprofène en suspension pédiatrique, tous deux autorisés à partir de 6 mois. Des anti-inflammatoires plus puissants (Voltarène®, Profenid®) peuvent être d'un grand secours.

Il faut tenir compte de contre-indications habituelles : antécédents digestifs, troubles de l'hémostase, insuffisance rénale.

• Les corticoïdes

Outre leurs actions carcinostatique, antinauséeuse, orexigène, l'action anti-inflammatoire des corticoïdes est utile dans le traitement de douleurs par œdème tumoral, tumeurs pelviennes, compressions médullaires, méningites tumorales et métastases osseuses.

Les plus employés sont le Cortancyl® et le Solupred®.

Contre-indications : ulcère en évolution, HTA non contrôlée, diabète décompensé, affection psychiatrique aiguë, toute infection bactérienne virale ou mycosique non contrôlée.

Complications : donnés au long cours, leur complication la plus gênante est l'obésité et la déformation du visage, source supplémentaire de souffrance.

• Les antispasmodiques

Les douleurs spasmodiques sont traitées par le tiémonium (Viscéralgine simple® 6 mg/kg/j - PO, IM, IV) ou la butylhyoscine (Buscopan® 1 mg/kg/j).

Traitement des douleurs neuropathiques

Les antidépresseurs tricycliques

Ils sont utilisés pour lutter contre la composante dysesthésique de la douleur de désafférentation (picotements, brûlures, etc.).

La clomipramine (Anafranil®) et l'amitriptyline (Laroxyl® soluté : 1 goutte = 1 mg) sont données à doses progressives jusqu'à 1 mg/kg/j, en une dose unique le soir.

Les complications possibles sont : bouche sèche, somnolence, désorientation, rétention urinaire, constipation.

Les anticonvulsivants

Ils sont donnés pour le traitement des douleurs en éclair, en augmentant la dose progressivement (une faible dose le matin, une dose de charge le soir).

On utilise :

• le clonazépam (Rivotril® : 0,1 mg/kg/j - 1 goutte = 0,1 mg) - risque de somnolence ;

• la carbamazépine : Tégrétol® (10 mg/kg/j) - risque de céphalées, vomissements, sensation ébrieuse.

1. AINS : anti-inflammatoire non stéroïdien.

Soins infirmiers

L'infirmière et la douleur de l'enfant

L'histoire de la prise en charge de la douleur passe par le malaise de l'infirmière qui fait mal, sa compassion devant l'enfant souffrant, puis sa lutte contre les idées reçues, sa recherche du confort de l'enfant et des meilleurs moyens d'analgésie, dans une équipe dont elle est partenaire et souvent catalyseur.

L'infirmière remplira d'autant mieux son rôle qu'elle aura évité certains pièges.

Ni mère, ni médecin, elle doit cependant à la fois accepter son rôle de soignant (avec ses gestes agressifs) et assumer celui de protecteur de l'enfant : la main qui pique et le bras qui entoure…

Elle n'a pas un rôle « central » (c'est l'enfant qui l'a) ; elle ne peut pas tout et ne fait pas tout ; elle n'a pas la science infuse et son *feeling* peut l'aider comme il peut la faire errer.

Même dans l'urgence où le geste technique est prioritaire, c'est l'écoute de l'enfant et de sa famille qui permet à l'infirmière d'être entière dans son rôle d'accueil, d'aide, de conseil, de soin. C'est aussi dans l'écoute de toute l'équipe (collègues, médecins, auxiliaires, éducatrices, institutrices, assistantes sociales, psychologues, kinésithérapeutes, etc.) que se forme l'expérience et s'affine la connaissance du patient. L'infirmière doit aussi veiller à associer les parents et l'enfant dans la recherche d'un meilleur confort.

Particularités de la prise en charge de la douleur chez le nouveau-né

Modèle de dépendance et de fragilité, le nouveau-né, et plus encore le nouveau-né prématuré, est l'objet de toutes sortes d'agressions stressantes et douloureuses. Pourtant depuis sa vie fœtale, les voies de la douleur sont en place et le nouveau-né est à même de ressentir la douleur. De plus, la myélinisation des fibres nerveuses n'étant pas achevée, il est vraisemblable que l'inhibition des influx douloureux ne soit pas satisfaisante, entraînant des douleurs plus importantes que chez l'enfant plus âgé.

On connaît maintenant l'intérêt de la prise en charge du confort du nouveau-né sur sa morbidité à court terme. Plus immédiatement, un stress imposé avant un geste douloureux majore la réactivité des bébés à cette douleur. Tous les efforts des soignants doivent donc porter sur la réduction du stress et l'obtention d'un confort maximum du nouveau-né.

À cause d'une immaturité de la conjugaison hépatique et de l'élimination rénale, la demi-vie des morphiniques est plus longue que chez l'adulte, les risques de dépressions respiratoires et d'hypotension sont augmentés. Des précautions supplémentaires de dosage et de surveillance sont donc nécessaires chez le nouveau-né.

Reconnaître et évaluer la douleur

En période néonatale

Le nouveau-né réagit à la douleur par :

- un plissement du front, du menton,
- une crispation du visage, des extrémités,
- une agitation,
- une raideur des membres,
- des pleurs et des cris sans spécificité,

- des modifications du sommeil,
- des modifications de la vigilance,
- l'enfant n'est pas consolable.

À cet âge, la douleur peut être évaluée par des grilles comportementales, par exemple : le score de douleur de néonatalogie de l'hôpital Antoine Béclère (EDIN).

Au cours de la première année de vie

Les cris et les pleurs restent dominants. Des mimiques spécifiques de la douleur font leur apparition mais ne sont pas maintenues durablement, aussi leur absence ne permet pas d'affirmer que l'enfant ne souffre pas.

Parmi les modifications comportementales induites par la douleur, on souligne :

- une baisse des activités ludiques,
- un aspect apathique,
- des troubles du sommeil,
- une indifférence à l'environnement,
- le nourrisson est inconsolable, il peut se tenir dans une position antalgique pour soulager une zone douloureuse.

À cet âge, la douleur peut être évaluée par des grilles comportementales comme le score d'Amiel-Tison.

Chez l'enfant de 1 à 6 ans

La douleur reste difficile à apprécier, les possibilités de conceptualisation sont faibles :

- l'enfant a une attitude antalgique lorsqu'il est couché et lors des déplacements (boiterie) ;
- l'enfant est passif, il s'économise, réduit son activité ;
- l'attitude en retrait et la pauvreté de l'expression peuvent rappeler un état dépressif.

On peut réaliser une évaluation comportementale avec, par exemple, l'échelle CHEOPS *(Modified Children Hopital of Eastern Ontario Pain Scale)*.

Les planches du visage peuvent s'utiliser entre 3 et 6 ans.

Le dessin s'utilise à partir de 4 ans, l'enfant peut reproduire sur un bonhomme schématique les zones douloureuses.

Chez l'enfant de 6 à 12 ans

Entre 6 et 12 ans, les seuils de perception nociceptive s'élèvent. Les progrès du langage permettent à l'enfant de mieux localiser et de décrire ce qu'il ressent.

Les enfants réagissent de façon différente en fonction de leur histoire, du vécu antérieur de la douleur et de leurs liens affectifs avec leurs parents.

L'échelle visuelle analogique peut s'utiliser à partir de 6 ans.

Évaluation de la douleur et efficacité thérapeutique Protocoles permettant d'éviter ou de soulager les douleurs liées aux soins

L'utilisation de la pommade Emla®

Cette pommade devant être appliquée au moins 1 heure avant le prélèvement sanguin ou la pose de perfusion, l'accent doit être porté sur l'organisation du travail.

L'utilisation du MEOPA

Il est essentiel que l'enfant et ses parents soient bien informés.

L'enfant choisit la couleur et le parfum du masque (permettant de masquer l'odeur du gaz), le masque peut être muni d'un sifflet ou d'un avion dont l'hélice tourne en fonction du rythme respiratoire.

C'est une sédation consciente, l'enfant reste vigilant, l'inhalation est efficace au bout de 3 minutes.

L'infirmière doit surveiller la saturation en oxygène.

Le sucre de canne ou le glucose (selon le protocole)

Le sucre doit être administré juste avant le geste (vaccin, microprélèvement, pose de cathéter court, etc.) :

– si le nouveau-né est au biberon : diluer 0,5 mL de sucre de canne dans 1,5 mL d'eau et donner dans une tétine ;
– si le nouveau-né n'est pas alimenté ou alimenté par gavage gastrique : mettre quelques gouttes de sucre de canne pur directement dans la bouche à l'aide d'une petite seringue.

Favoriser le confort et le bien-être de l'enfant

En pratique, la prise en charge de la douleur ne peut se limiter à la prescription d'antalgiques.

Elle doit prendre en compte le bien-être de l'enfant :

- favoriser le repos, le confort et le sommeil :
  – en diminuant les agressions sonores et lumineuses ;
  – en regroupant les soins ;
  – en apportant des limites à l'environnement : couvrir, langer, caler le dos et la tête avec des petits coussins doux, mettre un cocon ;
  – en faisant la toilette 1 jour sur 2 pour les grands prématurés ou les prématurés en phase aiguë ;
  – en donnant un bain à n'importe quel moment de la journée (par les parents ou l'équipe soignante) quand il apporte une détente ;
  – en mettant un matelas d'eau dans les couveuses pour éviter les points douloureux ;
- réaliser des pansements confortables :
  – chez les bébés, insertion d'un film protecteur de type Duoderm® avant de poser du sparadrap ;
  – préférer les bandes « Velpeau » ou bandes filet aux pansements adhésifs ;
  – proscrire l'élastoplast ;
  – enlever les pansements avec des tampons anti-adhésifs ;
  – réduire les gestes systématiques inutiles ;
- favoriser le maternage :
  – en caressant les enfants, en les prenant dans les bras et en les berçant ;
  – en installant une tétine : la succion non nutritive a un effet pacifiant ;
- favoriser l'expression et la communication :
  – en prévenant l'enfant des soins : il faut toujours prévenir l'enfant quel que soit son âge en adaptant le vocabulaire. Nous devons lui expliquer ce qui va être fait, lui montrer les gestes sur une poupée (en fonction de l'âge) ;
  – en faisant participer l'enfant aux soins pour lui laisser un contrôle sur sa douleur (lui laisser enlever un sparadrap, etc.) ;
  – en donnant à l'enfant le droit de pleurer, le droit d'être en colère ;
  – en laissant les parents être présents et participer aux soins, en effet la séparation familiale et l'insécurité accroissent l'intensité du ressenti de la douleur ;
  – en acceptant la présence des parents lors des soins, car cette présence est sécurisante.

Attention : il ne faut pas demander aux parents de maintenir l'enfant lors d'un soin douloureux, mais de lui parler, le toucher, le prendre dans les bras, lui tenir la main, etc.

Annexes : grilles d'évaluation

Échelle des visages pour l'enfant à partir de 4 ans *(Faces Pain Scale-Revised)* (FPS-R)

Consigne : *« Ces visages montrent combien on peut avoir mal. Ce visage (montrer celui de gauche) montre quelqu'un qui n'a pas mal du tout. Ces visages (les montrer un à un de gauche à droite), montrent quelqu'un qui a de plus en plus mal, jusqu'à celui-ci (montrer celui de droite) qui montre quelqu'un qui a très très mal. Montre-moi le visage qui montre combien tu as mal en ce moment. »*
N'utilisez pas les mots « triste » ou « heureux ». Précisez bien qu'il s'agit de la sensation intérieure, pas de l'aspect affiché de leur visage : « montre-moi comment tu te sens à l'intérieur de toi ».
« voici des bonhommes qui ont mal, montre-moi celui qui a mal autant que toi »

Score de 0 à 10 (0, 2, 4, 6, 8, 10)

Hicks, C.L., von Baeyer, C.L., Spafford, P., van Korlaar, I. & Goodenough, B. The Faces Pain Scale – Revised: Toward a common metric in pediatric pain measurement. *Pain* 2001; 93:173-183. Scale adapted from: Bieri, D, Reeve, R, Champion, G, Addicoat, L and Ziegler, J. The Faces Pain Scale for the self-assessment of the severity of pain experienced by children: Development, initial validation and preliminary investigation for ratio scale properties. *Pain* 1990;41:139-150. Version: *June* 2001
www.painsourcebook.ca

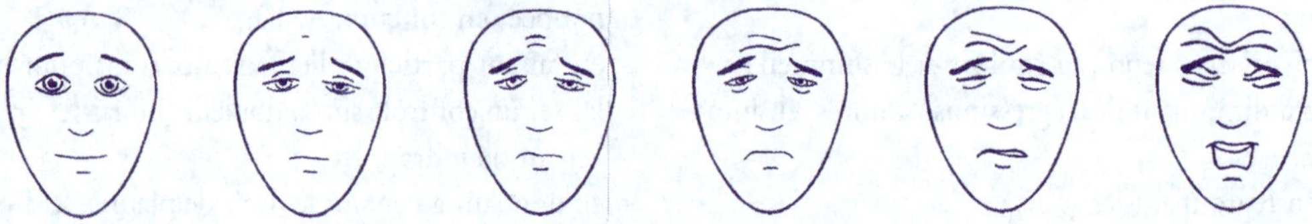

Grille de douleur et d'inconfort du nouveau-né (EDIN)

Visage

0 => Visage détendu

1 => Grimaces passagères : froncement des sourcils/lèvres pincées/plissement du menton/tremblement du menton

2 => Grimaces fréquentes, marquées ou prolongées

3 => Crispation permanente ou visage prostré, figé ou visage violacé

Corps

0 => Détendu

1 => Agitation transitoire, assez souvent calme

2 => Agitation fréquente mais retour au calme possible

3 => Agitation permanente : crispation des extrémités et raideur des membres ou motricité très pauvre et limitée, avec corps figé

Sommeil

0 => S'endort facilement, sommeil prolongé, calme

1 => S'endort difficilement

2 => Se réveille spontanément en dehors des soins et fréquemment, sommeil agité

3 => Pas de sommeil

Relation
0 => Sourire aux anges, sourire réponse, attentif à l'écoute
1 => Appréhension passagère au moment du contact
2 => Contact difficile, cri à la moindre stimulation
3 => Refuse le contact, aucune relation possible. Hurlement ou gémissement sans la moindre stimulation

Réconfort
0 => N'a pas besoin de réconfort
1 => Se calme rapidement lors des caresses, au son de la voix ou à la succion
2 => Se calme difficilement
3 => Inconsolable. Succion désespérée

Échelle comportementale mCHEOPS *(modified Children Hospital of Eastern Ontario Pain Scale)*

Critères	Comportement observé	Score
Cris, pleurs	Absents Gémissements, pleurs Cri vigoureux, sanglots	1 2 3
Expression du visage	Sourire, faciès résolument positif Expressivité nulle, faciès neutre Grimaces, faciès résolument négatif	0 1 2
Verbalisation	Parle de choses diverses ; ne se plaint de rien Ne parle pas Se plaint, mais non de souffrir Se plaint de souffrir	0 1 1 2
Attitude corporelle	Corps au repos Agitation, mouvements désordonnés, rigidité Debout dans son lit	1 2 2
Désir de toucher la zone douloureuse	Nul Important	1 2
Membres inférieurs	Au repos ou animés de rares mouvements Mouvements incessants ; donne des coups de pied Se met debout, s'accroupit ou s'agenouille	1 2 2

Échelle comportementale BAT (Barrier-Amiel-Tison)

Score	2	1	0
Mimique douloureuse	Marquée	Faible	Nulle
Sommeil dans les 30 min précédant l'examen	Non	> 5 < 10 min	> 10 min
Qualité du cri	Aigu	Normal	Nul
Motricité spontanée	Incessante	Modérée	Normale
Excitabilité spontanée	Trémulation	Excessive	Calme
Crispation (doigts, orteils)	Globale	Dissociée	Nulle
Succion	Nulle	Discontinue	Forte
Tonus	Très hypertonique	Hypertonique	Normal
Sociabilité	Nulle	Difficile	Facile
Consolabilité	Nulle ou > 2 min	Possible	Facile

EVS (échelle verbale simple)

À la question « Je crois que tu as mal, dis-moi comment », l'enfant répond :

- Je n'ai pas mal du tout 0
- J'ai un peu mal 1
- J'ai mal « moyen » 2
- J'ai très mal 3
- C'est insupportable 4

NB : bien préciser à l'enfant qu'on lui demande d'évaluer une douleur, et non pas une gêne, une autre sensation désagréable…

Échelle DEGR (douleur enfant Gustave-Roussy)

Item 1 : position antalgique au repos
Spontanément, l'enfant évite une position ou bien s'installe dans une posture particulière, malgré une certaine gêne, pour soulager la tension d'une zone douloureuse. À évaluer lorsque l'enfant est **sans activité physique**, allongé ou assis. À **ne pas confondre** avec l'attitude antalgique dans le mouvement.
Cotation :
0 : Absence de position antalgique : l'enfant peut se mettre n'importe comment.
1 : L'enfant semble éviter certaines positions
2 : L'enfant **évite** certaines positions mais n'en paraît pas gêné.
3 : L'enfant **choisit** une position antalgique évidente, qui lui apporte un certain soulagement
4 : L'enfant recherche sans succès une position antalgique et n'arrive pas à être bien installé.

Item 2 : manque d'expressivité
Concerne la capacité de l'enfant à ressentir et à exprimer sentiments et émotions, par son visage, son regard et les inflexions de sa voix. À étudier alors que l'enfant aurait des raisons de s'animer (jeux, repas, discussion).
Cotation :
0 : L'enfant est vif, dynamique, avec un visage animé.
1 : L'enfant paraît un peu terne, éteint.
2 : Au moins un des signes suivants : traits du visage peu expressifs, regard morne, voix marmonnée et monotone, débit verbal lent.
3 : Plusieurs des signes ci-dessus sont nets.
4 : Visage figé, comme agrandi. Regard vide. Parle avec effort.

Item 3 : protection spontanée des zones douloureuses
En permanence l'enfant est attentif à éviter un contact sur la zone douloureuse.
Cotation :
0 : L'enfant ne montre aucun souci de se protéger.
1 : L'enfant évite les heurts violents.
2 : L'enfant protège son corps, en évitant et en écartant ce qui pourrait le toucher.
3 : L'enfant se préoccupe visiblement de limiter tout attouchement d'une région de son corps.
4 : Toute l'attention de l'enfant est requise pour protéger la zone atteinte.

Item 4 : plaintes somatiques
Cet item concerne la façon dont l'enfant a dit qu'il avait mal, spontanément ou à l'interrogatoire, pendant le temps d'observation.
Cotation :
0 : Pas de plainte : l'enfant n'a pas dit qu'il a mal.
1 : Plaintes « neutres » :
– sans expression affective (dit en passant « j'ai mal… »),
– et sans effort pour le dire (ne se dérange pas exprès).

2 : Au moins un des signes suivants :
– a suscité la question « qu'est-ce que tu as, tu as mal ? » ;
– voix geignarde pour dire qu'il a mal ;
– mimique expressive accompagnant la plainte.
3 : En plus de la cotation 2, l'enfant :
– a attiré l'attention pour dire qu'il a mal,
– a demandé un médicament.
4 : C'est au milieu de gémissements, sanglots ou supplications que l'enfant dit qu'il a mal.

Item 5 : attitude antalgique dans le mouvement
Spontanément, l'enfant évite la mobilisation, ou l'utilisation d'une partie de son corps. À rechercher au cours **d'enchaînements de mouvements** (ex. : la marche) éventuellement sollicités. **À ne pas confondre** avec la lenteur et la rareté des mouvements.
Cotation :
0 : L'enfant ne présente aucune gêne à bouger tout son corps. Ses mouvements sont souples et aisés.
1 : L'enfant montre une gêne, un manque de naturel dans certains de ses mouvements.
2 : L'enfant prend des précautions pour certains gestes.
3 : L'enfant évite nettement de faire certains gestes. Il se mobilise avec prudence et attention.
4 : L'enfant doit être aidé, pour lui éviter des mouvements trop pénibles.

Item 6 : désintérêt pour le monde extérieur
Concerne l'énergie disponible pour entrer en relation avec le monde environnant.
Cotation :
0 : L'enfant est plein d'énergie, s'intéresse à son environnement, peut fixer son attention et est capable de se distraire.
1 : L'enfant s'intéresse à son environnement, mais sans enthousiasme.
2 : L'enfant s'ennuie facilement, mais peut être stimulé.
3 : L'enfant se traîne, incapable de jouer, il regarde passivement.
4 : L'enfant est apathique et indifférent à tout.

Item 7 : contrôle exercé par l'enfant quand on le mobilise (mobilisation passive)
L'enfant que l'on doit remuer pour une raison banale (bain, repas) surveille le geste, donne un conseil, arrête la main ou la tient.
Cotation :
0 : L'enfant se laisse mobiliser sans y accorder d'attention.
1 : L'enfant a un regard attentif quand on le mobilise.
2 : En plus de la cotation 1, l'enfant montre qu'il faut faire attention en le remuant.
3 : En plus de la cotation 2, l'enfant retient de la main ou guide les gestes du soignant.
4 : L'enfant s'oppose à toute initiative du soignant ou obtient qu'aucun geste ne soit fait sans son accord.

Item 8 : localisation de zones douloureuses par l'enfant
Spontanément ou à l'interrogatoire, l'enfant localise sa douleur.
Cotation :
0 : Pas de localisation : à aucun moment, l'enfant ne désigne une partie de son corps comme gênante.
1 : L'enfant signale, **uniquement verbalement**, une sensation pénible dans une région **vague** sans autre précision.
2 : En plus de la cotation 1, l'enfant montre avec un geste vague cette région.
3 : L'enfant désigne avec la main une région douloureuse précise.
4 : En plus de la cotation 2, l'enfant décrit, d'une manière assurée et précise, le siège de sa douleur.

Item 9 : réactions à l'examen des zones douloureuses
L'examen de la zone douloureuse déclenche chez l'enfant un mouvement de défense, ou de retrait, et des réactions émotionnelles. Ne noter que les réactions provoquées par l'examen, et **non celles préexistantes à l'examen.**
Cotation :
0 : Aucune réaction déclenchée par l'examen.
1 : L'enfant manifeste, juste au moment où on l'examine, une certaine réticence.
2 : Lors de l'examen, on note au moins un de ces signes : raideur de la zone examinée, crispation du visage, pleurs brusques, blocage respiratoire.
3 : En plus de la cotation 2, l'enfant change de couleur, transpire, geint ou cherche à arrêter l'examen.
4 : L'examen de la région douloureuse est quasiment impossible, en raison des réactions de l'enfant.

Item 10 : lenteur et rareté des mouvements
Les mouvements de l'enfant sont lents, peu amples et un peu rigides, même à distance de la zone douloureuse. Le tronc et les grosses articulations sont particulièrement immobiles. À comparer avec l'activité gestuelle habituelle d'un enfant de cet âge.
Cotation :
0 : Les mouvements de l'enfant sont larges, vifs, rapides, variés, et lui apportent un certain plaisir.
1 : L'enfant est un peu lent, et bouge sans entrain.
2 : Un des signes suivants :
– latence du geste,
– mouvements restreints,
– gestes lents,
– initiatives motrices rares.
3 : Plusieurs des signes ci-dessus sont nets.
4 : L'enfant est comme figé, alors que rien ne l'empêche de bouger.
Signes directs de douleur : 1+3+5+7+9.
Expression volontaire de douleur : 4+8.
Atonie psychomotrice : 2+6+10.

fiches techniques

16 soins d'hygiène chez les nouveau-nés

Les soins courants comprennent :
- la pesée,
- le bain,
- les soins du cordon ombilical,
- les soins du visage,
- au cours de la journée : toilette génitale et change.

But : effectuer les soins d'hygiène quotidiens

Principes à respecter lors d'un soin

➡ Sécurité de l'enfant.
➡ Efficacité du soin.
➡ Prise en compte de l'enfant (confort physique, communication, etc.).
➡ Participation et éducation des parents.
➡ Désinfection du matériel avant et après utilisation (baignoire, matelas à langer, etc.).

Matériel

➡ Surblouse propre à chaque enfant.
➡ Pèse-bébé.
➡ Baignoire.
➡ Thermomètre de bain.
➡ Thermomètre.
➡ Savon à Ph neutre.
➡ Serviettes à usage unique ou drap de bain de l'enfant.
➡ Gant de toilette à usage unique.
➡ Compresses stériles.
➡ Chlorhexidine aqueuse.
➡ Éosine aqueuse.
➡ Filet élastique ou pansement hypoallergénique.
➡ Couche.

soins d'hygiène chez les nouveau-nés

- Vêtements propres.
- Coton.
- Sérum physiologique.
- Brosse à cheveux.

Déroulement

La pesée

- Tous les matins à l'hôpital.
- Toujours dans les mêmes conditions (même balance, même moment par rapport à l'allaitement).
- Désinfecter la balance.
- Tarer la balance avec sa protection.
- Peser l'enfant nu.
- Noter le poids.
- Signaler toute chute de poids ou prise de poids excessive.

Le bain

Avant de prendre l'enfant, le matériel doit être prêt et la température de l'eau doit être à 36-37 °C.

- Se laver les mains.
- Mettre la surblouse.
- Prendre l'enfant, le poser sur la table à langer et le déshabiller.
- Prendre la température de l'enfant en axillaire, si nécessaire.
- Si l'enfant a eu des selles, nettoyer le siège avec le gant à usage unique ou du papier réservé à cet effet.
- Se relaver les mains si nécessaire.
- Peser l'enfant.
- Savonner l'enfant avec les mains (hors du bain) : mains, membres supérieurs, thorax, dos, membres inférieurs, pieds, cuir chevelu et finir par le siège.
- Se rincer les mains.
- Mettre l'enfant dans le bain, le rincer.
- Sortir l'enfant, le sécher (bien essuyer entre les plis).
- Rhabiller l'enfant en commençant par le haut.

- Glisser la couche sous les fesses.
- Effectuer les soins de cordon.
- Fermer la couche.
- Finir d'habiller l'enfant.
- Effectuer les soins du visage.
- Coiffer l'enfant.

Soins du cordon

- Nettoyer avec une compresse stérile imbibée de chlorhexidine aqueuse (Merfène®) (selon le protocole du service) la base du cordon, le cordon et la pince.
- Mettre de l'éosine à la base du cordon et l'entourer d'une compresse.
- Selon le protocole, laisser à l'air ou mettre une compresse dessus puis le filet élastique autour de l'abdomen de l'enfant.

Soins du visage

- Nettoyer les yeux avec des compresses imbibées de sérum physiologique, du plus propre au plus sale (utiliser des compresses différentes pour chaque œil).
- Nettoyer le visage avec un coton imbibé d'eau ou de lait.
- Nettoyer la sortie du conduit et le pavillon de l'oreille avec des petites mèches de coton roulées et sèches (utiliser des cotons différents pour chaque oreille).
- Nettoyer chaque narine avec des mèches de coton ou des compresses imbibées de sérum physiologique (utiliser des cotons différents pour chaque narine).

Lavage du nez

Il se fait avant chaque tétée, quand l'enfant est enrhumé ou qu'il est incapable de se moucher, afin de libérer les voies respiratoires supérieures.

- **Matériel :**

– dose de sérum physiologique à usage unique ou cupule stérile, avec ampoules de sérum physiologique et seringue de 2 mL ;
– cotons secs ;
– nécessaire pour immobiliser l'enfant ;
– réniforme.

soins d'hygiène chez les nouveau-nés

Technique du lavage du nez

Actions	Explications
Allonger l'enfant.	
Lui parler pendant le soin afin de le sécuriser.	
Toujours commencer par la narine la moins productive.	Afin d'éviter de contaminer la narine la plus saine.
Tourner la tête de l'enfant sur le côté, la narine la plus sale près du plan de travail.	Pour recueillir les mucosités.
À l'aide d'une seringue de 2 mL ou avec la dosette, injecter rapidement le sérum physiologique dans la narine supérieure.	Le liquide va passer directement dans l'autre partie en entraînant les mucosités.
Bien sécher.	
Renouveler l'opération si besoin.	Jusqu'à l'obtention d'un liquide clair.
Faire le même soin au niveau de l'autre narine en tournant la tête de l'autre côté.	
Mettre si besoin les gouttes nasales prescrites.	
Asseoir l'enfant et surveiller la meilleure perméabilité des voies respiratoires (absence de ronflement, nez débouché et sec), puis donner le biberon.	

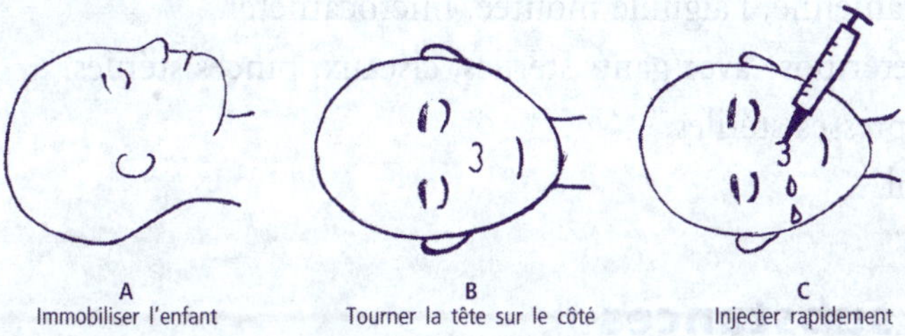

Figure 41 : *Position de la tête pour le lavage du nez.*

Change

Il faut changer l'enfant avant chaque biberon ou plus si nécessaire :

- enlever la couche, essuyer le siège s'il y a des selles ;
- savonner les organes génitaux externes et le siège, les rincer et les essuyer ;
- mettre une couche propre.

Consignes et conseils pratiques

- Mettre tout en œuvre pour que l'enfant ne se refroidisse pas.
- Noter les soins, le poids et la température de l'enfant dans le dossier de soins.
- Nettoyer et désinfecter le matériel après utilisation.

17 matériel et médicaments nécessaires en salle de naissance

Matériel

Pour l'aspiration

Source de vide réglable (ne pas dépasser 150 mm de Hg), collecteur de mucosités, sondes n° 6 et 10.

Un respirateur manuel

Muni d'une valve type AMBU ou Laerdl avec enrichisseur ; source d'oxygène avec débitmètre et raccord.

Nécessaire d'intubation

➡ Laryngoscope avec lame droite (Miller n° 0 ou Oxford), avec piles et ampoules fonctionnelles.

➡ Pince de Magill.

➡ Sondes d'intubation 2,5 et 3, voire 3,5.

➡ Sparadrap pour moustache.

➡ Oxymètre de pouls : moniteur de SaO_2 transcutané.

Nécessaire pour abord de la veine ombilicale

➡ Épicrânienne, l'aiguille montée, microcathéter.

➡ Cathéter posé avec gants stériles, ciseaux, pinces stériles.

➡ Compresses stériles.

➡ Alcool.

Les substances

Bicarbonate (à 42 0/00 ampoules de 10 mL = 5 mEq)

Indications : état de mort apparente, souffrance fœtale aiguë.
Posologie : 2 mL/kg à renouveler 2 ou 3 fois.
Précautions : assurer avant l'injection une ventilation efficace ; l'injection doit être lente.

Adrénaline® (ampoules de 1 mL = 1 mg)

Indications : état de mort apparente.
Posologie : intraveineuse 10 mcg/kg, intratrachéale 30 mcg/kg : prendre 1 mL de l'ampoule et rajouter 9 mL de sérum salé iso, on a alors 1 mL = 100 mcg.
1/2 vie = 3 min, à renouveler.

matériel et médicaments nécessaires en salle de naissance

Narcan® (ampoules de 2 mL à 0,4 mg)

Indications : morphiniques administrés chez la mère.
Posologie : 0,5 mL/kg IV ou IM à renouveler si nécessaire.

Glucose (à 10 % ampoules de 10 mL)

Indications : hypoglycémie contrôlée.
Posologie : 3 mL/kg IV.

Isuprel® (ampoules de 1 mL = 200 µg)

Indications : état de mort apparente, bêtabloquants chez la mère.
Posologie : IV 0,1 mL = 20 µg ; intratrachéale 1 gtte/kg dans 1 mL de sérum physiologique.
1/2 vie = 1,5 min à renouveler.

Glucagon (ampoules de 1 mg)

Indications : bêtabloquants chez la mère, hypoglycémie du NN de mère diabétique.
Posologie : 0,5 mg IV ou IM.

18 soins d'érythème fessier

Buts

Réaliser des soins permettant de prévenir un érythème fessier.
Réaliser des soins permettant de traiter l'érythème fessier.

Définition

L'érythème fessier est une rougeur plus ou moins étendue de la peau du siège de l'enfant, il est lié à la macération et à l'agressivité des selles liquides lors de la diarrhée ou à la conséquence d'une hygiène insuffisante.

Signes

- Rougeur plus ou moins intense, plus ou moins étendue.
- Suintement si la peau est ulcérée.
- Douleur se manifestant par des pleurs et une agitation.

Traitement préventif

Matériel

- Gant à usage unique.
- Serviette à usage unique.
- Savon à pH neutre.
- Couche.
- Pâte à l'eau de type Aloplastine®.

Déroulement

- Changer après chaque selle.
- Laver doucement avec du savon, rincer abondamment, sécher en tamponnant.
- Appliquer une pâte à l'eau (les selles ne sont plus en contact avec la peau).
- Remettre une couche.

Traitement curatif

Matériel

- Gant à usage unique.
- Serviette à usage unique.
- Savon à pH neutre.
- Couche.
- Biafine® ou éosine aqueuse, etc.

Déroulement

- Changer après chaque selle.
- Laver doucement avec du savon, rincer abondamment, sécher en tamponnant.
- Appliquer de la Biafine® ou de l'éosine aqueuse ou autre produit selon le protocole du service.
- Si possible, laisser l'enfant le siège à l'air ou remettre une couche en la laissant la plus lâche possible.

Consignes et conseils pratiques

- Noter le soin dans le dossier de soins.
- Expliquer le traitement préventif et le traitement curatif de l'érythème fessier aux parents, si besoin.

19 préparation et stérilisation des biberons

Nettoyage des biberons

Avec un goupillon, nettoyer les biberons et les tétines avec de l'eau chaude et du savon liquide.
Rincer soigneusement à l'eau chaude.

Stérilisation des biberons

La stérilisation des biberons est recommandée jusqu'à l'âge de 3-4 mois.

À domicile

Stérilisation à chaud

➡ Stérilisateur.
➡ Remplir d'eau froide aux 2/3.
➡ Placer les biberons tête en bas dans le panier métallique.
➡ Mettre les tétines, bagues de serrage et capuchons protecteurs dans le panier supérieur prévu à cet effet.
➡ Mettre le couvercle.
➡ Faire bouillir 20 min en cocotte minute.
➡ Coucher les biberons sur le panier métallique replié au fond de la cocotte.
➡ Couvrir d'eau froide, faire partir les bulles d'air.
➡ Faire bouillir 15 minutes.
➡ Rajouter les tétines et les capuchons au bout de 5 minutes.
➡ Quel que soit le récipient utilisé, il ne faut pas conserver les biberons dans l'eau après la stérilisation.
➡ Après le refroidissement, il faut retirer les biberons, les vider et les fermer.
Les biberons stérilisés peuvent être conservés 24 heures au réfrigérateur. Il existe des stérilisateurs pour fours micro-ondes.

Stérilisation à froid

➡ Les produits utilisés (Milton® ou Solustéril®) permettent de réaliser une désinfection.
➡ Mettre la solution ou les comprimés dans l'eau en respectant le mode d'emploi (quantité de produit en fonction de la quantité d'eau).
➡ Immerger les biberons jusqu'à disparition complète des bulles d'air.

préparation et stérilisation des biberons

- Immerger les tétines et les capuchons.
- La désinfection est effective au bout de 30 minutes.
- Les biberons et les tétines doivent rester dans la solution.
- La solution doit être renouvelée toutes les 24 heures.

En collectivité

- Les biberons et tétines utilisés sont à usage unique.

Préparation des biberons

Matériel

- Couteau propre.
- Biberon et tétine.
- Lait en poudre.
- Eau minérale très peu minéralisée, de type Evian ou Volvic.
- Chauffe-biberon.

Déroulement

- Travailler sur un plan de travail propre.
- Se laver les mains.
- Poser le biberon sans toucher le goulot.
- Ouvrir la boîte de lait en coupant l'emballage aluminium à l'horizontale avec des ciseaux propres.
- Mettre la quantité d'eau désirée sans toucher le goulot du biberon avec le goulot de la bouteille.
- Faire tiédir pour permettre une meilleure dilution.
- Ajouter les mesures de lait en poudre arasées avec le dos du couteau, en sachant qu'il faut mettre une mesure de lait pour 30 mL d'eau et toujours mettre l'eau avant la poudre.
- Fermer le biberon.
- Mélanger en roulant le biberon entre les mains.
- Remettre la mesure dans la boîte (manche vers le haut), bien fermer la boîte et la ranger à l'abri de l'humidité.

➡ Vérifier la température du lait en laissant couler une goutte sur l'avant-bras (la température doit être d'environ 37 °C), un biberon peut aussi être donné à température ambiante (25 °C).

Consignes et conseils pratiques

➡ Donner le biberon à l'enfant demi-assis, biberon à 45° pour que l'enfant n'avale pas d'air.

➡ Si le biberon n'est pas bu de suite, il peut être conservé 24 heures au réfrigérateur.

➡ Toujours se souvenir comme repaire de la règle de calcul de la ration des 24 heures : 1/10 du poids + 200 g.

l'alimentation par sonde gastrique

Principe et but

Alimenter un enfant au moyen d'une sonde gastrique.

Cette alimentation s'adresse le plus souvent aux prématurés parce qu'ils ont un réflexe de succion absent ou faible et/ou parce qu'ils se fatiguent vite. Cette alimentation s'adresse aussi aux enfants ayant des difficultés respiratoires, comme la bronchiolite, ou des troubles neurologiques.

L'alimentation par sonde gastrique peut être continue (24 h/24 avec ou sans pose de 1/4 d'heure) ou discontinue (par exemple 1 heure toutes les 3 heures).

Matériel

- Biberon de lait.
- Seringue pour alimentation entérale de 20 ou 50 mL.
- Seringue pour alimentation entérale de 10 mL (pour mesurer les résidus chez les prématurés).
- Sonde gastrique.
- Stéthoscope.
- Compresses stériles.
- Sparadrap découpé en « moustache ».
- Seringue électrique ou nutripompe.

Déroulement

Pose de la sonde gastrique

- Préparer le matériel.
- Prévoir une aide.
- Se laver les mains, mettre la surblouse.
- Installer l'enfant sur le dos, tête sur le côté.
- Avec la sonde, tenue par des compresses, prendre la distance nez - ombilic *(fig. 42)*.
- Introduire la sonde par la bouche (jusqu'à 6 mois, l'enfant a une respiration nasale) jusqu'au repère prévu.
- Faire le test à la seringue.
- Prendre le stéthoscope, injecter 2 mL d'air.

20 l'alimentation par sonde gastrique

➡ En auscultant la région épigastrique, on entend un bruit hydroaérique : la sonde est bien en place.

➡ Réaspirer l'air.

➡ Fixer la sonde gastrique à l'aide d'une « moustache ».

➡ Vérifier que la fixation réalisée autour de la sonde ne glisse pas.

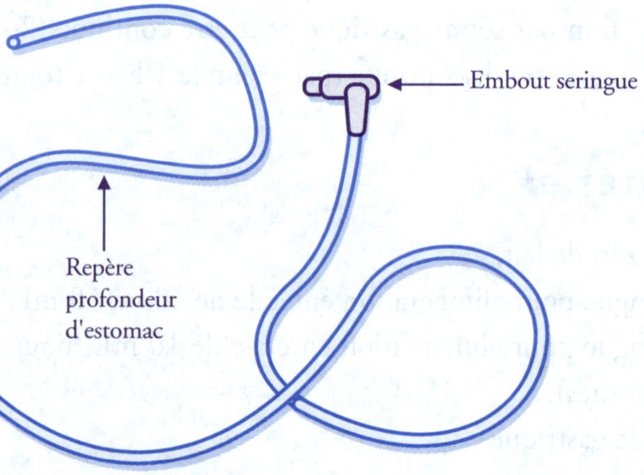

Figure 42 : *Sonde gastrique.*

Administration du premier gavage

➡ Vérifier la prescription médicale.

➡ Mettre le lait dans la seringue pour alimentation entérale de 20 ou de 50 mL.

➡ Relier la sonde gastrique à la seringue.

➡ Mettre en route la seringue électrique ou la nutripompe en respectant le temps et la quantité.

Administration des gavages suivants

➡ Vérifier la prescription médicale.

➡ Préparer le lait dans la seringue pour alimentation entérale de 20 ou de 50 mL.

➡ Aspirer et mesurer les résidus avec une seringue pour alimentation entérale de 10 mL (en général la mesure des résidus ne se fait que pour les prématurés) :

- résidus propres (couleur crème) et en petite quantité : ils peuvent être réinjectés par la sonde gastrique selon le protocole du service ;

• résidus sales (couleur verdâtre ou avec des traces de sang) : il ne faut pas les réinjecter mais les garder pour un éventuel examen et prévenir le médecin ;
• le volume et l'aspect des résidus doit être noté dans le dossier de soins.

➡ Vérifier la mise en place de la sonde (comme expliqué précédemment). Si les résidus sont ≥ à 2 mL (contenu de la sonde), il n'est pas nécessaire d'effectuer un test.

➡ Relier la sonde gastrique à la seringue.

➡ Mettre en route la seringue électrique ou la nutripompe en respectant le temps et la quantité.

Surveillance de l'enfant

➡ Pendant l'alimentation : surveiller le comportement (agitation) de l'enfant et sa coloration (cyanose). À la moindre alerte, il faut arrêter l'alimentation et ôter la sonde.

➡ Peser l'enfant tous les matins sur la même balance, noter le poids et évaluer le gain ou la perte.

Consignes et conseils pratiques

➡ Noter le soin dans le dossier de soins.

➡ La sonde gastrique doit être changée toutes les 24 heures.

➡ Il est possible d'introduire la sonde gastrique par le nez, si le bébé est intubé/ventilé ou si sa pathologie rend le passage par la bouche difficile.

pose de perfusion

Principe et but

Poser une épicrânienne ou un cathéter court pour pouvoir injecter un soluté par voie veineuse.
Une aide est indispensable pour réaliser ce soin.

Matériel

Matériel pour la préparation du soluté

Matériel pour la pose de l'aiguille épicrânienne ou du cathéter court

- Gants à usage unique.
- Plateau.
- Protection.
- Compresses stériles.
- Antiseptique.
- Aiguilles épicrâniennes ou cathéter court.
- Seringue de 2 ou de 5 mL remplie de sérum physiologique.
- Garrot adapté à la taille de l'enfant.
- Rasoir et savon liquide pour piquer sur le cuir chevelu.
- Bande.
- Sparadraps hypoallergéniques coupés.
- Seringue électrique ou pompe volumétrique.

Choix du lieu de ponction

- Veines superficielles : main, avant-bras, pied.
- Veines épicrâniennes.
- Possibilité d'utiliser de la crème Emla® (*cf.* chapitre 15), en fonction du protocole.

Déroulement

- Se laver les mains.
- Mettre la protection.
- S'il s'agit de poser une épicrânienne, raser le lieu de ponction.

- Mettre le garrot au niveau du poignet ou de la cheville.
- Choisir la veine à ponctionner.
- Enlever le garrot.
- Aseptiser la peau.
- Remettre le garrot.
- Mettre les gants.
- Piquer la veine.
- Enlever le garrot et injecter du sérum physiologique dès que le sang reflue.
- Vérifier le bon fonctionnement.
- Fixer l'aiguille à l'aide de sparadrap.
- Adapter la perfusion.
- Programmer la vitesse de la seringue électrique ou de la pompe volumétrique en mL/heure.
- Protéger la main ou le pied avec un bandage.
- S'il s'agit d'une épicrânienne : maintenir la tête avec des petits coussins doux.
- Installer l'enfant confortablement.

Surveillance

- Changement de position car risque d'escarres (surtout chez le prématuré).
- Surveillance du point de ponction et de la perfusion.

Consignes et conseils pratiques

- Si le bébé suce son pouce, éviter de piquer sur la main concernée.
- Noter le soin dans le dossier de soins.
- La seringue électrique [1] est plutôt utilisée pour les nouveau-nés et les petits nourrissons, la pompe volumétrique [2] est utilisée pour les enfants plus grands.

1. La seringue électrique permet la perfusion continue à débit constant d'un soluté ou d'un médicament ; matériel idéal pour l'administration de drogues dont la posologie doit être fine et adapté en fonction de la réponse clinique. Les pousses-seringues permettent l'administration de faibles débits de solutions concentrées (en général la seringue est de 20 cc ou 50 cc) ; lui est associée une gestion des alarmes sonores (surpression, arrêt de perfusion, plus d'alimentation, etc.).

2. Pompe volumétrique : contrôle électronique d'une perfusion qui génère sa propre pression et permet d'administrer un volume déterminé à un débit spécifique. Les pompes volumétriques permettent l'administration de débits plus élevés. Les quantités administrées ne dépendent pas de la position du malade, du médicament, de la pression veineuse, etc.

pose de poche pour ECBU

Principe et but

Poser une poche à urines pour effectuer un recueil aseptique d'urines pour examen cytobactériologique (diagnostic ou surveillance d'une infection urinaire).

Matériel

Matériel pour la toilette

- Savon doux.
- Gant de toilette.
- Serviette de toilette.
- Couche.

Matériel pour la toilette génitale

- Plateau.
- Chlorhexidine aqueuse.
- Sachets de compresses stériles.

Matériel pour le recueil des urines

- 2 poches stériles (choisir le modèle fille ou garçon).
- 1 tube stérile pour le laboratoire.
- Si la poche à urines n'a pas de collecteur :

• 1 seringue de 10 mL, 1 aiguille ;
• un flacon de Bétadine®.

Déroulement

- Faire un lavage simple des mains.
- Mettre la surblouse.
- Coucher l'enfant sur le dos.
- Réaliser une toilette de propreté.
- Mettre une couche propre sous le siège.
- Faire un lavage antiseptique des mains.

Réalisation de la toilette génitale

➡ Une aide peut être nécessaire pour maintenir les jambes de l'enfant écartées.

➡ Nettoyer à la chlorhexidine aqueuse avec les compresses stériles, sans oublier de changer de compresse à chaque étape :

- fille : de haut en bas, c'est-à-dire de la symphyse pubienne à l'anus : pubis, plis de l'aine, grandes lèvres, petites lèvres et méat urinaire ;
- garçon : décalotter si possible, mais ne pas forcer : nettoyer le gland et le méat urinaire.

➡ Sécher avec des compresses stériles.

➡ Retirer le disque central de la poche.

➡ Coller la poche :

- fille : commencer par le bas (entre la vulve et l'anus), remonter latéralement et coller sur le pubis en dernier en retirant le papier protecteur au fur et à mesure ;
- garçon : retirer le papier protecteur, introduire la verge dans l'orifice de la poche en la tenant avec une compresse stérile et coller la poche.

➡ Fermer la couche.

Recueil des urines

Dès que l'enfant a uriné :

- décoller la poche avec un antiadhésif, la coller sur elle-même (collant sur collant) ;
- mettre de la Bétadine® sur une compresse stérile, enlever le bouchon avec cette compresse et vider l'urine dans le tube stérile ;
- si la poche à urines n'a pas de robinet, désinfecter la partie inférieure de la poche à la Bétadine® et prélever les urines avec une seringue et une aiguille stérile ;
- envoyer rapidement le tube au laboratoire.

Consignes et conseils pratiques

Les sondages urinaires sont généralement proscrits chez les nourrissons et les enfants, ils ne sont faits que dans des situations particulières.

Le recueil des urines doit être réalisé dans des conditions de parfaite asepsie.

Les urines ne doivent stagner ni dans la poche de prélèvement, ni dans le service à température ambiante.

S'il n'y a pas d'urines au bout de 45 minutes : enlever la poche et recommencer (toilette comprise).

Noter le soin dans le dossier de soins.

Chez le bébé, l'injection intramusculaire doit s'effectuer de manière exceptionnelle, car elle entraîne des complications locales et une douleur qui ne peut pratiquement pas être soulagée par la crème Emla®.

Si elle doit quand même être réalisée, l'injection intramusculaire doit se faire dans la partie supéro-externe de la cuisse chez le nouveau-né et le nourrisson. En effet, l'injection dans le quart supéro-interne de la fesse peut provoquer une lésion du sciatique.

NB : chez l'enfant plus grand et l'adolescent, l'intramusculaire se réalise dans le quart supéro-externe de la fesse, comme chez l'adulte.

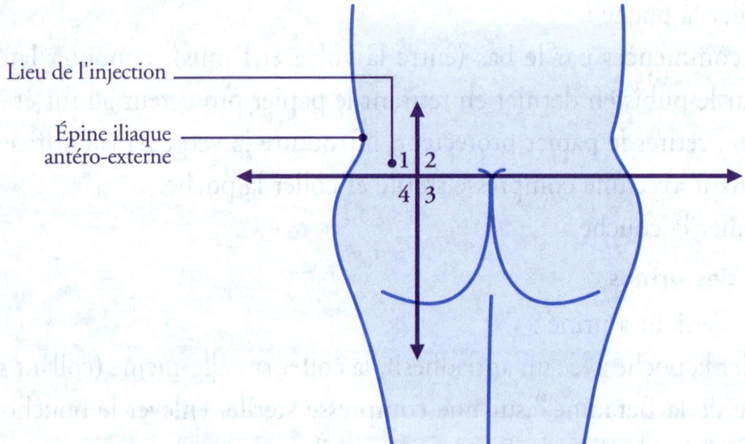

Figure 43 : *L'injection intramusculaire.*

Notes

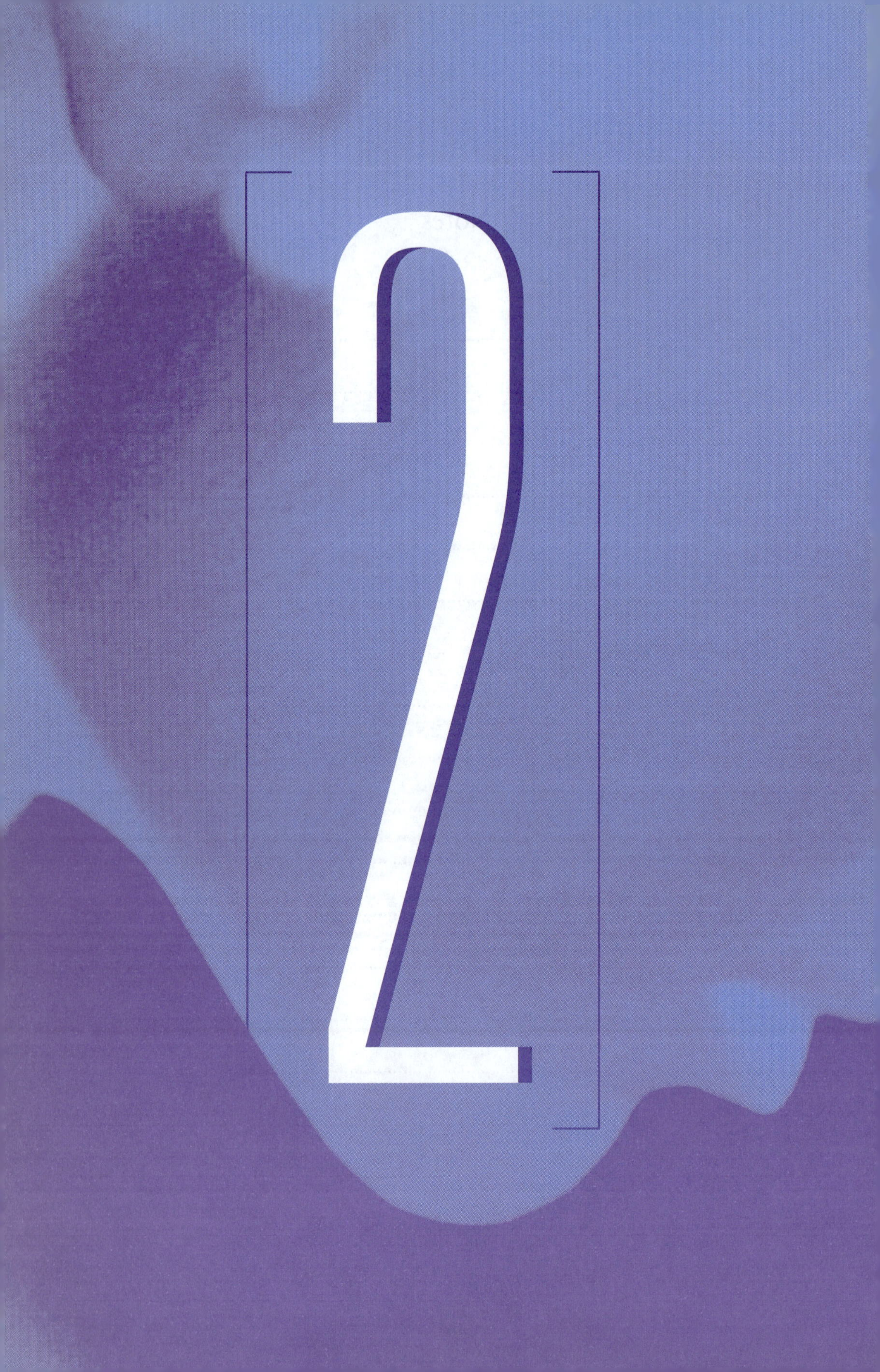
2

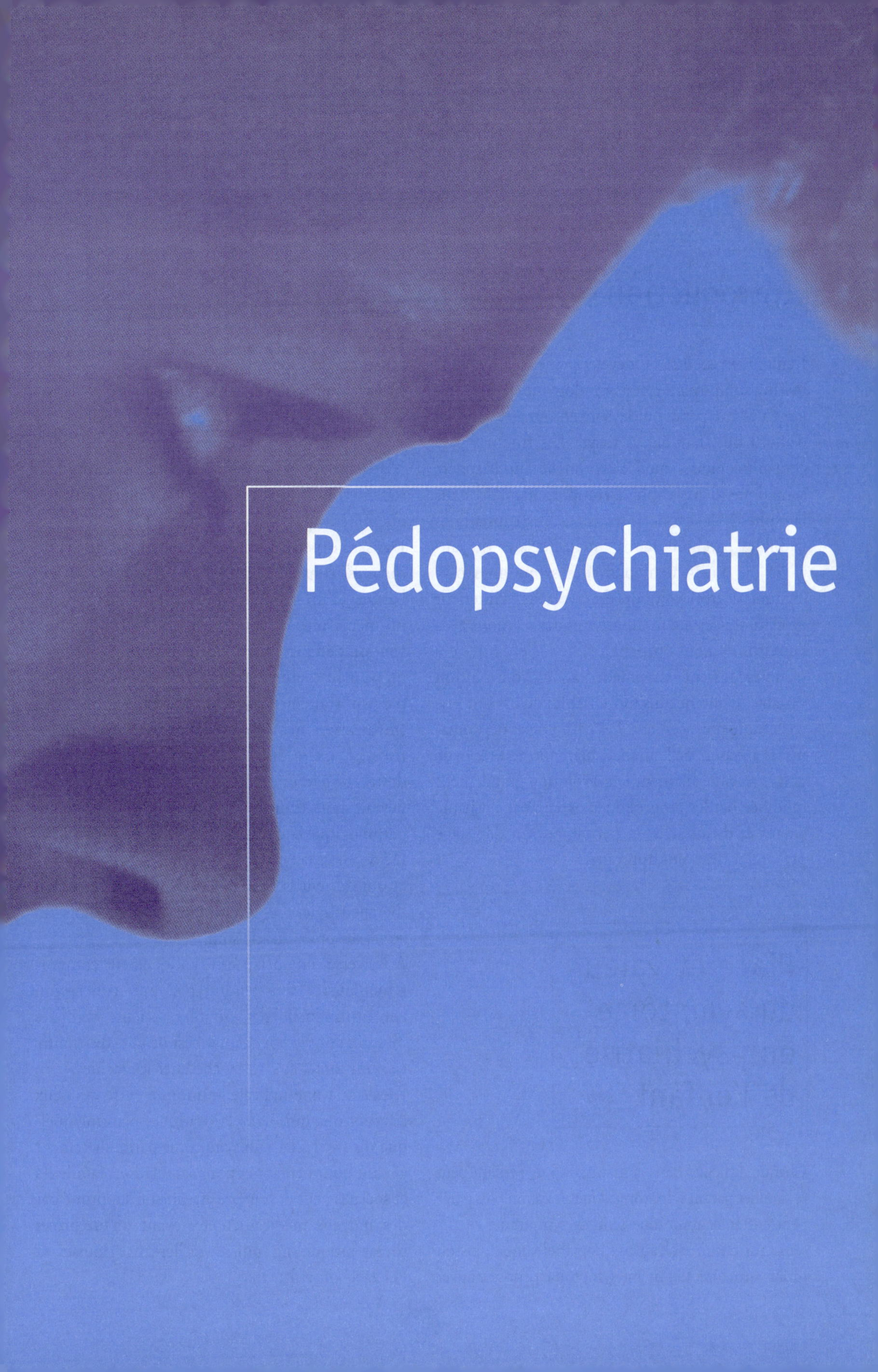

Pédopsychiatrie

24 données essentielles et principes fondamentaux

Introduction

L'enfant est un être en développement, en voie de maturation physique et psychologique. Il reste très largement dépendant de son entourage, familial d'abord puis familial et social. Les troubles psychopathologiques, qu'ils s'expriment dans la sphère somatique, dans la sphère comportementale, dans la sphère des fonctions dites instrumentales (troubles psychomoteurs, intellectuels et du langage) ou directement dans des symptômes psychiques, devront toujours être replacés à l'intérieur de cette trajectoire maturative et des relations avec l'environnement proche. Chez l'enfant, ces troubles restent largement labiles, d'évolution variable, d'autant plus mobilisables qu'ils sont pris en compte précocement. Les pathologies déjà organisées au cours de l'enfance, bien que de pronostic grave, voient également leur évolution grandement modifiée par les progrès de la psychiatrie du jeune enfant et du nourrisson permettant un dépistage précoce et des soins appropriés.

Place et valeur du symptôme en psychiatrie de l'enfant

Chaque difficulté dans la maturation de l'enfant peut se signifier par un symptôme. Une altération plus grave peut entraîner toute une série de symptômes se rassemblant en un tableau psychopathologique plus ou moins structuré. Un même symptôme peut se trouver isolé ou bien en rapport avec une structuration pathologique. Il ne signe pas en lui-même un diagnostic psychopathologique. Seule permet de le faire l'appréciation de sa place dans l'organisation de la personnalité de l'enfant et des rapports avec son entourage.

Chez le nourrisson et l'enfant très jeune, la vie psychique et la différenciation « psyché-soma » se développent progressivement. Ainsi, les difficultés relationnelles et développementales s'expriment sous forme de signes somatiques d'autant plus fréquemment que l'enfant est plus jeune.

Dans une perspective psychanalytique, le symptôme est considéré comme un signe d'une perturbation, d'un trouble, d'un conflit. Il apparaît lui-même plus ou moins gênant. Mais une intervention pédopsychiatrique, dans cette perspective, ne peut se résumer à la disparition du symptôme par un traitement agissant directement sur lui (médication, manœuvre « éducative » ou rééducatrice…). Cette disparition serait équivalente à la destruction d'une expression, d'un langage, qui devrait alors trouver un autre mode souvent plus pathologique et davantage ancré dans la personnalité. C'est ce langage, au contraire, qui est considéré et qui devient la base de l'évaluation et du projet thérapeutique. Le symptôme disparaît alors au cours du processus de soin.

À l'inverse, une perspective uniquement comportementaliste, sous-tendue par une conception constitutionnelle des troubles, oriente vers des mesures dont le but adaptatif est de faire disparaître ce symptôme, et sans en chercher les racines.

Il existe là une radicale antinomie entre ces deux conceptions qui, dans la pratique, peuvent quelquefois s'articuler : un symptôme particulièrement gênant pour l'enfant et pour ses relations familiales et sociales peut devoir être atténué ou supprimé par des moyens médicamenteux avant qu'un projet thérapeutique ne puisse réellement trouver sa place et son efficacité.

La fonction soignante face à un symptôme

L'infirmier en pédopsychiatrie se trouvant face à un symptôme dans les situations nécessitant une approche institutionnelle (hospitalisations, unités de soins à temps partiel) engage sa fonction selon les axes généraux décrits plus loin (fonction d'accueil, fonction contenante et « maternage »). Cette approche ne consiste pas en une rééducation, mais en un accompagnement vers une maturation qui tiendra compte de l'ensemble du développement de l'enfant.

Les classifications

Il importe de connaître les entités pathologiques (symptômes et organisations) et leur indice de gravité, et de savoir les nommer. Ce sont des bases indispensables à une pratique cohérente.

Les classifications qui regroupent ces différentes entités servent, quant à elles, en premier lieu aux instances administratives dans un objectif épidémiologique et d'organisation du système de santé. Elles sont utilisées pour coter les diagnostics sur la fiche de chaque patient, rendue anonyme pour son utilisation administrative.

La Classification française des troubles mentaux de l'enfant et de l'adolescent (CFTMEA), établie dans les années 1980 et à visée d'utilisation internationale, est constituée de diagnostics intégrant une conception de la psychopathologie sous-jacente aux symptômes. Elle est en cours de remplacement par la Classification internationale des troubles mentaux et du comportement (CIM 10 ; chapitre V) de l'OMS (Organisation mondiale de la santé), qui organise les différentes entités cliniques à l'intérieur de catégories de troubles sans notation étiologique et qui est commune aux enfants, aux adolescents et aux adultes.

Aspects principaux de la fonction soignante, de la relation avec les parents et du travail au sein d'équipes pluridisciplinaires

La relation des soignants avec les parents

L'enfant est toujours enfant de ses parents. Quel que soit l'état actuel des relations intrafamiliales, sa mère et son père restent ses objets fondamentaux, à partir desquels sa personnalité se construit et dont il internalise les fonctions tout au long de son développement. À cette triade fondamentale père-mère-enfant s'ajoutent la fratrie et les autres adultes proches. Jamais un soignant ne se substitue à un parent, mais il aide, si nécessaire, à la reprise des échanges structurants. Quelles que soient les qualités soignantes, elles ne se considèrent pas réparatrices de lacunes dont souffrirait l'enfant. Elles sont à l'écoute de l'enfant, mais aussi de ses parents.

La fonction soignante en pédopsychiatrie

Le soignant infirmier garde un rôle central dans tous les accueils institutionnels d'enfants souffrants. S'il ne travaille pas seul, mais avec des éducateurs spécialisés et avec les autres professionnels des équipes (psychiatres, psychologues, psychomotriciens, orthophonistes, assistante sociale, instituteurs spécialisés), il reste en première ligne dans les

structures d'hospitalisation. Sa formation, ses qualités propres, ses réactions, sont sollicitées à tout moment. Des réunions sont organisées (synthèses autour d'un enfant, synthèses d'équipe, temps de réflexion après les ateliers ou activités, réunions institutionnelles) pour évaluer l'évolution des enfants, mais aussi pour exprimer et échanger sur les difficultés ressenties, les questionnements, l'organisation du travail… La formation reste ainsi permanente et engage la personne dans sa globalité.
Dans les équipes de consultations et de cures ambulatoires, les équipes de la petite enfance, les placements familiaux et les accueils familiaux, le travail de l'infirmier est déterminé par l'organisation interne de ces équipes. Les infirmiers peuvent participer aux consultations thérapeutiques, animer en pluridisciplinarité des groupes, assurer des accompagnements ou des visites à domicile.
En particulier dans les structures d'hospitalisation et dans les groupes thérapeutiques, la fonction soignante de l'infirmier peut se décrire, d'une façon générale, en quelques notions de base…

La fonction « d'accueil thérapeutique »

Le soignant accueille l'enfant et sa famille. Il écoute, observe, tout en gardant à l'esprit qu'une observation n'est jamais neutre : sa présence, même quand elle est silencieuse et discrète, interfère sur ce qu'il voit et entend. Il se garde de juger, de culpabiliser, mais il apporte son aide, dans le respect des attitudes de chacun, dans les moments de relation difficile, de séparation ou de retrouvailles. Ce qui ne veut pas dire qu'il ne doit rien ressentir, n'avoir que des sentiments positifs qui resteraient artificiels. Au contraire, son ressenti fait partie du matériel permettant de comprendre ce qui est en jeu entre l'enfant et les adultes et apporte des éléments précieux au projet thérapeutique.
Concernant l'enfant même, cette fonction d'accueil occupe une place importante. Dans de nombreux moments, l'infirmier n'est pas engagé dans une activité avec l'enfant, mais reste disponible pour lui, répondant à ses sollicitations, se laissant guider par ses demandes, dans les limites du cadre de soins mis en place. Il reste sensible aux angoisses et souffrances qu'il peut percevoir chez l'enfant. Il l'accompagne par des paroles, par des gestes, en se gardant de toute intrusion.

La fonction contenante

Elle est également fondamentale, plus évidente encore avec les enfants agités et agressifs, mais aussi, dans tous les cas, avec les jeunes enfants. Elle est indissociable de la notion de cadre : cadre matériel des espaces de soins, cadre thérapeutique du projet de soins. Elle consiste à préserver l'intégrité des lieux et des personnes, dans la fermeté bienveillante et sensible, toujours sans violence. Il s'agit par cette fonction d'apaiser les tensions initiatrices de comportements impulsifs. Elle est difficile et n'est certainement pas naturelle. Elle exige de savoir prendre conscience de ses propres réactions, de pouvoir en parler avec les autres, d'accepter quelquefois de passer le relais. Et surtout de comprendre que ce n'est pas la personne même qui est attaquée dans le soignant, mais qu'il est pris pour cible à partir d'angoisses internes appartenant à l'enfant.
Un enfant peut se sentir persécuté par l'environnement, menacé. Il provoque alors souvent les adultes, il est très sensible aux moindres de leurs failles, il teste leurs limites, quelquefois il attaque directement – et d'une manière préférentielle les adultes, très rarement les autres enfants, souvent les objets. La fonction contenante consiste à maintenir les limites, ne pas se laisser attaquer, réagir et contenir sans violence, en essayant d'utiliser des paroles qui reconnaissent les difficultés de l'enfant et en employant des gestes apaisants. Il est souvent, dans ces cas, nécessaire de contenir physiquement l'enfant. Mais, pour cela, seuls les moyens humains peuvent être utilisés. Bien évidemment, jamais un enfant ne sera attaché ou enfermé seul. Tout geste violent de la part de l'adulte reste totalement proscrit.

Même dans les situations où n'existe pas de violence directe, la fonction contenante est engagée. Avec de jeunes enfants, elle consiste à recevoir ce qui vient de lui, à l'accompagner par la parole dans les difficultés perçues, à lui renvoyer un écho authentiquement vécu venant de soi, à tenir les limites. Il peut s'agir, tout simplement, d'essayer de le faire participer à une activité, de le faire rester jusqu'à la fin. C'est « être avec », réagir dans une relation et maintenir le cadre, toujours dans la souplesse et l'acceptation des différences individuelles car des attitudes nécessaires à certains peuvent faire violence à d'autres et renforcer les défenses pathologiques.

Le « maternage »

Il s'agit du terme quelquefois employé pour définir l'accompagnement de l'enfant, surtout jeune, dans les gestes de la vie quotidienne : le repas, la toilette, l'habillage, les moments d'endormissement et les réveils pour les siestes éventuelles, lors de séjours thérapeutiques ou dans les cas d'hospitalisation de nuit… Il ne s'agit pas d'actions maternelles : le soignant ne remplace jamais une mère. Il sait que celle-ci existe et reste première pour l'enfant. Il ne répare pas. Il propose d'autres relations autour de ces activités quotidiennes, d'autres expériences, mais ne vient pas combler des manques ou corriger des défauts.

L'accompagnement dans les activités d'éveil et d'expression

Il s'agit là d'un travail effectué souvent en partenariat avec les éducateurs spécialisés, comme les autres fonctions, mais plus spécifiquement. Les activités servent à développer les capacités d'expression, d'éveil, de communication. Ce sont également des médiateurs pour la relation. Les activités, en groupe ou en individuel, sont choisies en fonction du niveau de développement de l'enfant, de sa pathologie, d'un projet bien défini.

L'application des prescriptions médicales

Dans tous les cas également, l'infirmier applique les prescriptions médicales. Dans la plupart des situations, ces prescriptions sont présentées et discutées en équipe.

Développement psychoaffectif et relationnel en regard du développement psychomoteur, de l'intelligence et du langage

Considérations générales

Ces développements suivent un mouvement progressif nécessitant la maturation des structures neurobiologiques. Mais ils dépendent étroitement des relations avec l'environnement, conditions infiniment plus fragiles et variables.
Les trois derniers peuvent se décrire en fonction d'âges précis malgré des variations individuelles. L'évolution psychoaffective et relationnelle doit être conçue d'une manière plus complexe : il existe un plan de développement linéaire, que l'on peut décrire schématiquement comme une succession de stades ou de phases ; à l'intérieur de ce plan linéaire, l'affinement de la clinique du nourrisson et du jeune enfant a permis d'isoler des lignes de développement qui représentent autant de perspectives complémentaires de ce processus évolutif. Leur connaissance (résumée plus loin) représente le

fondement indispensable à la compréhension des états pathologiques rencontrés et, en conséquence, de leur approche soignante.

Enfin, ces quatre grands développements restent largement dépendants les uns des autres. Les altérations, qu'elles viennent des potentialités innées de l'enfant, des qualités maternelles et environnementales, ou découlent de l'interaction fine entre les deux, auront ainsi des répercussions sur chacun d'eux.

Les stades du développement libidinal et du fonctionnement psychique

Présentation

Si nous pouvons décrire une succession de stades (ou phases), celle-ci doit être conçue comme l'apparition progressive de niveaux de fonctionnement différents, sans que jamais les données de la phase précédente ne soient perdues et exclues. Dans le développement naturel, elles voient seulement leur prédominance disparaître, mais elles subsistent toujours.

Les grandes phases du développement libidinal de l'enfance, nommées par S. Freud sur un plan strictement psychanalytique « phase orale », « phase anale », « phase phallique », « phase œdipienne » et « phase de latence », constituent le cadre premier. La psychiatrie et la psychanalyse du nourrisson à l'intérieur de son environnement ont permis un approfondissement de la compréhension des toutes premières étapes du développement de la vie psychique, en interaction étroite avec le développement psychomoteur et les relations avec la mère, le père et l'environnement affectif et social.

Les stades généraux du développement libidinal ou pulsionnel

La phase orale (très schématiquement, entre 0 et 1 an)

Elle correspond globalement à la période où l'enfant n'est pas encore capable de se mouvoir seul. Les sensations de plaisir de l'enfant sont centrées sur les expériences orales, réponses aux pulsions orales. La zone buccale est ainsi la première zone investie libidinalement à l'intérieur de la situation de nourrissage. La phase orale concentre en elle les expériences éparses de cette première étape du développement. La satisfaction qui y est liée serait vécue sans limites, immédiate et totale. L'enfant et le monde qui vient à lui ne font encore largement qu'un au niveau psychique.

La phase anale (schématiquement entre 1 et 2 ans)

Elle est liée au développement de la motricité et de l'autonomie sphinctérienne. Le plaisir de la maîtrise en représente la caractéristique principale. Il y a alors investissement central de la zone anale comme focalisant sur elle la puissance de l'enfant qui se différencie de sa mère et de ses objets. À l'intérieur des liens d'attachement affectif, il existe une dimension nouvelle d'opposition. L'enfant peut non plus seulement recevoir, mais aussi prendre, s'emparer, garder, rejeter, écraser. Sa jouissance de puissance sur le monde est pourtant très manifestement à la recherche de limites lui assurant la solidité de l'objet et la sienne en retour. L'agressivité sous-jacente à cette phase est normale et nécessaire. Seul son excès peut devenir pathologique.

La phase phallique

La zone génitale proprement dite commence à devenir la zone érogène dominante. La différence des sexes est reconnue. Au cours de cette phase devient particulièrement investi, outre les sensations de cette zone, le corps qui se dresse dans l'espace et qui agit sur le monde à partir de ses possibilités physiques et mentales nouvelles. La jubilation de cette phase s'accompagne d'une reconnaissance de l'objet avec ses qualités propres. L'enfant devient capable de donner.

Conflit œdipien

L'enfant reconnaît maintenant sa mère, son père, les autres en tant que distincts de lui. Il se situe principalement face à ces deux premiers dont il est issu à partir d'une « scène primitive » qu'il peut confusément fantasmer. Pendant toute une période, ne pouvant renoncer à l'attention unique de ses objets, il essaiera de séparer père et mère pour garder d'abord l'attention exclusive de sa mère (dans les deux sexes), puis pour attirer particulièrement, dans un jeu d'identifications et de rivalités, le parent de sexe opposé. Mais cette recherche sera culpabilisée du fait de l'amour porté à chacun. L'issue de ce conflit, permise par la poursuite de son développement, entraînera l'enfant à investir le monde extérieur, son groupe de pairs, son fonctionnement mental propre et à accepter, à distance de lui, l'investissement des parents l'un pour l'autre.

➡ La phase de latence

Classiquement à partir de 7 ans, les pulsions de l'enfant semblent être mises en repos, refoulées ou sublimées dans des activités mentales, physiques et créatrices.

➡ La puberté

Du fait de la maturation pubertaire hormonale et physique, les pulsions mises en latence se réveillent et interviennent largement dans la « crise » d'adolescence nécessaire : remise en question des identifications de l'enfance, questionnement sur son identité propre…

➡ Le Moi, le Ça et le Surmoi

L'évolution libidinale post-œdipienne permet la constitution au sein de l'appareil psychique de trois instances :

- le Ça qui rassemble en lui les pulsions largement inconscientes, et qui tendent à leur satisfaction selon le principe de plaisir ;
- le Surmoi qui représente l'intériorisation des exigences et interdits parentaux ;
- le Moi, instance centrale de la personnalité. Le Moi intègre à la fois ce qui vient du Ça comme force pulsionnelle et du Surmoi comme interdits et culpabilité, prend en compte la réalité extérieure selon le principe de réalité, met en œuvre les qualités conscientes de logique, de raisonnement, de jugement…

Le développement psychoaffectif et relationnel précoce

➡ La mère, la relation mère-enfant, le père

Le terme « mère », dans les toutes premières périodes de la vie, désigne certes la mère dans sa réalité, mais aussi l'environnement maternel médiatisé par elle et par ses fonctions. L'attention de la mère, ses soins, ses interprétations des besoins de son enfant, ce qui est nommé « préoccupation maternelle primaire » par D. W. Winnicott, viennent suppléer dans un premier temps à la perte du contenant utérin. Réciproquement, les besoins, les compétences, les réactions du nourrisson entrent en interaction avec les capacités maternantes, les suscitent, les modifient. Il y a interaction à l'intérieur d'une unité appelée souvent « dyade mère-enfant », caractéristique de la période « symbiotique ».

Le père, dans cette première période, participe indirectement et souvent directement à l'environnement maternant. Il entoure et soutient la dyade mère-enfant. Son importance en tant que tiers ne prendra effet que secondairement. Cette fonction de tiers aidera à l'issue de la symbiose mère-enfant. Les qualités maternelles et paternelles s'uniront alors pour permettre l'autonomisation progressive.

➡ Les stades originaire, primaire et secondaire du fonctionnement psychique

Aux débuts de la vie existe toute une période au cours de laquelle le nourrisson ne peut encore se percevoir comme unifié et dissocié de sa mère et de l'environnement maternant. On trouve ainsi :

- un **stade originaire du fonctionnement psychique** où le nouveau-né, puis le très jeune nourrisson, reste centré sur sa sensorialité. Chacune de ses sensations est vécue en parfaite continuité avec sa source, qu'elle soit interne ou externe, mais elles ne sont que très peu reliées entre elles. Il y a, par exemple, une unité bouche du nourrisson-téton à l'intérieur de la bouche (que ce téton soit celui du sein maternel ou du biberon tenu par la personne maternante) au moment où l'enfant tète. Il existe aussi, de la même façon, une solution de continuité entre les organes auditifs et la voix de la mère au moment où l'enfant la perçoit. L'ensemble de cette vie psychique reste fragmenté ;
- un **stade primaire du fonctionnement psychique** où le très jeune enfant va progressivement

intégrer en son *self* en construction les sensations vécues au contact du monde maternant, tandis que la mère va être progressivement reconnue en tant qu'objet extérieur ayant des qualités propres. Cette différenciation n'est encore que partielle au sein de ce qui persiste de la symbiose mère-enfant. Tout ce qui arrive à l'enfant, que ce soit bon ou mauvais, est vécu par lui comme résultant de la toute-puissance du désir de sa mère, de lui-même et du monde environnant encore peu différenciés. L'activité fantasmatique se développe tandis que le principe de réalité différencié du principe de plaisir commence à se construire ;

- un **stade secondaire du fonctionnement psychique** où le fonctionnement de la phase précédente existe encore, mais régit surtout les rêves et les fantasmes. Le principe de réalité étend sa prégnance. La pensée de l'enfant devient logique, il entre dans l'ordre symbolique. Son langage se structure et il peut dire « je ».

➡ Le développement du langage à l'intérieur des relations précoces

Après les « gazouillis » (ou « jasis ») du nourrisson dans les moments de plaisir, apparaissent des mots isolés à l'intérieur d'expériences partagées (aux alentours de 1 an) Il s'agit tout d'abord de syllabes répétées (mama, nounou, bobo, dodo…), puis de mots avec deux syllabes différentes désignant des objets investis et bientôt des actions (boire, manger, porter…).

Les premiers mots s'associent en phrases élémentaires (associations de deux mots vers 20 mois, la plus classique et la plus fréquente étant : « papa parti »). Ces phrases acquièrent une syntaxe de plus en plus construite. Elles s'articulent pour former un discours logique (à partir de la troisième année). Le « non ! » (entre 12 et 18 mois) apparaît au début de la phase anale, au moment où l'enfant s'autonomise au niveau de son propre corps et dans la relation. Il dit « moi » avant de dire « je », au moment où il se situe comme sujet de son propre discours (vers 3 ans). Ces âges restent variables d'un enfant à l'autre, mais la progression demeure toujours la même.

➡ Les « organisateurs » (R. Spitz)

Des signes objectifs, apparaissant à des âges précis, témoignent extérieurement de ce développement. Ils représentent des paliers nécessaires et particulièrement importants pour la poursuite de celui-ci.

- Le **premier organisateur, le sourire-réponse**, apparaît vers 6 semaines. Le nourrisson devient capable de sourire à un visage humain animé, vu de face et de près et souriant lui-même. Auparavant, il pouvait sourire dans des moments de satisfaction de façon indifférenciée (« sourires aux anges »).
- Le **deuxième organisateur, l'angoisse du huitième mois**, apparaît en fait souvent dès le sixième mois et dure jusqu'au dixième. L'enfant de cet âge montre des signes d'angoisse, d'inquiétude, voire de peur, avec des cris, lorsqu'il se trouve en présence d'un visage qui lui est étranger, c'est-à-dire qu'il ne connaît pas et qui fait pour lui irruption dans son environnement familier. Sur le visage de l'étranger semblent projetées les expériences d'insatisfaction antérieurement vécues, tandis que la personne familière focalise sur elle les vécus de plaisir et de sécurité. Auparavant déjà, le bébé discriminait les voix familières, en particulier la voix maternelle : il tournait la tête préférentiellement vers elle dès la naissance, et pouvait sourire à son écoute dès 3 semaines. Mais cette étape signe la différenciation visuelle du visage familier par rapport au visage inconnu et le clivage bon familier-mauvais étranger.
- Le **troisième organisateur est l'apparition du « non »**, entre 12 et 18 mois. Il s'agit également d'un indice de développement et d'un moment structurant. Dans le cadre du processus progressif de séparation-individuation, l'enfant commence à prendre conscience de lui-même comme séparé de la mère et du monde maternant, de désirs qui lui sont propres et de son début de puissance sur son corps et sur le monde. Il sort de sa soumission passive au désir de l'autre indifférencié.

➡ La relation d'objet partiel et la relation d'objet total

Entre l'état primordial totalement indifférencié (fusion mère-enfant) et la relation d'objet constituée (« **relation d'objet total** »), où la mère est reconnue comme séparée et ayant sa vie propre, il est décrit une « **relation d'objet partiel** » (M. Klein). L'objet (la mère) commence à y être reconnu, mais d'une façon partiellement différenciée par rapport au sujet lui-même, l'un étant comme le prolongement de l'autre, ce qui renvoie à la phase primaire du fonctionnement mental, où ce qui survient dans ou sur l'enfant ne peut être causé que par l'action d'un désir tout-puissant provenant de l'environnement maternant et en particulier de sa mère.

➡ Les positions adhésive (E. Bick), schizoparanoïde et dépressive (M. Klein)

- Dans la première, correspondant environ au premier mois de la vie où les sensations corporelles sont encore vécues comme éparses, le nouveau-né doit se sentir bien tenu. Dès qu'il se sent lâché, il s'agrippe à une stimulation sensorielle et/ou kinesthésique (ce fonctionnement est retrouvé très agissant dans les pathologies autistiques et dans l'hyperactivité).
- La deuxième renvoie au fonctionnement de type primaire précoce où ce qui arrive à l'enfant vient nécessairement d'un désir tout-puissant extérieur (ce fonctionnement est retrouvé dans les pathologies psychotiques).
- La troisième, particulièrement nécessaire à l'évolution psychoaffective, marque le passage à la relation d'objet total, où l'enfant saisit que l'objet n'est ni totalement bon ni totalement mauvais, mais peut être gratifiant ou frustrant à ses heures. L'enfant va alors vouloir réparer ses propres attaques sur l'objet (colère, rejet, opposition…) et donner à son tour.

Ces positions restent plus ou moins agissantes toute la vie en fonction des étapes maturatives atteintes et des expériences personnelles.

➡ La relation spéculaire (image de soi dans le miroir et dans le regard de l'autre), le narcissisme et le Soi

Ces notions sont également très importantes pour tous ceux qui travaillent avec des enfants psychiquement souffrants. On parle de « pathologies du narcissisme » assez fréquemment pour nommer les troubles de la personnalité du registre psychotique ou « prépsychotique ».

- Le **narcissisme primaire** serait l'état du nourrisson à l'orée de sa vie psychique, avant la séparation en elle du sujet et de l'objet. Il correspond donc au stade originaire décrit ci-dessus et aux débuts du stade primaire du fonctionnement psychique. On parle d'une « **union narcissique** » ou d'une symbiose mère-enfant. Ni le Soi ni encore moins le Moi n'existent. L'enfant et le monde ne font qu'un. Le sentiment de toute-puissance prendrait source en lui.
- Le **narcissisme** (classiquement, l'amour de soi, l'investissement libidinal de soi) devient secondaire quand l'objet est reconnu différent du sujet. Le **Soi**, au sein du narcissisme (ou ***Self*** selon D. Winnicott), représente le sentiment qui se constitue de continuité d'existence, de base profonde des expériences sensorielles et relationnelles. Il est cette première unification des sensations et relations au sein de la symbiose qui va en se différenciant vers la relation sujet-objet.

➡ La relation de visage à visage et la relation au miroir permettant la construction du Soi

Dans le maternage précoce, autour du nourrissage et dans tous les soins, la relation de visage à visage va devenir l'essentiel de la relation en miroir. Le premier miroir de l'enfant, c'est le regard de sa mère (D. W. Winnicott). Mère et enfant, dans la psyché naissante de l'enfant, sont unis dans un même ensemble, le visage de la mère est le visage de l'enfant qui le contemple. La situation où l'enfant tète (sein ou biberon dans la bouche), regard plongé dans le regard de sa mère, corps porté et entouré par sa chaleur, nez collé à la peau maternelle, bercé par son chantonnement, représente alors la situation optimale pour la constitution d'un Soi solide avant la différenciation progressive. Cette « relation orale » restera dans la psyché un état de satisfaction totale, immédiate, sans limite, le « bon objet » (M. Klein) par excellence. Les expériences d'insatisfaction, de douleur, de tensions corporelles, pour lesquelles le mouvement naturel est l'expulsion vers l'extérieur (cris, agitation motrice…) représenteront le « mauvais objet » à rejeter.

Vers 6 mois, l'enfant porté par sa mère va devenir capable de voir son image dans le miroir. Il alternera alors le regard vers sa mère et le regard vers les images dans le miroir. Nous aurons là un indice extérieur – et nous voyons qu'il est concomitant de l'angoisse de l'étranger – d'une différenciation en cours du visage de l'enfant et du visage de sa mère, début de la différenciation sujet-objet qui se continuera et verra son apogée au cours de la phase anale (Freud).

Au cours de celle-ci, l'enfant jouissant des déplacements autonomes de son corps dans l'espace se regardera avec jubilation en mouvement dans le miroir. Puis c'est l'unité de son corps, de ses sensations, de ses mouvements, de ses affects, de son identité, en somme, qu'il saisira dans la contemplation jouissive de son image dans le miroir. À ce moment, il pourra dire « je ». À côté de l'équipement biologique nécessaire, la relation père-mère-enfant est déterminante dans cette élaboration progressive du Soi, de l'image du corps et de l'identité.

➡ Les fonctions maternelles : les phénomènes et objets transitionnels et l'apparition du jeu chez l'enfant (S. Freud, D. W. Winnicott), la « capacité de rêverie maternelle » (W. R. Bion)

La mère « suffisamment bonne » aura, aux débuts de la vie, en raison de sa « préoccupation maternelle primaire », des fonctions spécifiques : de « pare-excitation » (apaisement des tensions, filtration des stimuli extérieurs pour qu'ils ne débordent pas les capacités de l'enfant… toutes fonctions contenantes qui ne peuvent encore être assurées par l'enfant), de *holding* et de *handling*, c'est-à-dire de portage et de soins physiques mais aussi relationnels. Elle recevra les expressions de l'enfant, tout ce qu'il envoie vers l'extérieur (appels, expressions de malaise, vocalises, sourires directement adressés ou pas encore, attitudes diverses), et enverra des réponses qui modifieront les sensations de l'enfant, manifestant par là sa capacité d'interprétation et de rêverie. Progressivement aussi, et naturellement, elle différera ses réponses, s'occupera aussi ailleurs, permettant à l'enfant de prendre ainsi conscience de cette différence entre lui et elle.

Le premier espace qui se crée est nommé « espace transitionnel ». Il n'est ni propre à l'enfant seul ni propre à la mère seule. Il est fait de leur union et de leur désunion à la fois. Il se concrétise par l'« objet transitionnel », objet consistant, malléable et doux, que l'enfant manipulera, sucera, sentira, et qui représentera l'union de la relation fusionnelle initiale sans l'être réellement. C'est dans cet espace que deviendront possibles les premiers jeux et intérêts extérieurs, puis les phénomènes culturels investis.

La séparation psychique mère-enfant se poursuit avec des étapes rapides dans la première enfance, mais dure également toute la vie. L'espace transitionnel, dimension de la vie psychique entre fantasme, jeu et réalité, perdure de la même façon. Le tiers dans la relation mère-enfant, le père en premier lieu, mais aussi les intérêts de la mère en dehors de son enfant, sont particulièrement importants dans la constitution de cet espace.

Le jeu chez l'enfant est ainsi clairement situé comme expression de la vie psychique et relationnelle. Il représente son premier langage.

➡ L'accordage affectif (D. Stern) et l'attachement (J. Bowlby)

L'accordage affectif est décrit comme la capacité de la mère – et des personnes en lien proche avec l'enfant – de s'accorder aux émotions de son enfant en imitant ou en enchaînant le comportement de l'enfant, soit sur le même mode, soit en utilisant une autre modalité sensorielle. C'est un aspect de la « capacité de rêverie maternelle » qui permet de recevoir les émotions et les sensations de son enfant dans son propre appareil psychique et de lui en renvoyer un écho élaborable par la psyché naissante de l'enfant. Cette capacité maternelle est indispensable au développement de la pensée et de l'affectivité de l'enfant.

La notion de la qualité de **l'attachement** entre le jeune enfant et sa mère a été mise en valeur tout d'abord par J. Bowlby, puis étudiée dans ses différents types par J. Bowlby et M. Ainsworth. Sont individualisés trois grands types d'attachement apparents dans des situations de séparation de courte durée :

- l'attachement sûr ou sécurisant (sécure) où l'enfant, dans le temps des retrouvailles, recherche la proximité de sa mère pour retrouver sécurité et confiance ;
- l'attachement insécurisant ou anxieux « ambivalent » où l'enfant, lors des retrouvailles, va alterner des comportements de retrait et de rapprochement avec sa figure d'attachement ;
- l'attachement insécurisant ou anxieux « évitant » marqué par des comportements d'évitement du nourrisson quand il retrouve sa mère.

Les deux types d'attachement insécurisant représentent des facteurs de risque par rapport aux troubles psychiques.

➡ Les angoisses archaïques, « agonies primitives » (Winnicott) et « terreurs sans nom » (Bion)

Les psychothérapies s'adressant à des enfants très jeunes et à des enfants présentant des troubles de la personnalité mettent en évidence plusieurs angoisses pouvant être vécues par le nourrisson. Il peut s'agir d'angoisses de liquéfaction, de chute vertigineuse ou dans un trou noir sans fond, d'angoisses de morcellement, d'explosion corporelle et psychique, de dévoration, d'amputation corporelle en particulier au niveau de la bouche. Leur dénomination suffit à les décrire. Elles seraient la trace de vécus agonistiques du nourrisson et signent de graves perturbations psychologiques.

Le développement de l'intelligence

Les stades du développement intellectuel ont été mis en évidence par J. Piaget ; les auteurs principaux sont S. Freud, M. Klein, M. Malher, D. Winnicott, R. Spitz, P. Aulagnier…

➡ Première phase : phase sensori-motrice de 0 à 18-20 mois

Le fonctionnement intellectuel est encore purement empirique, collant au concret, à l'immédiat, sans représentation mentale (**intelligence sensori-motrice**). Les activités perceptives et motrices permettent une évolution progressive dans le sens d'une décentration du sujet par rapport à lui-même. L'**objet perceptif** se construit : d'abord découvert seulement parce qu'il est investi par le désir de l'enfant dans l'instant présent, il va acquérir pour lui une permanence partielle (dans les limites du champ perceptif), puis totale (même caché, l'objet pourra être découvert par l'enfant qui a suivi le mouvement de sa disparition).

➡ Deuxième phase : période préopératoire de 20 mois à 6-7 ans

L'enfant peut se détacher de la perception immédiate et différer l'action pour « penser » grâce à la **représentation mentale** qui donne accès à la **fonction symbolique** ou fonction sémiotique. Celle-ci est définie par la possibilité de représenter quelque chose par un symbole ou par un signe. L'enfant peut représenter ainsi une chose absente. L'apparition successive de l'imitation différée, du jeu symbolique, du dessin, des images mentales, puis du langage en marque le développement. La pensée, elle, passe par deux stades à l'intérieur de cette période préopératoire : le stade de la **pensée préconceptuelle** de 18 mois à 4 ans et celui de la **pensée intuitive** de 4 à 7 ans.

➡ Troisième phase : période opératoire à partir de 6-7 ans

L'enfant accède au raisonnement logique d'abord concret, puis abstrait : **stade des opérations concrètes** entre 6-7 ans et 12 ans, puis **stade des opérations formelles** à partir de 12 ans.

Troubles à expression somatique et/ou comportementale

Chez le nourrisson et l'enfant très jeune, les problématiques développementales, mais aussi relationnelles et libidinales, s'expriment préférentiellement à travers le corps, par des comportements et des troubles à expression somatique, rassemblés par certains auteurs dans l'appellation « troubles psychosomatiques ». Ce mode d'expression est toujours possible chez l'enfant plus âgé, l'adolescent et l'adulte. Psyché et soma, en interrelation toute la vie, sont particulièrement indissociables à ses débuts (*cf.* chapitre 24).

Les troubles de la sphère oroalimentaire

Ce qu'il faut savoir

Au cours de la première année en particulier, la relation de l'enfant avec le monde environnant, d'abord avec sa mère, se concentre en grande partie autour de la situation de nourrissage. Celui-ci, central, représente un aspect du maternage bien plus large : contact, sourires, paroles, chantonnements, bercements, *holding*, *handling*… (*cf.* chapitre 24, Le développement psychoaffectif...). Mais il prend souvent une place cruciale pour la mère elle-même qui y focalise alors ses qualités maternelles dès la naissance et bien longtemps après la première année. De son côté, l'enfant, plus il est jeune, semble recevoir directement les émotions des personnes qui le maternent : il est, dit-on, une véritable éponge émotionnelle. Le climat affectif du nourrissage a ainsi des répercussions sur le fonctionnement digestif et les attitudes alimentaires de l'enfant. Les troubles oroalimentaires représentent alors une expression préférentielle des difficultés à l'intérieur de la relation mère-enfant aux premiers âges. L'équipement biologique, neurologique, somatique de l'enfant y intervient également. Une anomalie physique (fente palatine, pathologies du tube digestif, etc.) aura, quand elle existe, une participation évidente aux troubles en question. Même dans ce cas cependant, ceux-ci doivent être abordés sur un mode préventif et thérapeutique (consultations thérapeutiques, psychothérapie parents-enfant). Enfin, outre l'ingestion d'aliments satisfaisant la faim et la soif, le nourrisson a besoin d'un temps de succion suffisant indépendamment de l'intérêt alimentaire.

Les coliques du premier trimestre

Elles sont très fréquentes à partir de l'âge de 8 jours et surviennent plus souvent le soir ou la nuit. Elles disparaissent spontanément au cours du troisième mois. Après un repas, alors qu'il dort ou est près de s'endormir, l'enfant se met à crier, à gesticuler d'une façon qui évoque une souffrance digestive.

Les selles sont le plus souvent normales mais il existe souvent un météorisme abdominal modéré. Deux moyens ont une efficacité relative : le bercement et la sucette.

Il semble qu'elles soient l'expression préférentielle à cet âge d'une tension psychique à l'intérieur de la relation mère-enfant.

Les vomissements psychogènes

Les nausées et les vomissements d'origine psychique sont très fréquents dans l'enfance. Ils accompagnent souvent des réactions d'angoisse à une situation particulière en rapport avec des moments de séparation (les départs matinaux à l'école, par exemple).

Ils peuvent être provoqués, et entrent alors dans le cadre des situations d'opposition. Ils sont souvent observés également chez les enfants anorexiques.

Dans tous les cas, la relation mère-enfant est directement impliquée.

Le mérycisme

Il s'agit d'une rumination du bol alimentaire régurgité par un effort volontaire : l'enfant mâchonne interminablement les aliments qu'il a régurgités, puis les avale, puis les régurgite de nouveau, etc.

C'est un signe d'alarme. Ce comportement est retrouvé dans les situations de grave carence relationnelle à l'intérieur d'un maternage qui semble à première vue ordinaire. L'enfant paraît replié sur lui-même, désintéressé de tout ce qui se passe autour de lui, il a le regard vague. C'est un comportement très proche d'un comportement autistique.

Il survient plus souvent chez les garçons que chez les filles, notamment au cours du second semestre.

La déprivation de relation est à traiter sans délai (travail thérapeutique mère-enfant pour réamorcer les échanges, quelquefois indication de séparation avec maternage de qualité.) Le pronostic est favorable dans la mesure où le symptôme peut être reconnu et traité à temps. Sinon, les troubles de dénutrition ou de déshydratation peuvent mettre en jeu la vie de l'enfant.

L'anorexie du nourrisson

Il s'agit du plus fréquent des troubles oroalimentaires et consiste en un refus de l'alimentation survenant d'une façon plus ou moins brutale, plus ou moins totale. Le tableau le plus typique est nommé « anorexie nerveuse du second semestre ». L'anorexie peut être passive ou active : l'enfant se laisse nourrir et vomit secondairement ou bien il refuse activement la nourriture donnée par la mère. Elle s'adresse à l'alimentation solide : l'enfant « refuse les morceaux ». Il reste le plus souvent éveillé, vif, manifestement intelligent. L'anorexie peut débuter dès le passage à l'alimentation solide ou à la suite d'un événement déclenchant, mais le plus souvent elle survient sans cause apparente.

Des attitudes coercitives ou de diversion sont utilisées la plupart du temps sans succès.

Un cercle vicieux de détresse maternelle et d'opposition infantile peut alors s'instaurer et évoluer vers des troubles plus profonds de la relation mère-enfant.

Dans la plupart des cas, malgré un petit poids, cette anorexie n'entrave aucunement le développement de l'enfant. Une simple guidance parentale, déculpabilisant la mère, suffit à faire céder le comportement anorexique, même si l'enfant garde un petit appétit.

Mais l'anorexie peut s'accompagner aussi de signes manifestement dépressifs, l'enfant se laissant dépérir, ou d'autres troubles du développement. Elle peut également s'intégrer dans un tableau d'autisme ou de psychose infantile précoce.

L'anorexie de la seconde enfance

Le refus alimentaire peut faire suite à une anorexie du nourrisson et apparaître également dans la deuxième ou troisième année. Il prend souvent la forme de « caprices alimentaires » qui peuvent quelquefois cacher des mécanismes phobiques plus préoccupants.

La relation mère-enfant est toujours impliquée, dans la même logique du cercle vicieux. L'anorexie prend la forme d'un symptôme d'opposition. Peuvent se retrouver des attitudes intrusives maternelles.

Des perturbations durables du caractère de l'enfant en représentent de fréquentes séquelles.

L'anorexie mentale de l'adolescence

Voir l'ouvrage *Psychiatrie et soins infirmiers (2e édition)*. Éditions Lamarre, 2005

L'hyperphagie et la boulimie

➡ L'hyperphagie habituelle

Il s'agit d'une ingestion excessive de nourriture inhérente au comportement alimentaire quotidien. Elle peut être liée :

- à des habitudes alimentaires familiales ou à des facteurs héréditaires ;
- à une avidité orale excessive sous-tendue par un vécu de carence affective ou par une intolérance aux frustrations. Dans ce cas, le sentiment de soi reste vacillant (*cf.* chapitre 24, « La relation spéculaire (image de soi dans le miroir et dans le regard de l'autre), le narcissisme et le Soi »). Comme dans les autres troubles alimentaires, la relation père-mère-enfant est directement impliquée.

➡ Les crises de boulimie

Ce sont des ingestions brutales d'une grande quantité d'aliments, souvent sans le plaisir lié au goût. Elles sont moins fréquentes chez l'enfant que chez l'adolescent où elles participent souvent au tableau d'anorexie mentale. Quand elles sont fréquentes, interviennent là encore l'avidité et le vécu de carence affective et narcissique. L'ingestion de nourriture entraîne un sentiment de complétude physique, mais ne soulage pas durablement la tension interne ; elle peut même la majorer à cause du sentiment de culpabilité qui y est lié.

La potomanie

Il s'agit d'un trouble de la soif d'origine psychique, qui se traduit par l'absorption de quantités très importantes de liquide, plusieurs litres par jour. Une fois écartées les affections somatiques, la potomanie peut appartenir à de nombreux tableaux psychopathologiques différents et renvoyer, comme dans la boulimie, à une nécessité impérieuse de se remplir pour lutter contre un sentiment insupportable de vide narcissique.

Les aberrations alimentaires

- Le **pica** est la propension de certains enfants d'absorber des substances non alimentaires : terre, sable, papier, savon, craie… Ordinairement, le très jeune enfant porte tout ce qu'il trouve à la bouche pour découvrir son environnement d'une façon sensorielle. Ainsi, l'absorption de telles substances peut être normale si elle est épisodique. En revanche, sa survenue habituelle signe une grave perturbation de la première relation orale avec l'environnement. Souvent, le pica est associé à une salivation abondante et non retenue (bave). Comme le mérycisme, c'est un signe d'alarme. Une évolution psychotique et/ou déficitaire est alors possible.
- La **coprophagie** (ingestion de matières fécales), exceptionnelle, renvoie à une relation entre l'enfant et son environnement empreinte d'une forte dose d'agressivité, voire de maltraitance avérée. La coprophagie existe dans certaines formes de psychose infantile.

Les troubles cardio-respiratoires : spasme du sanglot

Le spasme du sanglot survient entre 8 mois et 2 ans et demi environ, quelquefois davantage, par crises souvent quotidiennes, autant chez les filles que chez les garçons et toujours en présence d'un adulte.

L'enfant, soumis à un violent affect (colère, rage, douleur, vif sentiment de frustration…), crie, bloque sa respiration, perd conscience, quelquefois convulse. Deux formes sont décrites :

- la forme bleue où l'enfant montre des signes de cyanose et où l'affect de rage est manifeste ;
- la forme pâle, beaucoup moins typique, où la syncope apparaît de type vagal (évanouissement) en lien avec une émotion qui prend l'enfant par surprise. Les convulsions y sont plus fréquentes.

Dans les deux cas, la crise dure de quelques secondes à une minute. Elle est très impressionnante pour l'entourage. L'EEG est toujours normal même au moment de la crise convulsive. Celle-ci ne laisse aucune séquelle physique. En revanche, l'évolution de l'enfant se fait souvent, en l'absence de processus thérapeutique, vers des troubles du caractère durables. L'inquiétude normale suscitée par ces crises entraîne souvent l'instauration d'une hyperprotection anxieuse maternelle qui peut, en elle-même, entretenir le symptôme, l'enfant pouvant ainsi facilement manipuler l'entourage. Il importe donc de dédramatiser au niveau somatique. Mais la difficulté relationnelle ne doit pas être banalisée. L'enfant peut développer une sorte d'appétence toxicomaniaque pour les sensations liées à la cyanose et voir renforcé son sentiment de toute-puissance qui, à cet âge, doit évoluer vers le développement de relations plus élaborées telles que nous les avons décrites dans la première partie de ce chapitre, où la relation avec l'autre n'est pas un jeu de rapports de forces, mais une relation où les investissements narcissiques et objectaux sont équilibrés, et où l'enfant, se sentant reconnu dans ses désirs et sa valeur, reconnaît aussi l'autre dans ses différences, accepte des limites à sa toute-puissance, devient capable d'exprimer verbalement ses désirs et, si nécessaire, d'y renoncer plutôt que de s'emparer de ce qu'il convoite par la force et la manipulation d'autrui. La fonction contenante maternelle et paternelle est engagée à la fois dans l'apparition du symptôme et dans sa résolution. L'attitude adéquate consiste à la fois à assurer l'enfant de la valeur de ses désirs, donc de lui-même, mais aussi à lui montrer fermement et sans violence les limites à accepter : les désirs sont valables, mais non obligatoirement réalisables, ceux des autres et les nécessités de la réalité doivent être pris en compte…

Les troubles sphinctériens

L'énurésie

Il s'agit d'une miction active, complète et involontaire chez un enfant de plus de 4 ans. Elle est très fréquente puisqu'elle atteint 10 % des enfants, deux fois plus souvent les garçons que les filles. Elle est le plus souvent primaire, la propreté mictionnelle n'ayant jamais été acquise. Mais elle peut être également secondaire, succédant à une période de propreté complète. Elle survient la nuit (énurésie nocturne, la plus fréquente) ou le jour (énurésie diurne) ou les deux. Enfin, elle peut être totale (chaque nuit et éventuellement dans la journée), intermittente (au cours de certaines périodes laissant de longs intervalles libres), épisodique (de façon très occasionnelle), apparaître comme un symptôme isolé ou s'intégrer à un tableau psychopathologique plus structuré (hyperactivité ou instabilité psychomotrice, troubles de la personnalité).

➡ Ce qu'il faut savoir

L'acquisition de la propreté sphinctérienne, dans les situations naturellement bonnes, est d'abord dépendante de la maturation neurobiologique et psychomotrice. Au niveau le plus évident, la propreté sphinctérienne ne peut être acquise qu'à partir du moment où l'enfant est devenu capable de monter et de descendre un escalier. Si elle l'est d'une manière plus précoce, ce ne peut être que par éducation trop rigide ou nécessité prématurée de l'enfant de s'autonomiser. Elle est alors fragile et peut se perdre à la faveur d'un trouble relationnel ultérieur. La propreté nocturne (de 2 à 4 ans, en moyenne dans la troisième année) suit la propreté diurne (de 15 à 24 mois, en moyenne 18 mois) de quelques mois, pour le même enfant. Le contrôle sphinctérien s'acquiert ainsi naturellement, aidé par l'accompagnement éducatif, mais non déterminé par lui.

➡ Compréhension psychopathologique

L'énurésie signe une situation d'immaturité, d'angoisse, une difficulté de séparation et d'autonomisation. Elle doit être considérée dans le contexte de la relation père-mère-enfant. Sont retrouvés souvent une carence affective, des perturbations relationnelles avec opposition de la part de l'enfant, des situations objectives mettant l'enfant en état d'insécurité (séparation du milieu familial, naissance d'un nouvel enfant, placements…). Dans l'ensemble de ces contextes, elle peut prendre un caractère masturbatoire. Les accidents énurétiques, dans des situations particulières (entrée à l'école maternelle ou dans une nouvelle école, naissance d'un nouvel enfant...), n'ont aucun caractère pathologique, d'autant plus que l'enfant est jeune. En revanche, ils signent une situation, le plus souvent transitoire, d'anxiété et d'inhibition, et gardent en cela un caractère de signe d'appel. À l'opposé, la survenue ou la persistance d'une énurésie chez un grand enfant, voire un adolescent, est un indice de gravité.

➡ L'approche thérapeutique

Selon les cas, elle se constitue de consultations thérapeutiques avec parents et enfant, d'une psychothérapie individuelle associée, ou d'un psychodrame dans le cas d'une perturbation plus profonde du développement de l'enfant ou des relations intrafamiliales et sociales. Des traitements symptomatiques sont quelquefois proposés dans une perspective comportementaliste controversée (médications, restriction hydrique, réveil nocturne...).

➡ L'approche soignante

Il est important de dédramatiser, sans banaliser ni stigmatiser. Dans le cadre d'un traitement institutionnel pour un enfant dont l'énurésie fait partie d'un ensemble de troubles, l'infirmier accompagne l'enfant dans son évolution psychoaffective et la maturation de son autonomie, dans un « maternage » – à différencier de la fonction maternelle – qui constitue un accompagnement dans la vie quotidienne respectant les possibilités de l'enfant (*cf.* chapitre 24).

L'encoprésie

Il s'agit d'une défécation involontaire chez un enfant de plus de 3 ans, en l'absence de lésions organiques et d'incontinence anale. Elle est trois fois plus fréquente chez les garçons que chez les filles, moins fréquente que l'énurésie (3 % environ des enfants à l'âge de 5 ans). Elle est le plus souvent secondaire et presque exclusivement diurne. Dans un tiers des cas, elle est associée à une énurésie diurne. Elle peut exister à l'intérieur d'un comportement passif et immature ou d'un comportement actif où la dimension d'agressivité et d'érotisation est manifeste. Elle peut aussi être source d'angoisse et de culpabilité. L'encoprésie coexiste le plus souvent avec une rétention des matières fécales au niveau anal ou sous forme de fécalomes. Elle peut apparaître isolée, mais s'intègre souvent à un tableau plus préoccupant. Elle se retrouve également avec une fréquence importante dans les pathologies psychotiques ou limites. Elle peut aussi s'organiser à l'intérieur d'un tableau névrotique obsessionnel.

➡ Ce qu'il faut savoir

L'acquisition de la propreté anale dépend très étroitement des relations intrafamiliales, même si elle suit la même maturation neurobiologique que la propreté mictionnelle. Comme l'alimentation dans la phase précédente, elle renvoie directement à la relation père-mère-enfant. Prendre, garder, retenir, rejeter devient possible pour l'enfant qui, à cet âge, commence à s'opposer, dans un processus naturel d'autonomisation et de construction de sa personnalité, mais qui cherche aussi des limites non violentes à ses fantasmes de toute-puissance. C'est donc une période sensible où peut se focaliser sur le symptôme une agressivité mal intégrée. Une éducation sphinctérienne trop précoce risque fort de créer un nœud conflictuel et susciter une dépendance et une agressivité excessives.

➡ Compréhension psychopathologique

L'encoprésie, surtout secondaire, représente un signe de gravité, d'autant plus que l'enfant est âgé. Mais, dans tous les cas, elle est à considérer comme un symptôme d'appel autour duquel pourraient s'organiser des relations conflictuelles durables et se structurer une pathologie intrapsychique.

Qu'elle se présente chez un enfant d'apparence passive ou active agressive, elle renvoie toujours aux notions d'agressivité, d'opposition, d'autonomisation difficile et quelquefois d'angoisses corporelles archaïques (*cf.* chapitre 24). Il est souvent retrouvé une relation père-mère-enfant empreinte d'intrusions et d'angoisses intenses autour de la propreté anale et/ou des situations de violence entre les parents dont l'enfant est témoin. À l'intérieur des syndromes psychotiques, chez des jeunes enfants, l'encoprésie est souvent sous-tendue par des angoisses de chute, de morcellement, d'explosion corporelle et psychique.

➡ L'approche thérapeutique

Elle consiste en consultations thérapeutiques avec parents et enfants, avec le plus souvent une psychothérapie individuelle ou psychodrame. Les traitements symptomatiques ne doivent jamais être proposés de façon isolée.

➡ L'approche soignante

Les soins infirmiers, à l'intérieur des tableaux psychotiques ou limites et dans le cadre des thérapies institutionnelles, consistent tout d'abord en un repérage des angoisses et affects sous-jacents. Seront toujours proscrites les méthodes d'éducation sphinctérienne fondées sur la contrainte. L'approche soignante entre donc dans l'ensemble du « maternage ». En ce qui concerne la dimension agressive, la « fonction contenante » est requise (*cf.* chapitre 24).

Les troubles du sommeil

Les troubles du sommeil du nourrisson

Le rythme veille-sommeil du nourrisson est polyphasique : des phases de sommeil alternent avec des phases de réveil environ toutes les 3 heures, de la même façon pendant le jour et pendant la nuit. Il évolue graduellement vers le rythme nycthéméral (jour-nuit) du jeune enfant puis de l'adulte. De deux réveils nocturnes au début de la vie, le nourrisson passe à un réveil nocturne vers 2 semaines. Vers l'âge de 2 mois, il « fait ses nuits » d'abord courtes, puis de plus en plus longues. Ce rythme, pourtant physiologique, reste extrêmement vulnérable au maternage.

Il existe différents troubles du sommeil du nourrisson :

- Au maximum, on observe des **insomnies sévères précoces**. Il peut s'agir de problèmes physiques non détectés (reflux gastrique, lait maternel insuffisant…) ou de perturbations graves du lien mère-enfant.
- Des **insomnies (difficultés d'endormissement, réveils fréquents et durables)** au moment où l'enfant développe sa motricité autonome (à partir de 9 mois) peuvent renvoyer à une trop grande contention des activités physiques nécessaires. À l'inverse, elles peuvent signer une excitation physique entretenue par l'environnement.
- Vers l'âge de 4 mois, l'enfant peut développer des **troubles de l'endormissement** spécifiques. Pour s'endormir, il va avoir besoin de s'autostimuler : se bercer violemment, se taper la tête contre les barreaux de son lit. L'enfant ne trouve pas l'apaisement dans les bras de sa mère. Là encore, il s'agit d'un signe d'alarme.

Les troubles du sommeil de l'enfant à partir de la deuxième année

➡ Les difficultés et les troubles du coucher et de l'endormissement

Ce sont des phénomènes normaux dans la mesure où ils restent transitoires et peu intenses. Ils deviennent des troubles si l'opposition, les rituels, les rythmies sont intenses, rigides, si l'angoisse apparaît excessive. L'enfant doit se sentir en sécurité, ce qui demande de la part des adultes écoute, calme, bienveillance et fermeté.

- **L'opposition au coucher** est surtout fréquente entre 2 et 3 ans. L'enfant refuse de quitter ses parents, d'arrêter ses jeux pour aller se coucher.
- **Les rituels du coucher** surviennent à partir de 2 ans et demi environ. L'enfant peut s'endormir seulement si des conditions précises sont réunies : objets dans son lit disposés toujours à la même place, venues répétées de sa mère, verre d'eau, etc. Moyens de réassurance, petits compromis pour accepter le coucher, ils doivent être respectés. Ils calment l'enfant et confèrent le sentiment de sécurité nécessaire au sommeil. L'objet transitionnel,

doux, malléable, que l'enfant emporte dans son lit, mais aussi dans les situations de séparation, représente le moyen privilégié et rassurant pour aborder le sommeil. S'il remplit bien sa fonction, les autres rituels restent épisodiques.

- **Les phobies du sommeil** apparaissent à partir de 2 ans et demi environ, avec les peurs spécifiques du noir, du loup, des bêtes, des fantômes, des voleurs…
- **Les rythmies d'endormissement** sont des mouvements rythmés par lesquels l'enfant se berce pour pouvoir s'endormir (succion du pouce, balancements…).
- **L'insomnie d'endormissement** : pour l'affirmer, il faut déjà tenir compte des besoins individuels variables en sommeil. L'insomnie n'existe que si l'endormissement se fait très tard par rapport à l'âge de l'enfant, quand celui-ci s'en plaint et surtout quand elle entraîne une fatigue excessive au réveil et dans la journée.

➡ Les troubles paroxystiques du sommeil

- Les angoisses nocturnes (terreur et rêve d'angoisse ou cauchemar).

– La **terreur nocturne** est un épisode impressionnant. L'enfant s'assoit sur son lit, hurle, paraît en proie à une intense terreur, voire semble halluciné. Il a souvent les yeux ouverts, mais ne répond pas. Il ne garde aucun souvenir de l'épisode au réveil. La terreur nocturne peut rester isolée ou se répéter d'autres nuits. Elle ne doit pas être banalisée car elle signe des angoisses intenses et souvent masquées, le plus souvent dues à des épisodes traumatiques antérieurs.

– Le **rêve d'angoisse** ou cauchemar se présente comme un épisode moins dramatique. Les manifestations d'angoisse sont nettes, l'enfant souvent se réveille, appelle sa mère, peut raconter son rêve et être rassuré. Ces cauchemars sont normaux dans la mesure où leur intensité et/ou leur fréquence ne sont pas trop élevées. Dans les autres cas, ce sont des signes d'alerte de conflits internes et de perturbations relationnelles.

- Le **somnambulisme** survient généralement au cours de la première partie de la nuit et dure de quelques minutes à une demi-heure : l'enfant se lève, yeux ouverts, regard fixe et montre une activité automatique plus ou moins complexe. Il est difficile à réveiller. Le lendemain, il ne se souvient de rien.
- La **somniloquie** (moment où le sujet parle en dormant) ou « parler nocturne » se rencontre fréquemment chez l'enfant.
- Le **bruxisme** définit une activité de grincement des dents.
- L'**énurésie nocturne** survient presque toujours dans le sommeil lent (en dehors d'une période de rêve) et dans la première partie de la nuit.
- Les **hypersomnies**, ces durées excessives du sommeil, sont rares chez l'enfant et plus fréquentes chez l'adolescent. Chez l'enfant, on distingue :

– la **narcolepsie**, crises d'endormissement brusques et irrésistibles, rares ;

– les **hypersomnies névrotiques**, sommeil refuge contre l'angoisse ;

– les **hypersomnies liées à des états dépressifs**, l'enfant ne parvenant pas à se réveiller ou dormant le matin très tard, comme s'il repoussait le moment de se lever.

Les troubles du comportement

Il est toujours possible de décrire les difficultés d'un enfant sous la perspective du comportement, facilement objectivable. La perspective comportementaliste considère le comportement observé comme une entité, la perspective psychanalytique comme un indice qui met sur la voie d'une perturbation relationnelle ou intrapsychique. D'où des orientations thérapeutiques différentes, voire divergentes (*cf.* chapitre 24).

Les comportements agressifs : violences, colères, opposition

- Les **violences** sont des comportements hétéroagressifs physiques : mordre, griffer, pincer, taper…

Ces actes, entre enfants et isolés, sont banaux entre 1 an et 4 ans (*cf.* au chapitre 24 Le développement psychoaffectif... le narcissisme et la phase anale), l'enfant ne disposant pas encore de moyens plus évolués pour exprimer une frustration ou répondre à une attaque.

• Les **colères** sont des décharges émotionnelles subites, où l'enfant hurle, tape des pieds, voire se roule par terre au moment d'une frustration vécue comme telle. Au maximum de l'intensité, on parle de « **rages** ». Celles-ci sont plus fréquentes avant 1 an, les colères, manifestations plus contrôlées, entre 1 an et 4 ans.

• L'**opposition** conteste la volonté de l'adulte. Elle peut être **active** (l'enfant refuse, dit « non », s'obstine) ou **passive** (l'enfant continue sans paraître entendre les interdictions).

Ces comportements agressifs sont banaux quand ils sont isolés, disparaissant après les âges cités, peu fréquents et peu intenses. À l'inverse, leur intensité et leur fréquence importante doivent déjà alerter. On parle alors de « troubles oppositionnels avec provocations ».

Entre 1 an et 4 ans, l'enfant fait à l'autre ce qu'il ressent avoir subi lui-même. Une trop grande violence doit faire rechercher un vécu de violence subie, violence qui peut être psychologique autant que physique. Par ailleurs, un enfant psychotique peut révéler sa pathologie sur ce mode.

La conduite à tenir face à un comportement agressif : s'il importe d'arrêter le geste de l'enfant, il ne faut jamais lui faire subir ce qu'il a fait subir lui-même (le mordre parce qu'il a mordu...), ce qui ne ferait qu'entretenir une logique de rapports de force et les actes de type anal au lieu d'engager l'enfant sur la voie de la parole et de l'expression socialisée. L'enfant de cet âge peut très bien comprendre qu'il a fait mal car il connaît obligatoirement lui-même la douleur (il tombe, il se cogne, etc., depuis qu'il se déplace). Dans le même temps, il est fondamental de reconnaître le mouvement interne qui l'a conduit à passer à l'acte (par exemple : « tu as tapé parce que tu te sentais attaqué, je comprends mais... » ou « tu n'es pas content parce que... mais... »). C'est la fonction contenante qui est ainsi mise en jeu (*cf.* chapitre 24). Cette fonction contenante exige également que ce qui est dit à l'enfant de ce que l'adulte comprend soit parfaitement authentique (jamais de phrases toutes faites).

Le mensonge

On ne peut parler de mensonge qu'à partir du moment où l'enfant sait clairement faire la différence entre réalité et fantasme, quand il est devenu capable d'un fonctionnement mental de type secondaire (*cf.* chapitre 24), avec intégration d'une loi sociale (vers 6-7 ans). À partir de cet âge, le mensonge est encore naturel à l'enfant. Son premier mouvement est de faire correspondre la réalité à ses désirs. Mais il peut maintenant rectifier pour garder l'estime de son entourage et satisfaire à son propre besoin de vérité. Quand le mensonge persiste, il est quelquefois associé à d'autres troubles du comportement de type vol ou fugues. Il est alors plutôt secondaire à ceux-ci : l'enfant ment pour cacher son acte. L'attitude de l'entourage est alors déterminante. L'angoisse, l'agressivité, un jugement trop sévère (de psychopathie, par exemple) de la part des adultes peuvent enfermer l'enfant dans ce comportement de méfiance et de mensonge. Le mensonge peut aussi recouvrir un fonctionnement névrotique où l'enfant se sent en infériorité permanente et s'invente une vie différente. Au maximum, on parlera de mythomanie.

Le vol

Là encore, il faut attendre l'âge de 6-7 ans pour parler de vol. Avant cet âge, et dès la phase anale, le sens de la propriété est différent : ce que l'enfant désire lui appartient et il s'en empare dans un mouvement naturel. Lorsque ce mouvement se perpétue après 7 ans, il s'adresse en premier lieu à des objets alimentaires, puis à de l'argent, puis à des objets à forte charge symbolique. L'enfant semble poussé par une avidité de type oral sous-tendue par un ressenti inconscient de manque, comme s'il fallait qu'il s'empare de ce qui ne lui a pas été donné à temps. Cette frustration se rapporte aux tout premiers stades du narcissisme (*cf.* chapitre 24). Dans le registre psychopathique, le vol est peu accompagné de culpabilité : l'enfant prend ce qui lui est dû. Dans le registre névrotique, l'enfant se sent coupable et s'arrange même pour se faire punir. Parfois, il s'agit d'un comportement dont le but est de donner à d'autres des cadeaux destinés à se faire aimer. Il signe alors un vécu d'infériorité, de vulnérabilité narcissique.

Les fugues

Partir sans autorisation et sans prévenir pour déambuler le plus souvent sans but précis, après l'âge de 6-7 ans pendant plusieurs heures ou quelques jours, représente un comportement de fugue. Fuguer, pour l'enfant, c'est tout d'abord fuir. Quelquefois, il s'agit pour lui de retrouver un lieu investi et qu'il a dû quitter. La fugue de l'enfant est beaucoup plus rare que celle de l'adolescent. D'importants facteurs d'insécurité affective sont fréquemment retrouvés. Les fugues de l'école, elles, sont plus souvent liées à une phobie scolaire (*cf.* les troubles à expression psychique) (page 262).

Les comportements sexuels pathologiques : les troubles de l'identité sexuelle

Les manifestations sexuelles de l'enfant ne comportent une signification psychopathologique que si leur fréquence et leur intensité sont importantes. La masturbation au cours des deux premières années et la curiosité sexuelle à partir de 3 ans sont normales. En revanche, la masturbation peut devenir compulsive, l'exhibitionnisme se perpétuer. Ces comportements renvoient le plus souvent à des carences affectives précoces. Mais l'enfant peut aussi avoir subi une séduction de la part d'adultes, c'est-à-dire des attitudes empreintes plus ou moins nettement de sexualité, d'une façon plus ou moins consciente de la part des adultes qui s'occupent de lui. Au maximum, de véritables maltraitances sexuelles existent.

L'identité sexuelle s'acquiert normalement avant l'âge de 3 ans. En dehors de syndromes génétiques, les troubles de l'identité sexuelle après 3 ans recouvrent le plus souvent un trouble de la personnalité.

Les comportements dits pervers

Il s'agit de comportements sexuels ou non qui se caractérisent par la volonté de faire souffrir autrui ou d'être maltraité par autrui, accompagné d'un affect de plaisir et sans culpabilité. L'organisation perverse renverrait à des vécus traumatiques anciens, avec angoisses archaïques intenses (*cf.* chapitre 24) mais déniées, c'est-à-dire refusées par la conscience. Les fantasmes et les passages à l'acte pervers évitent ainsi à l'enfant l'envahissement par ces angoisses psychotiques.

Les comportements antisociaux de l'enfant

On parle de « comportements antisociaux » plutôt que de « conduites délinquantes », expression réservée aux adolescents.

Ce sont des comportements en opposition avec la vie du groupe. Nous retrouvons les comportements décrits plus haut : agressivité, vols, fugues…

Les conduites suicidaires de l'enfant

Si les conduites suicidaires avec passage à l'acte sont très rares avant l'âge de 12 ans, les idées suicidaires le sont beaucoup moins, mais restent le plus souvent cachées à l'intérieur d'un tableau dépressif (*cf.* chapitre 26) qui s'exprime le plus souvent par des troubles des différentes sphères déjà présentées (troubles oroalimentaires, sphinctériens, du sommeil, du comportement, psychosomatiques…) ou par des troubles à expression psychique (voir plus loin).

L'instabilité psychomotrice ou hyperactivité avec troubles de l'attention

Il est important de différencier le tableau décrit ici des agitations transitoires de l'enfant, réactionnelles à des tensions psychiques aisément repérables.

Le syndrome de « troubles attentionnels avec hyperactivité » peut se décrire comme une entité (ce que font les praticiens comportementalistes qui le considèrent comme constitutionnel) ou être intégré dans la catégorie des troubles de la personnalité. Il signe déjà une organisation pathologique. Inattention, hyperactivité et impulsivité en sont les symptômes principaux. L'enfant « hyperactif » ne peut pas fixer son attention, ne peut pas rester en place. Il bouge beaucoup, passe sans transition d'une idée à l'autre. Il se montre également familier avec les étrangers, sans la retenue habituelle des enfants. Il semble ne pas reconnaître l'autre dans sa singularité et est emporté en permanence par ses propres actes sans la moindre distance de réflexion. S'associent souvent à ces éléments une énurésie, des troubles du langage, et toujours une carence du jeu et de l'imagination.

Les éléments dépressifs, l'insécurité de fond, le sentiment de dévalorisation, les angoisses archaïques de chute, pourtant évidents quand l'enfant passe des tests projectifs, restent le plus souvent masqués derrière cette agitation et cette excitation autoentretenues où est agi le vécu de discontinuité et de confusion.

Le projet de soin, le plus précoce possible, doit prendre en compte :

- la problématique sous-jacente liée à l'histoire de l'enfant par une psychothérapie individuelle ;
- le contexte environnemental par un travail de guidance ou de thérapie familiale ;
- les conséquences sociales et scolaires par des mesures psychoéducatives ;
- l'intensité des troubles et leur retentissement social et scolaire par un éventuel traitement médicamenteux.

L'attitude thérapeutique adéquate renvoie à la fonction contenante où il s'agit de maintenir autour de l'enfant ordre, régularité, continuité, calme, solidité et écoute à l'intérieur de limites bien établies : résister aux attaques contre ce cadre sans exercer de rétorsions, apaiser les tensions, calmer les excitations tout en aidant au développement de la pensée et à la résolution des conflits en accompagnant l'expression par des jeux et des médiations.

Il est fréquent de retrouver dans l'histoire de ces enfants des événements traumatiques (prématurité, hospitalisations, ruptures répétées) qui donnent à l'enfant un vécu de discontinuité et de défaillance de l'environnement. Une problématique familiale peut également être en jeu. Par ailleurs, des intoxications fœtales (alcools, drogues…) sont possibles.

L'évolution vers le développement d'une personnalité asociale, de troubles addictifs ou d'une psychose maniaco-dépressive est à craindre en l'absence de soins appropriés – qui ne peuvent se limiter à la prescription médicamenteuse.

Troubles psychomoteurs, intellectuels et du langage

Ce sont des troubles dits instrumentaux. Ils peuvent être décrits simplement comme des déficits ou des distorsions des grandes fonctions qui leur correspondent (ils sont nommés alors « dyspraxie », « dyslexie », « dysorthographie »…) et donner lieu à des prescriptions de rééducation, souvent appropriées. Ils peuvent aussi être considérés à l'intérieur d'une perspective psychanalytique qui s'interroge sur les modes d'apparition, les interactions avec les autres fonctions et avec le développement psychoaffectif, les conflits sous-jacents. Les approches psychomotrices et orthophoniques sont alors discutées, adaptées, intégrées dans une approche thérapeutique plus globale.

Les troubles psychomoteurs

Ils renvoient au développement psychomoteur indissociable du développement neurobiologique, mais aussi psychoaffectif et relationnel de l'enfant.

La maladresse psychomotrice

Au maximum, il s'agit d'une dyspraxie, tableau neuropsychologique en rapport avec une perturbation majeure de l'organisation du schéma corporel et de la représentation spatiale, constituée d'une maladresse portant surtout sur l'activité gestuelle, d'une lenteur générale, d'une incapacité d'habillage, de faire du vélo, de sauter, et d'une dysgraphie. Un trouble de l'élocution peut s'y associer.

L'inhibition psychomotrice

Elle se traduit par une lenteur motrice, une raideur, de la maladresse, des contractures. Elle s'accompagne d'un vécu de malaise et souvent d'inhibition dans d'autres domaines (timidité, inhibition intellectuelle) et recouvre souvent une forte charge d'angoisse et d'agressivité contenue.

Les tics

Ce sont des gestes brusques, soudains, irrépressibles et involontaires, répétés à intervalles réguliers. Ils peuvent survenir au niveau de la face (clignements des paupières, contractions de la bouche, de la langue), de la tête et du cou, des épaules et des membres, des mains, des pieds, du tronc. Ils peuvent être respiratoires (reniflements, soufflements, toussotements), phonatoires (bruits, sons, gloussements, voire aboiements ou cris). Ils apparaissent à partir de 6-7 ans. Ils peuvent être passagers, indiquant un état de tension interne réactionnel, ils peuvent être aussi le symptôme d'un état névrotique. Il est fréquent de retrouver chez ces enfants un sentiment impérieux de réussir, de satisfaire leurs parents, générant une pression interne importante et une agressivité contenue.

Les troubles intellectuels

Le déficit intellectuel

Des déficits intellectuels très profonds, profonds, moyens et légers sont définis à partir de la mesure du QI (quotient intellectuel).

Le retard intellectuel peut être homogène et harmonique, retrouvé dans tous les secteurs de l'intelligence. Il peut être dysharmonique quand les variations entre ces différents secteurs sont importantes. Il peut être associé à un handicap sensoriel, moteur ou psychique. Il peut aussi, dans certaines affections, être dégénératif, avec perte progressive d'acquisitions antérieures.

Le déficit intellectuel peut apparaître isolé, sans cause objectivable. Il peut aussi être secondaire à une anomalie étant survenue avant la naissance (atteintes prénatales héréditaires, chromosomiques, acquises *in utero*), au cours de la naissance (atteintes néonatales ou périnatales avec souffrance cérébrale), après la naissance (atteintes postnatales précoces, infectieuses, traumatiques, métaboliques ou convulsivantes). Mais il peut être aussi secondaire à des facteurs psychosociaux :

- carence grave de soins maternels avec carence de stimulations de tous ordres ;
- perturbations affectives et relationnelles précoces.

Les dysharmonies cognitives

Il s'agit de perturbations plus ou moins localisées de la pensée et du raisonnement, compatibles avec un bon niveau intellectuel général, mais entraînant des échecs dans certains apprentissages (calcul, lecture, situations concrètes nécessitant observation et réflexion…).

Les autres désordres de l'intelligence

Ce sont les inhibitions intellectuelles, les attitudes d'échec, les troubles spécifiques de la mémoire, les ruminations mentales incessantes, toutes perturbations en rapport avec des troubles névrotiques.

Les troubles de la parole et du langage

À côté de l'intégrité nécessaire des organes auditifs, phonatoires ou du cortex cérébral, le développement du langage (*cf.* chapitre 24) est étroitement dépendant du développement de l'intelligence et du développement psychoaffectif.

Les troubles de la parole : troubles de l'articulation, retards de parole et bégaiement

• Les **troubles de l'articulation** sont des erreurs mécaniques et systématiques de l'articulation de certains phonèmes, isolés ou s'associant à d'autres troubles de la parole et du langage.

• Les **retards de parole** ou « parler bébé » représentent un ensemble de troubles de l'articulation persistant au-delà de 4-5 ans. Dans ces deux cas, il est fréquent de retrouver une immaturité générale.

• Le **bégaiement** représente un trouble spécifique du débit élocutoire. Il peut être clonique, caractérisé par la répétition involontaire, explosive et saccadée d'une syllabe, ou tonique avec blocage et impossibilité d'émettre les mots pendant une durée variable. L'intrication clonique et tonique est fréquente. Le bégaiement atteint plus souvent les garçons que les filles. Parmi les enfants atteints, beaucoup ont présenté antérieurement ou présentent encore un retard de parole ou de langage. Certains, au niveau moteur, sont mal latéralisés. Le bégaiement apparaît très lié à la vie affective et survient préférentiellement lors de situations émotionnelles précises. Des traits névrotiques avec inhibition des affects agressifs sont très fréquemment retrouvés. Ils peuvent être secondaires à des épisodes traumatiques.

Les retards simples du langage et les dysphasies

• Les **retards simples de langage** sont tous les retards d'apparition des phrases et de la syntaxe qui ne se rapportent pas à une insuffisance mentale, à un trouble auditif ou à un trouble de la personnalité. C'est la structure de la phrase qui est atteinte. On ne parle de retard qu'après l'âge de 3 ans. Le langage reste rudimentaire, les verbes sont employés sans pronoms, les mots sans déterminants et dans un ordre inhabituel. La compréhension du langage de l'autre est en générale bonne. Sans abord rééducatif et thérapeutique, le langage a peu de chance d'évoluer spontanément et son insuffisance entraîne bientôt des troubles spécifiques de l'écriture et de la lecture. Ces retards sont liés soit à un trouble de la maturation cérébrale de la fonction du langage, soit à une carence de la qualité et de la quantité des échanges langagiers intrafamiliaux, soit à une perturbation affective et relationnelle, soit enfin à l'existence de plusieurs langues dans l'environnement familial et proche. Ce facteur, en revanche, n'est pas suffisant : beaucoup d'enfants deviennent rapidement bilingues sans jamais présenter de retards de langage. Ceux-ci ne sont retrouvés que dans des situations particulières : mère empêchée de parler à son enfant dans sa langue maternelle qui reste la langue des échanges affectifs spontanés, noyau familial où la langue employée pour parler à l'enfant est en permanence différente de celle des parents entre eux…

• Les **dysphasies** constituent des retards de langage associés à des altérations importantes de l'articulation, de la syntaxe ou de la perception auditivo-verbale. Elles s'associent à des troubles de la structuration spatiale, peuvent apparaître isolées ou s'intégrer dans un tableau psychopathologique plus large.

Troubles intrapsychiques : dépression, angoisses, phobies, manifestations obsessionnelles et inhibition

Le malaise psychique d'un enfant, sa souffrance interne, s'exprime davantage dans son comportement, ses attitudes, ses jeux, ses dessins, qu'à travers le langage. Il reste longtemps très peu conscient des causes de sa souffrance, même si celle-ci imprègne l'ensemble de sa vie psychique. Plus cette souffrance est précoce dans sa vie, plus elle s'exprime par les signes somatiques et comportementaux déjà vus. Peu à peu, l'enfant trouve des modes d'expression en rapport avec son développement. Les manifestations intrapsychiques en représentent les plus évoluées. Mais elles-mêmes, si elles ne sont pas considérées à temps et si les perturbations persistent, pourront s'organiser secondairement en tableaux névrotiques qui n'existent, vraiment structurés, qu'à partir de l'adolescence ou, plus grave, en pathologie avérée de la personnalité de type limite ou psychotique.

La dépression de l'enfant

Une place à part doit lui être faite. La dépression de l'enfant a longtemps été considérée comme inexistante, puis elle a été reconnue chez l'enfant en phase de latence pour très récemment être authentifiée chez le jeune enfant, puis chez le nourrisson. Aux tout débuts de la vie, elle prend la forme le plus souvent d'une dépression mère-enfant. À cet âge, l'évolution vers une psychopathologie grave est un risque réel, alors qu'une prise en charge précoce peut modifier radicalement le destin de l'enfant.

La dépression du nourrisson et du jeune enfant

Seule une bonne connaissance du développement précoce permet de la déceler (*cf.* chapitre 24, Le développement psychoaffectif... le narcissisme, la relation de visage à visage...) Un nourrisson déprimé se montre particulièrement passif, trop « sage » : il tète peu, crie peu ou pas, puis, surtout, évite le regard de l'adulte – en particulier le regard de sa mère – signe d'une extrême gravité pouvant évoluer vers une structuration autistique ou limite. L'ensemble du comportement normal d'appel vers l'autre est altéré. Au maximum, le nourrisson se laissera aller vers un véritable état de marasme : repli total, arrêt de l'alimentation mettant en jeu le pronostic vital. Plus âgé, le jeune enfant déprimé se montrera peu curieux, peu actif, atone, replié sur lui-même et sur une activité auto-érotique orale (succion non seulement du pouce ou d'un petit objet préférentiel, mais aussi d'objets variés), quelquefois il bavera et déambulera sans rechercher l'adulte, ni les autres enfants, et sans jouer (« Syndrome du comportement vide » de L. Kreisler). La propreté sera difficilement acquise. Si elle l'est, ce sera d'une façon automatique sans que l'on puisse percevoir à côté de cette autonomie nouvelle un plaisir du fonctionnement psychomoteur évident chez les autres jeunes enfants.

La dépression de l'enfant à partir de 3 ans

L'expression de la souffrance dépressive est très polymorphe chez l'enfant. Il peut s'agir d'un tableau clinique franc et durable : enfant triste, inhibé, incapable de trouver de l'intérêt à ce qui se passe autour de lui, pouvant exprimer quelquefois des sentiments de souffrance psychique et de culpabilité. Souvent, les signes sont plus divers : désintérêt, ennui, déambulations, absence de jeux, passivité, inhibition, mais aussi instabilité, troubles du sommeil et de l'alimentation, sentiment de rejet et de carence, quête affective avec incapacité d'en tirer des satisfactions, repli, activités auto-érotiques orales. Des idées suicidaires peuvent exister. La dépression peut être liée à un vécu facilement objectivable de carence affective précoce avec séparations répétées, mais elle peut survenir également chez un enfant vivant dans un milieu stable car il existe de véritables abandons intrafamiliaux. La dépression de l'enfant peut faire le lit de troubles névrotiques, mais également de troubles de la personnalité appelés quelquefois « prépsychotiques », de type « anaclitique » (*cf.* chapitre 26, Les pathologies de la personnalité...).

La dépression maternelle et la dépression mère-enfant

La dépression maternelle, si elle entraîne un désinvestissement psychique de l'enfant et survient précocement et durablement dans la vie de celui-ci, aura des conséquences extrêmement profondes sur son développement psychoaffectif. L'enfant ressent dans tout son corps et son psychisme en développement cette douleur maternelle et cette absence d'investissement qui pourtant lui est nécessaire pour se développer narcissiquement de façon harmonieuse. La confrontation, à une époque où le nourrisson est littéralement porté par le regard vivant, irradié par le visage maternel autant que par ses bras, au visage « mort » de la mère, le fait basculer dans une sorte de « trou noir » psychique, qu'il gardera en lui comme un noyau froid au cœur de son sentiment d'existence tout au long de sa vie, s'identifiant sur un mode primaire, immédiat, en miroir, à la mère dépressive. Il est alors urgent d'apporter des soins à la mère en détresse autant qu'à l'enfant (*cf.* chapitre 24).

L'anxiété, l'angoisse

L'**angoisse** est définie comme un affect pénible en relation soit avec une situation traumatisante actuelle, soit avec l'attente d'un danger lié à un objet indéterminé. Elle est donc différente de la peur, liée à un objet réel considéré comme dangereux. Le terme « anxiété » est réservé au versant psychique seul, tandis que le terme « angoisse » recouvre des manifestations psychiques et des manifestations somatiques. Les manifestations de l'angoisse chez l'enfant sont extrêmement variées. Ce peut être des perturbations du sommeil, de l'alimentation, de la sphère digestive (douleurs abdominales, vomissements, diarrhées...), des céphalées, des troubles vasomoteurs (sensations de chaleur ou de froid soudain, rougeur, hypersudation, respiration difficile...), mais aussi des colères, des passages à l'acte agressifs ou au contraire une inhibition psychomotrice. Les fantasmes angoissants sont repérables dans les jeux, dans les dessins, dans le discours de l'enfant. L'angoisse de l'enfant peut également se repérer à travers l'angoisse ressentie par l'interlocuteur, sorte d'angoisse-écho chez l'autre.

Les angoisses normales

Le développement « suffisamment bon » de l'enfant passe par des épisodes d'angoisse. Non seulement ils ne sont pas pathologiques, mais ils sont nécessaires. La première angoisse repérable est l'angoisse devant le visage de l'étranger. Les angoisses de séparation (entrée en collectivité, crèche, garderie, école...), les angoisses d'abandon, de perte de l'objet d'amour devant la naissance d'un nouvel enfant, les angoisses dites de castration au moment de la phase œdipienne, l'angoisse liée au sentiment de culpabilité, l'angoisse liée à la découverte de l'idée de mort vers 7 ans, font partie de ces angoisses normales dans la mesure où elles ne sont pas trop intenses et durables (*cf.* chapitre 24, Le développement psychoaffectif...).

Les angoisses pathologiques

Il s'agit de l'exacerbation des angoisses normales (angoisses intenses, durables, inapaisables) d'une part, pouvant s'organiser en véritables troubles névrotiques, et d'autre part de la persistance des angoisses dites archaïques (*cf.* chapitre 24). Des angoisses de séparation, violentes, intenses, aboutissant à des crises de panique doivent également faire suspecter un trouble de la personnalité.

Les peurs et les phobies

La peur est un affect pénible se produisant en présence d'un objet qui existe réellement et que l'enfant considère comme dangereux. Une phobie représente une peur systématique et intense en présence d'une situation ou d'un objet très précis, toujours les mêmes.

Les peurs et les phobies normales

Certaines peurs et phobies sont normales, et même nécessaires au cours du développement. Les peurs du noir, de la solitude, des étrangers, des situations nouvelles ou insolites, du tonnerre, des chiens – et sur un versant fantasmatique, des loups – font partie de ces peurs normales. L'attitude de l'entourage détermine souvent leur évolution. Si l'entourage sait reconnaître ces peurs, les écouter, les tolérer, ne pas y participer et rassurer l'enfant, elles disparaissent spontanément.

Les peurs et les phobies pathologiques

Ces peurs, normales quand elles sont passagères, deviennent pathologiques quand elles sont trop intenses, envahissantes, durables. Pour éviter les affects de panique, l'enfant met en place un système de défense de type fuite de l'objet ou de la situation phobogène, avec secondairement des inhibitions qui peuvent entraver fortement le développement. Ces phobies peuvent s'organiser en troubles névrotiques. Mais certaines d'entre elles, notamment les phobies scolaires graves avec fuite de l'école, n'appartiennent pas à une organisation névrotique mais sont sous-tendues par des troubles limites ou psychotiques.

Les manifestations obsessionnelles (TOC)

Elles sont d'emblée plus inquiétantes, existant peu dans le développement normal, sauf de façon atténuée et transitoire, au cours ou au décours de la phase anale (*cf.* chapitre 24). Elles consistent en pensées obsédantes et en conduites compulsives ou compulsions. Les pensées obsédantes ou obsessions sont des idées qui s'imposent à l'esprit du sujet malgré lui, de façon durable et répétée. Les thèmes en sont l'analité, la saleté, les insectes noirs et inquiétants, les envies d'agression, la mort… Les compulsions ou rituels obligés sont des conduites que le sujet se sent contraint d'utiliser dans le dessein plus ou moins conscient de chasser ou de conjurer les pensées obsédantes. Il s'agit le plus souvent d'un souci excessif d'ordre et de propreté avec méticulosité, nécessité de laver, de ranger de façon stricte et toujours identique, de conserver, d'accumuler, de compter… toutes conduites liées à la conviction de la toute-puissance de la pensée et du désir. Elles sont souvent organisées en véritables troubles névrotiques, mais peuvent aussi recouvrir des processus psychotiques. Leur pronostic est mauvais avec risque de décompensation psychotique à l'adolescence.

Les troubles obsessionnels chez l'enfant peuvent s'accompagner de tics, de bégaiement, d'encoprésie.

Les inhibitions

Les inhibitions sont des restrictions importantes des activités sous-tendues par des angoisses invalidantes et souvent par un vécu dépressif. Elles peuvent porter sur n'importe quel secteur de la vie psychique. Ce peut être :

- une inhibition relationnelle avec timidité, difficultés de contact, angoisse relationnelle, sentiment d'infériorité ;

• une inhibition psychomotrice avec posture et gestes raides, déplacements difficiles ;
• une inhibition intellectuelle et scolaire entraînant échec et retard scolaire ;
• une inhibition du langage, avec au maximum un mutisme (le plus souvent extrafamilial).

Derrière ces inhibitions agit fortement la peur de l'agressivité, de la sienne comme de celle des autres. C'est l'intensité et la nature des angoisses sous-jacentes et de l'agressivité qui orienteront vers un diagnostic d'inhibitions névrotiques, limites ou psychotiques.

Troubles réactionnels et situations à risque

Les troubles réactionnels

Les troubles précédemment décrits peuvent être réactionnels, soit à un événement directement repérable qui fait effet de traumatisme, soit à une situation plus insidieuse entraînant une souffrance interne de l'enfant. Il n'est possible de parler de troubles réactionnels que lorsque cet événement et cette situation sont récents, n'ont pas encore créé chez l'enfant une perturbation réellement profonde de son développement et répondent favorablement à une intervention thérapeutique précocement instaurée.

En réalité, un événement ou une situation n'entraîne jamais une réaction cause-conséquence simple. La réaction prend toujours une forme individuelle dépendante de l'enfant lui-même, de ses fragilités antérieures, de son mode de réponse le plus habituel, des assises narcissiques qu'il a pu ou non acquérir et des relations avec son environnement.

Les situations à risque psychologique

Des événements ou des situations particulières peuvent avoir ainsi des conséquences immédiates, repérables, accessibles à des interventions rapides. Mais, dans la plupart des cas, les traumatismes et les situations pathogènes ont déjà entraîné des effets latents et ancrés lorsque l'enfant vient en consultation.

Les principales situations à risque, en dehors de celles liées à des facteurs organiques divers (fœtales, périnatales, postnatales, génétiques…), sont représentées par l'existence :

• de troubles mentaux avérés dans la famille, de type psychose puerpérale maternelle, dépression maternelle manifeste ou latente, troubles mentaux parentaux, alcoolisme, toxicomanie d'un ou des parents, perturbations sévères dans le réseau familial, etc., entraînant des dysfonctionnements interactifs et des discontinuités de soins ;
• de carences affectives, éducatives, sociales ;
• de mauvais traitements ou de négligences graves (sévices, violences, abus sexuels…) ;
• d'événements graves entraînant la rupture des liens affectifs (hospitalisations prolongées ou répétées de l'enfant, de la mère, du père, décès d'un parent, décès dans la fratrie, rupture itérative des modes de garde, abandon par l'un ou les deux parents, existence d'un secret de famille pesant à l'intérieur des relations familiales…).

Troubles névrotiques

Définition et critères généraux

À partir de 3 ans, les troubles intrapsychiques peuvent s'organiser en troubles dits névrotiques. Il s'agit de perturbations durables, sans tendance spontanée à la guérison, non explicables par des événements récents. Les relations avec l'environnement s'établissent sous le double signe de la contrainte et de la dépendance, mais sans aboutir à une altération complète des capacités d'individuation et d'autonomie, à la différence des pathologies de la personnalité. L'enfant tend à répéter, dans un environnement nouveau, les conduites et les conflits développés initialement dans le milieu familial. La souffrance psychique occupe une place centrale. L'évolution inclut une restriction des capacités et des potentialités des sujets, mais sur un mode limité à certains secteurs. Enfin, hormis les distorsions dans les domaines touchés, il n'y a pas menace de rupture, ni véritable perte de contact avec le réel, à la différence des troubles psychotiques. Ces troubles ne s'organisent en véritables névroses structurées qu'à partir de l'adolescence.

Les troubles névrotiques évolutifs à dominante anxieuse

L'expression symptomatique des troubles névrotiques se fait essentiellement sur le mode de l'angoisse, avec des manifestations aiguës et/ou de l'anxiété diffuse, chronique et intermittente.

Les troubles névrotiques à dominante phobique

L'expression symptomatique se fait essentiellement sur le mode de phobies avec des symptômes caractéristiques, notamment les crises d'angoisse et les comportements de fuite devant un objet phobogène.

Les troubles névrotiques avec prédominance des inhibitions

L'expression symptomatique se fait essentiellement sur le mode d'une inhibition durable dans le domaine des apprentissages et des acquisitions intellectuelles avec réduction des activités et défaut d'utilisation des potentialités. Outre l'inhibition, le déroulement des activités est marqué par l'absence de plaisir, le sentiment de doute et d'incapacité.

Les troubles névrotiques à dominante hystérique

Il est possible d'observer des troubles de nature hystérique chez certains enfants, en particulier les filles : après l'âge de 7-8 ans, il s'agit de la persistance de tendances au théâtralisme et à la mise en scène, avec une grande vulnérabilité à l'appréciation d'autrui, une dépendance et une quête affective, une propension aux réponses dépressives et à la mythomanie. Sur ce fond d'allure hystérique se greffent des épisodes d'atteintes sensorielles, motrices, pseudo-convulsives sans aucun substratum organique. La problématique œdipienne y est centrale.

Les troubles névrotiques à dominante obsessionnelle

L'expression symptomatique des troubles névrotiques se fait essentiellement sur le mode des symptômes obsessionnels avec soit des symptômes dominés par l'activité compulsionnelle, qu'elle porte sur les idées obsédantes et/ou les rituels conjuratoires, soit des comportements et des modalités relationnelles dominées par l'hésitation, le doute, le besoin de vérification, l'ambivalence avec des traits de caractère dits anaux (scrupulosité, méticulosité, manie de la propreté, souci excessif du rangement, mise à distance de l'autre…). Cette organisation ne se voit pas avant la phase de latence (environ 7 ans). Avant cet âge, l'existence de rituels contraignants et durables renvoie davantage à l'existence sous-jacente de troubles psychotiques.

La dépression névrotique

Les troubles névrotiques sont imprégnés d'une tonalité dépressive qui domine le tableau clinique.

Les troubles névrotiques avec perturbation prédominante des fonctions instrumentales

Les troubles névrotiques sont dominés par l'existence de perturbations des fonctions instrumentales : maladresses psychomotrices, troubles du langage, défauts d'apprentissage, troubles de la pensée et du raisonnement chez des enfants normalement intelligents.

L'approche soignante

Dans certains cas, à côté des projets thérapeutiques ambulatoires, des groupes thérapeutiques voire une hospitalisation brève peuvent être indiqués. L'attitude soignante doit être celle de l'accueil thérapeutique et de la fonction contenante (*cf.* chapitre 24). Les symptômes doivent être respectés sans être ni valorisés ni renforcés :

- ne jamais obliger un enfant à affronter directement une situation phobogène, mais le rassurer, l'accompagner, essayer de repérer les angoisses sous-jacentes sans pour autant obligatoirement lui en parler, mais afin d'adapter naturellement ses propres attitudes ;
- ne jamais décréter simulation un symptôme hystérique – la souffrance est réelle même si elle est déplacée dans le corps –, ni en faire le centre de tous les intérêts, mais déplacer l'attention sur les affects dépressifs ou sur la vulnérabilité narcissique ;
- écouter l'enfant et l'aider, au moment où il en ressent le besoin, à exprimer sa souffrance, ses angoisses, ses doutes, sans jamais les discréditer ;
- dans tous les cas, aider également l'enfant à trouver du plaisir dans des activités créatrices ou autres, valoriser ses réussites, encourager ses initiatives, l'aidant ainsi à obtenir des gratifications dans la réalité et dans la relation avec ses pairs.

Autismes et psychoses de l'enfant

Ils rentrent tous dans la catégorie des troubles envahissants du développement (TED) de la classification internationale des troubles mentaux : CIM-10 (*cf.* chapitre 24, Place et valeur du symptôme...). Leur abord thérapeutique se fait selon un axe individuel (consultations thérapeutiques, psychothérapies individuelles, approche familiale, psychodrame…) et, souvent, un axe institutionnel (groupes thérapeutiques, hospitalisations de jour à temps partiel ou à temps plein dans la journée, hospitalisations de jour et de nuit…).

Définitions

Les **psychoses de l'adulte** sont définies comme des troubles graves de la personnalité et de l'identité, avec perturbations dans la prise de conscience de soi, des limites entre le Soi et le non-Soi, entre la réalité extérieure et la réalité intérieure, entre la vie fantasmatique et la vie réelle. La réalité extérieure n'est plus perçue, tandis que le sujet se crée souvent un autre monde auquel il croit fermement : le délire.

Tous ces éléments, y compris le délire, rare mais possible, peuvent se retrouver dans les syndromes psychotiques de la deuxième enfance, après l'âge de 6 ans. Mais, du fait de l'inachèvement et du remaniement rapide du développement psychoaffectif, psychomoteur, intellectuel et du langage (*cf.* chapitre 24), surtout avant mais aussi après 6 ans, la clinique des **psychoses de l'enfant** revêt souvent des caractéristiques particulières et des tableaux spécifiques.

Les critères principaux en sont :

- une menace de rupture avec le réel, une absence ou une mauvaise organisation du sentiment de soi et des rapports avec la réalité ;
- une tendance au débordement de la pensée par des affects et des représentations d'une extrême crudité ;
- une expression directe des pulsions dans les conduites agies, dans les fantasmes et dans certains phénomènes de somatisation ;
- des angoisses dites archaïques (*cf.* chapitre 24), angoisse d'anéantissement, de morcellement, de chute, de dévoration, d'explosion corporelle et psychique… des angoisses dépressives et de séparation, parfois des attaques de panique.

Enfin, signe subjectif mais très spécifique, l'observateur ressent, face à un enfant psychotique, un sentiment de bizarrerie du contact.

L'autisme ou plutôt **les autismes** prennent une place à part. Il s'agit de perturbations très précoces du développement, débutant dans le cours de la première année, avec organisation du tableau complet avant l'âge de 3 ans. Divers degrés sont possibles. On décrit un tableau typique et complet, dit autisme de Kanner ou autisme infantile précoce, et d'autres formes où le tableau autistique est incomplet ou s'est modifié.

L'autisme infantile précoce ou autisme de Kanner

Le tableau associe un retrait autistique majeur, une recherche de l'immuabilité, des stéréotypies, une absence de langage ou l'existence de troubles spécifiques du langage, une dysharmonie du développement cognitif.

Le retrait ou isolement autistique

Il s'agit d'une absence de communication avec les personnes vivantes de l'entourage. L'enfant **ne paraît entendre** ni les bruits (mêmes brusques et élevés) ni les voix, il **ne semble voir** ni les objets ni les personnes. Son **regard est vide**, dirigé vers personne. Quand l'adulte parvient à croiser son regard, celui-ci semble le traverser sans le voir. L'enfant autiste semble ainsi vivre « **dans une bulle** ». Pourtant, une observation plus attentive montre qu'il peut être sensible à certains bruits, qu'il entend correctement, qu'il est sensible particulièrement à la musique et qu'il évite les obstacles. Il a souvent un **regard « périphérique »**, son attention se fixant un moment sur ce qui entre dans son champ perceptif de vision alors qu'il ne regarde pas en face. L'enfant autiste semble manifester un **désintérêt total envers les personnes**. Il ne tend pas les bras, les mimiques et les gestes d'appel font défaut, il ne répond pas aux sollicitations. Il manifeste un net **refus du contact** : si ce contact est forcé, il réagit comme s'il souffrait violemment, soumis à une intrusion brutale et douloureuse. Il peut en être amené à s'auto-agresser, s'automutiler (il se tape la tête, il se mord…), à augmenter ses mouvements stéréotypés (voir plus loin) ou à se masturber. Dans les autres moments, il existe chez lui une **absence d'expression affective manifeste** : il ne rit pas, ne pleure pas, même quand il se blesse. Mais il peut être pris subitement par des « **crises de tantrum** » où, apparemment sans raison, il se tord de douleur, hurle comme envahi par une rage ou des angoisses inapaisables. Il se montre souvent **indifférent à sa mère**, évitant de croiser son regard. Il a souvent un **intérêt stéréotypé pour un objet**, préférentiellement un objet dur qu'il peut quelquefois tenir serré dans sa main, comme si son corps ne faisait plus qu'une pierre avec lui, ou qu'il fait tourner devant ses yeux. Il joue souvent avec ses doigts devant son visage, d'une manière étrange, particulière à chaque enfant. Un comportement spécifique se constate fréquemment : il tend la main pour saisir un objet, puis la retire brusquement avant de le toucher (**signe du cube brûlant**). De la même façon, il peut saisir le poignet de l'adulte qui se trouve à ses côtés et **se sert de la main de celui-ci comme d'un prolongement de la sienne propre** et comme d'un instrument pour réaliser un désir, attraper un objet ou de la nourriture. Il montre des **troubles de la perception de son corps** et une **absence de distinction nette entre le vivant et l'inanimé**.

Le besoin d'immuabilité

Il s'agit du besoin impérieux de l'enfant autiste de **maintenir son environnement matériel habituel qui doit être permanent avec des repères stables**. Chaque objet doit avoir une place stable et définitive, ne subir aucune modification. Dans le cas contraire, il peut avoir des crises de rage ou d'angoisse intense. Cette recherche d'immuabilité se manifestera également par un comportement qu'une observation étroite permettra de mettre en évidence et qui consiste en un brutal « agrippement sensoriel » : l'enfant réagira à une modification de son environnement ou à une situation nouvelle en centrant exclusivement l'ensemble de son attention sur une modalité sensorielle (une lumière, une couleur, une forme, un son, une odeur…). Ainsi, un enfant autiste, encore une fois, qui paraît ne pas voir et ne pas entendre, va pourtant avoir des réactions d'angoisse ou de rage à ces modifications, même infimes, qu'il détectera avec une sensibilité tout à fait extrême et qui équivaudront pour lui à une amputation ou à une intrusion corporelle. C'est de cette façon que l'on peut comprendre les crises de tantrum qui paraissaient sans raison. De plus, il réagit souvent après un temps de latence, ce qui désoriente davantage encore les adultes non avertis.

Les stéréotypies

Elles peuvent être gestuelles ou verbales. L'enfant répète le même mouvement des mains, des doigts, des bras, tourne sur lui-même, se balance, fait rouler en avant et en arrière sans arrêt un objet sur le sol. Il répète les mêmes phrases, inadaptées à la situation. Il s'agit pour lui de s'abîmer dans les rythmicités d'un monde clos sur lui-même.

Les troubles du langage

L'enfant autiste peut n'avoir aucun langage, n'émettre aucun son, ou chantonner et jargonner en permanence sans chercher à communiquer, comme s'il s'enveloppait dans une bulle sonore. Il peut posséder un langage, mais celui-ci a peu ou pas valeur de communication : il parle « comme une machine ». Il montre souvent une tendance à l'**écholalie**, répétant les mots ou les phrases qu'il entend, à l'identique. Quelquefois, il possède un langage plus structuré mais dit « tu » ou « il » à la place de « je » (**inversion pronominale**).

Les critères cognitifs

Il existe trois signes établis sur une base théorique cognitiviste :

- **l'absence du pointage protodéclaratif**, l'enfant avec autisme ne cherche pas à attirer l'attention d'autrui en pointant le doigt et en émettant des sons ;

- **l'absence de l'attention conjointe**, l'enfant ne va pas chercher du regard l'objet que lui montre et nomme une personne ;
- **l'absence du « faire semblant »** et de l'imitation spontanée.

L'intelligence et la santé

L'expression du visage de l'enfant autiste paraît normalement intelligente. Certains enfants sont capables de performances dans un secteur particulier : mémoire remarquable et automatique, appétence pour les chiffres et les calculs sans accès à l'abstraction (**dysharmonies cognitives**). Pourtant, si les possibilités intellectuelles sont conservées chez les très jeunes enfants autistes, cette intelligence ne se développe pas correctement lorsqu'ils restent dans cet état autistique après l'âge de 4 ans. Leur santé est généralement bonne, voire excellente, sans les atteintes ORL fréquentes des autres enfants. Leur développement moteur est normal.

Les signes précoces

Avant 1 an, il est possible de reconnaître les signes autistiques en voie d'organisation. Cette reconnaissance, permettant la mise en place de soins précoces, modifie radicalement le pronostic. L'enfant ne présente pas, après l'âge de 6 semaines, le comportement de sourire-réponse. À l'âge de 4 mois, il ne tend pas les bras. Il se balance pour s'endormir, souvent violemment, jusqu'à se taper la tête sur les barreaux de son lit ou, au contraire, il reste longuement allongé, les yeux ouverts sans rien réclamer : c'est un enfant trop sage. Et, signe fondamental, il détourne son regard de celui de l'interlocuteur, et particulièrement de sa mère quand celle-ci s'occupe de lui (évitement relationnel du nourrisson). Dans les bras, il n'adapte pas sa posture au corps de celui qui le porte. Il ne présente pas d'angoisse devant le visage de l'étranger à l'âge habituel (*cf.* chapitre 24, les principes fondamentaux, le développement psychomoteur et psychoaffectif, le narcissisme, la relation de visage à visage…).

Les autres formes de l'autisme

À côté de l'autisme infantile précoce précédemment décrit existent des tableaux pathologiques précoces où prédomine le retrait autistique sans comporter l'ensemble des signes. Le retrait lui-même n'est pas complet. Certains signes existent, d'autres sont atténués, d'autres sont inexistants. Il peut s'agir de formes évolutives du tableau typique ou de formes différentes, moins précoces, moins complètes, ou comportant des éléments différents, de la série psychotique.

Le **syndrome d'Asperger** est une forme discrète d'autisme infantile avec intelligence conservée.

Des tableaux autistiques accompagnent certaines affections d'origine génétique telles le **syndrome de Rett** et le **syndrome dit de l'X fragile**.

L'approche soignante des troubles autistiques

L'approche d'un enfant autiste doit se faire dans **l'attention et le respect**. Il ne faut jamais le toucher brusquement, ne proposer de contact physique que lorsque lui-même le demande ou lorsque cela paraît absolument nécessaire. Il faut accompagner les tentatives d'approche par des **paroles authentiques**, à voix mesurée, modulée, vivante où doit se percevoir l'intérêt sensible de l'adulte. Il faut prendre toujours le temps de l'observer pour repérer les intentions de ses actions et le sens de ses réactions, en gardant à l'esprit qu'il est extrêmement sensible à la qualité de la présence de l'autre malgré son apparente indifférence, et essayer de préserver autour de lui une atmosphère calme, sans bruits excessifs (*cf.* chapitre 24, **La fonction contenante**) car tout ce qui fait irruption lui fait violence. S'il est amené à s'auto-agresser ou à s'autostimuler intensément, il faut rechercher la situation qu'il ne supporte pas et qui est souvent passée inaperçue aux adultes et aux autres enfants. Alors, il faut lui parler, lui proposer d'autres modalités sensorielles et, si cela ne suffit pas, le contenir doucement mais fermement pour l'empêcher de se faire mal…

S'il n'est pas souhaitable de suivre scrupuleusement son besoin d'immuabilité, il est indispensable de l'avertir par des paroles des modifications qui peuvent survenir.

L'enfant autiste reste longtemps centré sur sa sensorialité. C'est à ce niveau qu'il faut l'aborder pour l'aider à sortir de son monde autistique et développer ses capacités. Il faut ainsi, d'abord et tout le temps nécessaire, suivre ses intérêts et ses réactions aux propositions pour **nommer les sensations** qu'il peut avoir (« c'est dur, c'est froid… ») avant même de nommer l'objet qu'il touche, pour nommer également les émotions décelables. Les activités proposées doivent accompagner également la discrimination progressive des sensations. Il s'agit donc de lui proposer des activités très simples, avec de l'eau, de la pâte à sel (qu'il peut mettre à la bouche à la différence de la pâte à modeler), du sable, de la peinture qu'il pourra faire au doigt, de coussins, de jouets simples… et de travailler à partir de ces matériaux sur les « **intégrations sensorielles de base** » (F. Tustin), c'est-à-dire sur les couples de contraires au niveau sensoriel (dur-mou, froid-chaud, doux-rugueux, grave-aigu, sucré-salé…), avant de pouvoir travailler par exemple sur les notions plein-vide, dedans-dehors… S'il regarde une image, il faut s'attacher à nommer les détails avant de décrire la situation illustrée, étape ultérieure seulement. Et, surtout, il est nécessaire de savoir se laisser guider par l'enfant et par les intérêts qu'il développe, par ses propres intuitions fondées aussi sur la connaissance des étapes normales du développement d'un enfant, plutôt que de penser appliquer des recettes. Les activités et les jeux proposés suivront ainsi le développement des possibilités de l'enfant tout en cherchant à l'attirer vers les étapes ultérieures, dans le cadre de la relation établie avec lui.

Il est également important de **raconter en sa présence des histoires** (situations simples, petits contes…), **sans rechercher de témoignage de son écoute**. Un jeune enfant autiste est intelligent et comprend bien plus qu'il ne le paraît. Les contes, en particulier, qui mettent en mots des angoisses archaïques pourront l'aider à accepter des issues à son monde autistique et lui donneront un bagage langagier – même s'il ne parle pas encore – extrêmement précieux pour son développement ultérieur. La musique, les activités rythmiques, les chansons vont l'aider là encore à entrer dans les échanges et dans le monde du langage.

Les psychoses symbiotiques

Elles sont intermédiaires entre les états autistiques et les autres états psychotiques. Il s'agit d'états pathologiques **apparaissant dans le courant de la deuxième année de la vie** et représentant l'impossibilité pour l'enfant de dépasser le stade de la fusion symbiotique. (*cf.* chapitre 24, Développement psychoaffectif... le stade originaire, le stade primaire, le narcissisme primaire et secondaire). Le processus normal de séparation-individuation est entravé. Mais le tableau pathologique n'est souvent détecté que lors des premières expériences de séparation (entrée en crèche, en garderie, à l'école maternelle…). L'enfant montre alors une **angoisse massive de séparation avec d'intenses réactions de panique, des réactions extrêmes aux échecs mineurs** (l'enfant peut ainsi abandonner la marche après une chute ordinaire lors des premiers pas…), une **vulnérabilité inhabituelle à des frustrations minimes**. Des signes de la série autistique peuvent coexister comme peuvent apparaître des signes plus franchement psychotiques. L'enfant tend à maintenir l'illusion d'une fusion mère-enfant toute-puissante. Il reconnaît peu l'autre dans sa différence et accède difficilement à la conscience de la réalité qui reste confuse et déformée. Il peut présenter des troubles du langage de type écholalie. Selon la prédominance de troubles autistiques ou celle de troubles psychotiques, la psychose symbiotique entrera dans les « autres formes de l'autisme » ou dans les « dysharmonies psychotiques ».

Les psychoses précoces déficitaires

Dans ces tableaux coexistent des **signes de la série psychotique** (*cf. supra*) et une **symptomatologie déficitaire** (retard mental). Les traits et les mécanismes psychotiques sont intriqués d'emblée à des troubles graves du développement de l'intelligence, du langage et de la psychomotricité qui, eux, occupent le devant de la scène. Se constatent :

- un **repli de fond**, moins massif que dans les états autistiques, l'enfant parlant peu, demandant peu, jouant peu ;
- un **retard du développement intellectuel**, avec vocabulaire pauvre, troubles cognitifs sévères (il ne connaît pas les couleurs, les chiffres, les jours, les semaines…) ;
- **des angoisses** soudaines et souvent bruyantes (**angoisses archaïques** d'anéantissement, de dévoration, de séparation avec attaques de panique) ;
- des moments de **déstructuration du langage** qui, de pauvre, devient incohérent, infiltré d'expressions de fantasmes angoissants.

Les dysharmonies psychotiques

Les critères généraux des états psychotiques de l'enfance (*cf. supra*) sont présents à partir de l'âge de 3-4 ans. Ce sont eux qui signent le diagnostic. La symptomatologie, elle, est variable. On peut observer des manifestations à expression somatique ou comportementale, avec instabilité, inhibitions sévères, manifestations phobiques, hystériques ou obsessionnelles, des dysharmonies dans l'émergence du langage et de la psychomotricité, sans déficit intellectuel important – tout du moins dans la période initiale. Les échecs dans les essais de scolarisation sont fréquents (phobies scolaires, difficultés d'adaptation ou d'apprentissage…). Mais, en dépit des traits et mécanismes propres à la psychose, les capacités d'adaptation et de contrôle assurent souvent une protection contre les risques de désorganisation. Ainsi, les modes d'expression pathologique peuvent être limités à certains domaines ou ne se manifester ouvertement que dans certaines formes évolutives.

Les psychoses de type schizophrénique survenant dans l'enfance et les psychoses dysthymiques

Elles sont beaucoup plus rares que les précédentes.

- Les **psychoses de type schizophrénique**, survenant après l'âge de 4 ans, s'inscrivent dans un processus évolutif au long cours où prédominent, comme dans les formes de l'adolescent et de l'adulte : **dissociation, discordance, désorganisation majeure de la vie mentale, perte rapide des capacités adaptatives, parfois manifestations délirantes**. Le début se manifeste soit progressivement, soit à partir d'un épisode de type aigu ou subaigu, chez un sujet considéré jusqu'alors comme peu perturbé. Ces psychoses constituent également une potentialité évolutive d'autres formes psychotiques précoces.
- Les **psychoses dysthymiques**, après l'âge de 4 ans également, sont des états psychotiques répondant aux critères généraux (*cf. supra*) et où prédominent les troubles de l'humeur de type excitation ou dépression. L'envahissement par des affects dépressifs, le repli sur soi, le ralentissement idéique, le vide de la pensée, s'associent ou alternent avec des accès d'agitation ou des phases d'excitation de type hypomaniaque.

L'approche soignante des troubles psychotiques

La notion centrale dans tout processus soignant face à la psychose est celle de **projection** psychotique : un enfant envahi d'angoisses et de fantasmes psychotiques, d'un malaise interne, va projeter sur les adultes et le milieu environnant ses propres affects inélaborables. Ces affects vont être communiqués aux adultes accueillants de diverses façons. Il mettra l'adulte mal à l'aise, le déstabilisera dans ses repères habituels face à cet enfant bizarre, souvent provocateur, attaquant l'autre pour se sentir moins atteint lui-même ou aux comportements, paroles, réactions apparemment incohérentes. Les projections psychotiques représentent le moyen de défense, pathologique mais indispensable, au moment où elles sont employées, à la poursuite d'une vie mentale chez ces enfants, les protégeant d'une évolution déficitaire définitive. Elles sont également le seul moyen à leur disposition, à ce moment-là, pour solliciter la relation. L'adulte soignant doit alors mettre en œuvre sa formation, son écoute, ses capacités de compréhension, d'expression et d'analyse de ses propres réactions et affects face à l'enfant, sa fonction contenante (*cf.* chapitre 24, La fonction soignante...). Malgré les attaques ressenties, il ne doit jamais céder à la tentation de la violence.

Les activités et groupes proposés à l'enfant dans une approche institutionnelle représenteront des moyens d'expression et d'élaboration de ses perturbations internes (dessin, peinture, jeux de rôles, modelage, jeux, lecture d'histoires, de contes, activités motrices, musique, piscine, groupe de psychomotricité, groupe de paroles…). D'autres activités auront davantage un rôle de structuration mentale, d'éveil intellectuel et culturel, qui, là encore, permettront aux enfants de trouver des modes d'expression et de résolution de leurs conflits plus évolués. Toutes ces activités, dites médiatrices, ne constituent pas directement un but en soi (à la différence d'un travail pédagogique pur), mais des moyens de communication à l'intérieur de la relation avec les adultes et les autres enfants.

À côté des temps institutionnels centrés sur une activité définie, des plages de « **temps libre** » doivent être organisées. Elles sont fondamentales. Dans ces moments et dans un cadre matériel défini, l'enfant aura la liberté de jouer seul ou de solliciter d'autres enfants et des adultes, présents, attentifs et disponibles. Le soignant répondra aux sollicitations des enfants sans les initier lui-même. L'expérience montre combien ces temps, considérés quelquefois comme moins nobles car non dirigés et pensés à l'avance, se montrent riches et utiles à la compréhension des conflits, angoisses et besoins de chaque enfant.

Les **temps d'accueil** de l'enfant et de ses parents, les **temps de départ** du groupe ou de l'hôpital de jour représentent également des moments d'une importance particulière. Pour l'enfant et les parents, ce sont des temps intenses, où se joue la problématique de la séparation et du lien. (*cf.* chapitre 24, La fonction soignante... la relation avec les parents…). Dans les **séjours thérapeutiques** et dans les **hospitalisations de jour et de nuit**, ces moments de départ, séparation et retrouvailles, plus intenses encore, mais aussi les moments d'endormissement et de réveil, constitueront également des situations délicates et fécondes où devra se travailler cette problématique du lien psychique entre l'enfant et ses parents.

Pathologies de la personnalité hors névroses et psychoses

Elles correspondent à l'entité des états limites des adultes. Elles sont quelquefois nommées aussi « pré-psychotiques ». On y retrouve un certain nombre des traits décrits dans les tableaux psychotiques, mais, ici, ces traits n'envahissent pas l'ensemble de la personnalité ou ne peuvent apparaître que dans certaines circonstances. Ces enfants présentent une assez bonne adaptation de surface et gardent un certain sens de la réalité et de la différence entre le monde intérieur et le monde extérieur.

Les dysharmonies évolutives

Elles associent des troubles de la personnalité, des troubles intriqués du langage, de la psychomotricité, des fonctions cognitives et des difficultés d'adaptation.

- Les **troubles de la personnalité** ici s'expriment principalement par l'insécurité de fond, l'immaturité, l'existence d'angoisses dépressives et de séparation liées aux difficultés d'individuation. La composante dépressive y tient une place importante.
- Les **troubles du langage, de la psychomotricité et des fonctions cognitives** se présentent comme des défauts d'investissement, des insuffisances d'apprentissage, des modes d'échanges inadaptés avec l'environnement. En l'absence de soins, ils peuvent évoluer vers un déficit intellectuel durable.
- Les **difficultés d'adaptation**, accompagnées d'angoisses, de troubles phobiques, dépressifs ou de troubles d'allure obsessionnelle, sont plus intenses que dans les pathologies névrotiques, mais n'aboutissent pas à une perte des repères essentiels caractéristiques des psychoses.

Les pathologies narcissiques et/ou anaclitiques, les dépressions chroniques et l'abandonnisme

Les traits caractéristiques sont des **retards du développement affectif**, avec tendances régressives et conduites de dépendance, une **souffrance dépressive**, avec une grande difficulté à recevoir une aide, une avidité sans possibilité de comblement et des **sentiments de moindre valeur**, une estime de soi déficiente. La symptomatologie reste variable : défaut et irrégularités des apprentissages, vulnérabilité somato-psychique, manifestations dépressives, troubles de conduites allant de l'inhibition à l'instabilité…

Les organisations de type caractériel ou psychopathique

Les traits de la personnalité incluent les défauts de maturité affective, l'altération du sentiment de soi, la pauvreté de la vie intérieure, l'incapacité à nouer des relations affectives stables, une tonalité dépressive souvent recouverte par des constructions mégalomaniaques et par des affrontements au milieu. La symptomatologie est dominée par une tendance à l'agir, des troubles de conduite dans les échanges avec autrui, un défaut de contrôle, un déni des règles sociales, une tendance à la répétition des échecs, une absence de culpabilité.

Les organisations de type pervers

Domine le recours exclusif ou prédominant à des pratiques sexuelles déviantes, à des comportements fondés sur la destructivité sans culpabilité, sans angoisse, sans prise en considération d'autrui.

Les troubles de l'identité sexuelle

Dominent les troubles de l'identité sexuelle, les convictions d'appartenir à l'autre sexe.

L'approche soignante des troubles de la personnalité

Dans toutes ces pathologies, l'immaturité et la vulnérabilité narcissique sont au premier plan. La fonction soignante (fonction d'accueil thérapeutique, fonction contenante, « maternage » et accompagnement dans les activités ; *cf.* chapitre 24) nécessite la reconnaissance de cette vulnérabilité, des angoisses dépressives et de séparation, même cachées derrière des attitudes provocatrices. Toutes les formes de valorisation de l'enfant, de ses capacités, de ses réussites sont bienvenues, dans le cadre d'une relation attentive et authentique auprès de l'enfant, mais aussi auprès de ses parents. Les activités en groupe, où l'enfant peut s'appuyer sur les autres enfants, trouvent là une place de choix.

Les activités proposées, comme dans le cas des enfants psychotiques, tiennent compte des possibilités, des intérêts de l'enfant, dans une perspective d'accompagnement soignant.

Notes

Ils sont élaborés dans leurs grandes lignes par les psychiatres et les psychologues consultants, en étroite collaboration avec les autres professionnels des équipes, infirmiers y compris, quand une approche institutionnelle est indiquée.

Consultations d'évaluation et consultations thérapeutiques

Elles sont effectuées par les psychiatres et les psychologues des équipes de centre médicopsychologique. Les infirmiers, en particulier quand les enfants sont très jeunes, peuvent y participer. Elles sont familiales et individuelles. Elles évaluent et abordent, à partir des troubles ou difficultés avancées par les parents, la problématique sous-jacente. Les consultations thérapeutiques sont exceptionnellement uniques. Elles peuvent être mises en place régulièrement pendant des années dans les troubles plus graves. Dans ce cas, elles s'associent à d'autres modalités de soins. Dans le cadre de la politique de secteur, elles doivent continuer à être proposées même si l'enfant, accompagné par ses parents, est accueilli en hospitalisation (*cf.* La sectorisation...). Dans certaines équipes, les consultations restent seulement médicales, de type évaluation avec élaboration d'indications spécifiques psychothérapiques, rééducatrices, médicamenteuses, etc.

Psychothérapies

Elles s'adressent à l'enfant dans le cadre de séances régulières mais également à sa famille dans le cadre d'entretiens ponctuels ou réguliers (psychothérapies individuelles). Dans la situation de très jeunes enfants, elles peuvent être mère-enfant, ou père-mère-enfant ou père-enfant. Elles peuvent être psychanalytiques, d'inspiration psychanalytique, « de soutien ». Mais le terme psychothérapie n'exclut pas des approches plus comportementalistes s'adressant directement aux symptômes.

Thérapies familiales

Ce terme concerne deux types de pratiques très spécifiques : les **thérapies familiales systémiques** et les **thérapies familiales psychanalytiques.** Dans les premières, le sujet « malade » est désigné de façon inconsciente par l'ensemble d'un groupe familial et exprime à travers ses troubles l'altération de ce groupe considéré comme un système. Dans les secondes, la technique et les conceptions psychanalytiques restent la base même du processus thérapeutique et sont repensées à l'abord de la famille nucléaire. Les thérapeutes sont au nombre de deux, le plus souvent un homme et une femme. Ces dispositifs sont particulièrement adaptés aux troubles psychotiques, aux troubles alimentaires et toxicomaniaques de l'adolescence.

Psychodrame psychanalytique

Il s'adresse le plus souvent à un groupe d'enfants mais il peut aussi être individuel. Un groupe de thérapeutes propose aux enfants d'imaginer des scènes et de répartir les rôles entre les enfants et les thérapeutes. Le contenu et la forme sont interprétés et analysés selon une technique précise.

Groupes thérapeutiques

Plusieurs enfants sont accueillis ensemble par un ou plusieurs professionnels. Les groupes sont organisés autour d'un médiateur choisi dans un projet de soin précis ou autour de la parole. Une dimension importante des groupes est représentée par le travail de « socialisation » (lois et règles d'un groupe, écoute des autres, etc.) Certains groupes s'adressent aux seuls parents (groupes de parents), le plus souvent dans le cas d'enfants hospitalisés.

Orthophonie

Il s'agit classiquement d'une rééducation du langage oral ou écrit. Dans les équipes de pédopsychiatrie, il s'agit davantage d'une application de méthodes orthophoniques dans une perspective relationnelle plus globale.

Psychomotricité

Il s'agit également classiquement d'une rééducation basée sur le développement psychomoteur de l'enfant, en étroite dépendance avec la maturation des structures neurobiologiques mais aussi avec les conditions relationnelles. La structuration de l'image du corps, le fonctionnement du corps dans l'espace, l'organisation de la pensée logique et la conceptualisation du temps entrent dans ce cadre.

Thérapies institutionnelles

Il s'agit des approches thérapeutiques au sein de ce qui est appelé une institution dans un sens d'organisation dans un espace et dans des temps spécifiques : groupes thérapeutiques plurihebdomadaires d'une unité de soins à temps partiel, accueil par journées ou demi-journées en hospitalisation de jour, hospitalisations séquentielles (*cf.* La sectorisation...), hospitalisations à temps complet. Le rôle de l'infirmier y est central. (*cf.* chapitres 25 et 26, Les différentes pathologies décrites).

Médications

Des médicaments psychotropes peuvent être prescrits. Ils agissent sur les symptômes et peuvent être nécessaires pour permettre un abord psychothérapique.

Tranquillisants, antidépresseurs, neuroleptiques incisifs et/ou sédatifs dans le cas de troubles du comportement, de l'humeur ou psychotiques entraînant une souffrance aiguë, mettant en danger l'insertion sociale ou altérant dangereusement le rythme de vie de l'enfant.

Des amphétaminiques peuvent être prescrits avec une stricte surveillance médicale dans une perspective comportementaliste. Leur utilisation reste très discutée.

La sectorisation en psychiatrie infanto-juvénile

La sectorisation en psychiatrie s'est mise en place dans les années 1950 pour la psychiatrie générale et dans les années 1970 pour la psychiatrie de l'enfant et de l'adolescent. Elle est le fruit de la réflexion de toute une génération de psychiatres, secondaire aux expériences concentrationnaires de la guerre mises en parallèles avec les conditions asilaires de l'époque. L'introduction de la psychanalyse au sein de la psychiatrie a fourni le moyen de cette évolution. Il s'agissait de modifier radicalement les pratiques et d'éviter au maximum les hospitalisations dans les asiles psychiatriques en développant la prévention et les soins au plus près du milieu de vie des patients.

Le découpage du territoire en secteurs, aires géographiques d'environ 70 000 habitants, fut le premier moyen pour l'organisation d'un dispositif cohérent, accessible à tous, permettant les soins à un stade plus précoce, en maintenant le patient dans son milieu habituel et en évitant les rechutes par l'apport d'un appoint médicosocial efficace. Bien plus qu'une simple organisation pratique, la sectorisation, depuis son origine, est ainsi fondée sur une politique de soins reconnaissant le patient psychiatrique comme un sujet souffrant à l'intérieur de son milieu familial et social.

La première circulaire concernant la sectorisation en psychiatrie infantojuvénile date de septembre 1970. Un secteur de psychiatrie infantojuvénile est défini comme devant correspondre à trois secteurs adultes, soit environ 200 000 habitants par secteur, nommé pendant des dizaines d'années pour cette raison « intersecteur », devenu récemment et plus adéquatement « secteur infantojuvénile ».

Quelques grands principes de travail sont définis dans les premiers textes. L'équipe d'intersecteur doit assurer la coordination de toute l'activité publique et semi-publique dans le domaine de ce qui est alors appelé hygiène mentale infantojuvénile. Elle doit soutenir une action concertée avec les autres secteurs d'action sanitaire et sociale intéressant l'enfant et l'adolescent et ainsi créer un ensemble fonctionnel sur le territoire de l'intersecteur. L'équipe d'intersecteur doit faciliter, à l'attention de la population concernée, les possibilités de consultation. Elle doit promouvoir la création de structures et d'établissements diversifiés, spécifiques et complémentaires de façon souple et évolutive afin de rester le plus près possible des besoins de la population. Elle doit se donner les moyens d'un traitement conjoint de l'enfant et de sa famille au plus près de leur milieu de vie. La précocité et la continuité des soins représentent des objectifs fondamentaux.

De nombreux textes officiels sont venus préciser le fonctionnement des secteurs, leur place centrale dans la politique de santé mentale, en insistant sur leur efficacité et sur la nécessité de développer le travail de secteur tant au niveau des soins qu'au niveau de la prévention en intensifiant les relations avec les partenaires extérieurs. Dans le dispositif, la place de pivot des CMP (centres médico-psychologiques) est spécifiée et soulignée.

La politique de secteur en psychiatrie de l'enfant et de l'adolescent a ainsi révolutionné les pratiques. Dans les années 1970, la psychiatrie publique pour l'enfant se résumait à d'imposants services d'hospitalisation au long cours à l'intérieur des « asiles ». Y étaient réunis des dizaines d'enfants (voire cent à cent cinquante) présentant à la fois des pathologies psychiatriques et des pathologies neurologiques déficitaires, avec souvent existence de polymalformations. La rupture avec la famille était totale dans la majorité des cas.

Soutenus par les pouvoirs publics jusque dans les années 1990 (où sont venus peu à peu peser les restrictions budgétaires, les réformes hospitalières, celles de la formation des psychiatres puis des infirmiers), les secteurs ont fait preuve d'une forte créativité permettant la mise en place de tout un dispositif diversifié et articulé : centres de consultations et de cure ambulatoire, nommés d'abord dispensaires d'hygiène mentale puis centres médico-psychologiques (CMP), hôpitaux de jour accueillant des enfants tous les jours de la semaine, puis hôpitaux de jour avec soins à temps partiel et intégration scolaire en milieu ordinaire, placements familiaux thérapeutiques, équipe Petite-Enfance, unités de soins à temps partiel ou centre d'action thérapeutique à temps partiel (CATTP), unités d'hospitalisations à temps plein (de taille humaine), unités d'hospitalisations séquentielles de week-end ou de nuit dans la semaine, unités d'hospitalisation mère-enfant, accueils familiaux, accueils parents-enfants, équipes spécialisées dans l'accueil et le soin des enfants sourds et souffrant de troubles du développement psychoaffectif… Les CMP ont développé les pratiques de consultations thérapeutiques familiales et individuelles, de psychothérapies, de thérapies orthophoniques et psychomotrices, de groupes thérapeutiques. Une grande partie du travail de leurs équipes consiste également dans l'articulation avec les autres professionnels de l'enfance : structures scolaires, services de pédiatrie, PMI (protection maternelle et infantile), services de la protection judiciaire de l'enfance, services sociaux de terrain, secteur médicosocial, ASE (aide sociale à l'enfance), CMPP (centre médico-psychopédagogique, structures semi-privées)… L'ensemble de cette organisation, associé avec le développement de la psychiatrie et de la psychanalyse du jeune enfant et du nourrisson, a entraîné un essor incomparable des trois types de prévention :

- la prévention primaire qui consiste à favoriser l'amélioration du milieu pour éviter la survenue des troubles ;
- la prévention secondaire qui concerne le dépistage précoce et la lutte contre la pathologie mentale avant l'apparition des troubles manifestes ;
- la prévention tertiaire qui a pour but d'éviter la chronicité des troubles, de limiter les séquelles et les effets néfastes sur la famille.

Actuellement, la nécessaire « maîtrise des dépenses de santé » tend à harmoniser l'équipement de chaque secteur, en prélevant des moyens développés dans certains d'entre eux pour les répartir dans ceux qui en possèdent moins, tout en tentant de créer un système de « réseaux » et de conventions entre différentes structures de secteurs différents. Dans le même moment, l'essor des sciences cognitives et de la génétique tend à orienter des pratiques vers d'autres horizons.

Place des infirmiers dans un dispositif sectoriel en pédopsychiatrie

La pratique soignante a suivi, et quelquefois précédé, l'évolution des pratiques. Dans la modification du travail dans les « asiles » puis dans les unités d'hospitalisation, les infirmiers nommés à partir de 1975 environ, soutenus par certains psychiatres, sont devenus les moteurs des changements :

- responsabilisation avec la création de la notion de référence (infirmier référent pour un enfant chargé de réunir les différentes informations, de faire des liens entre les structures, de participer aux entretiens familiaux, etc.) ;
- mise en place d'activité d'ergothérapie, de sociothérapie, accompagnement dans le milieu social…

Leur travail s'est diversifié avec la création des premiers hôpitaux de jour. Plus tard, les CMP ont élargi, parallèlement à l'amélioration du dépistage précoce, leurs indications de suivi et ont développé, à côté des psychothérapies et des soutiens individuels orthophoniques et psychomoteurs, des modes de soins des pathologies précoces : projets thérapeutiques diversifiés, pluridisciplinaires, groupes de soins… Les autres structures (Petite-Enfance, hospitalisations courtes ou séquentielles, placements familiaux, etc.) sont devenues également les espaces d'un travail qui s'est diversifié et s'est intégré au sein d'équipes pluridisciplinaires. Outre l'approche institutionnelle largement présentée (*cf.* chapitres 25 et 26), les pratiques soignantes se placent dans des cadres variés : visites à domicile, accompagnement de l'enfant dans les différents lieux de sa vie (école, thérapie, domicile, groupes, etc.), participation aux accueils de prévention parents-enfants, participations aux consultations thérapeutiques, en particulier des très jeunes enfants, et aux groupes thérapeutiques.

Glossaire

Anaclitique : se dit de comportements de repli sur soi par dépression profonde, pouvant aboutir à un arrêt du développement : dépression anaclitique du nourrisson lors d'abandonnisme ; pathologies anaclitiques de la personnalité – troubles de la personnalité dominés par des retards du développement affectif, des tendances régressives, des conduites de dépendance, une souffrance dépressive, des angoisses de séparation sévères.

CMP (Centre médico-psychologique) : unité de consultations et de soins ambulatoires d'un secteur infanto-juvénile.

Dysthymie, troubles dysthymiques : perturbations de l'humeur, de type état dépressif, état maniaque, alternance des deux états.

Écholalie : action de répéter les mots et les phrases entendus en écho, à l'identique, au lieu de répondre à une question.

Hypnagogique, phénomènes hypnagogiques : phénomènes sensoriels qui précèdent immédiatement le sommeil.

Hypomaniaque, état hypomaniaque : excitation psychique et physique, euphorie apparente, attitudes de toute-puissance, mais de façon moins intense que dans un état véritablement maniaque.

Somniloquie : épisode nocturne pendant lequel le sujet parle en dormant.

Symbiotiques (troubles) : renvoient à la symbiose mère-enfant, état initial où l'enfant ne se perçoit pas séparé du monde environnant et en particulier de sa mère. Certaines pathologies de la personnalité sont caractérisées ainsi par une intense angoisse de séparation suscitant de véritables crises de panique, une insécurité affective majeure, une immaturité sévère.

Notes

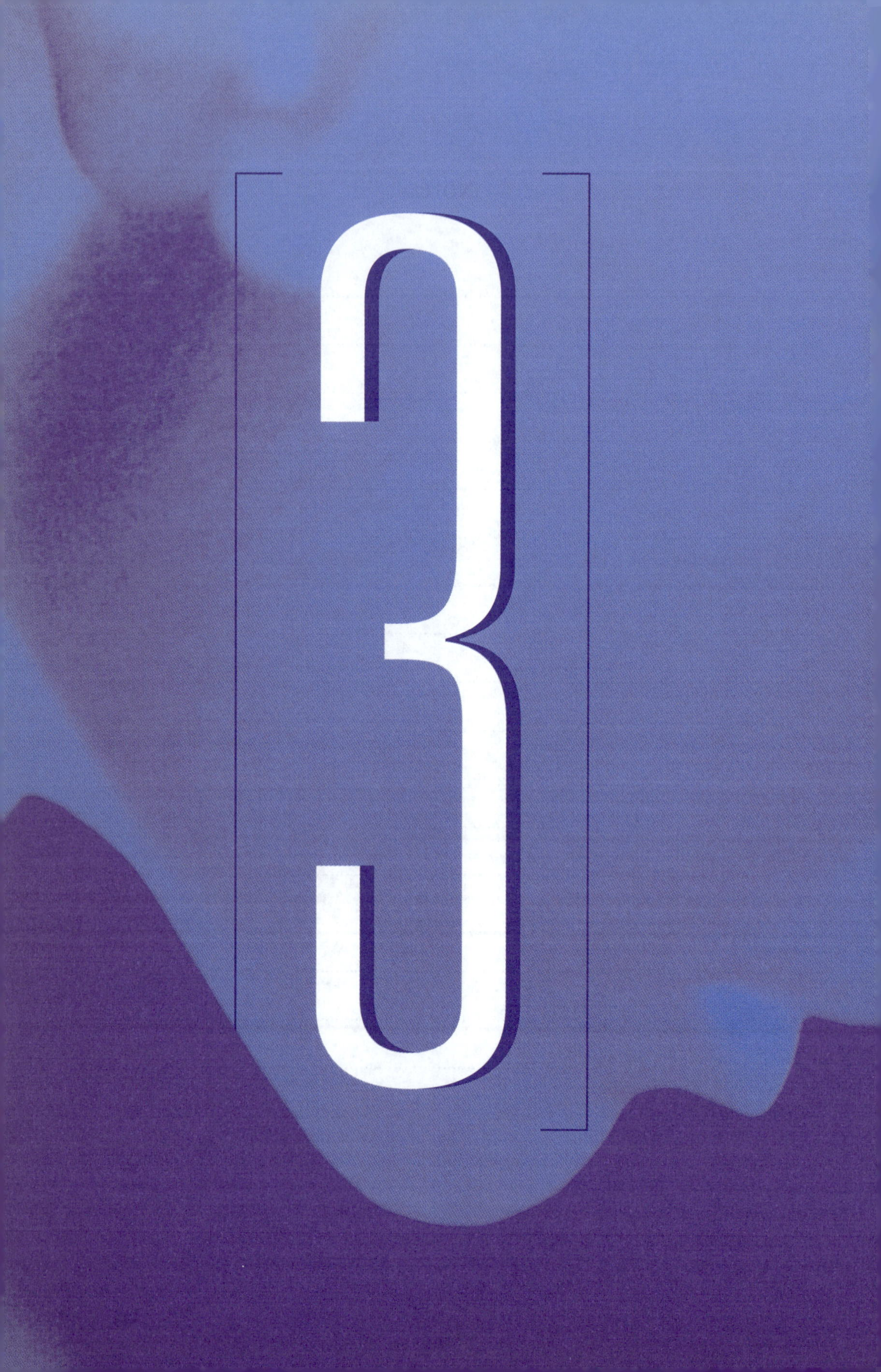
3

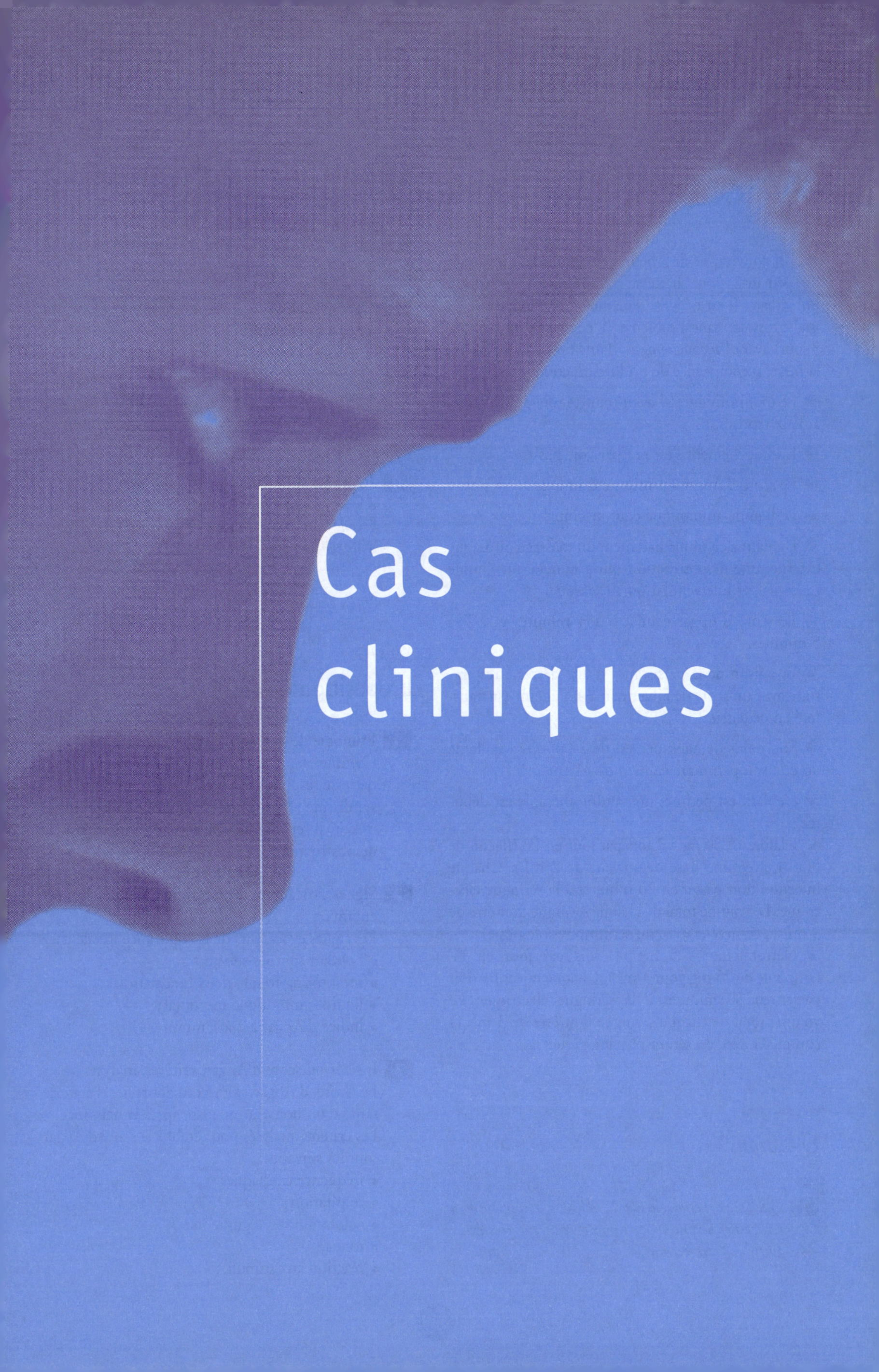

Cas cliniques

Détresse respiratoire

- Un nouveau-né de 3 heures est admis dans le service de pédiatrie pour détresse respiratoire d'apparition immédiate. Il est né à 35 semaines d'aménorrhée après une grossesse sans problème si ce n'est l'apparition, 3 jours avant l'accouchement, d'une fièvre à 39 °C chez la mère, accompagnée de brûlures mictionnelles.
- Le monitoring fœtal avait montré une bradycardie, à deux reprises.
- L'accouchement s'est fait par voie basse.
- Le score d'Apgar à 1 minute était à 2.
- Le liquide amniotique était méconial.
- L'enfant a eu immédiatement un massage cardiaque externe, une désobstruction qui a ramené un liquide méconial, et une ventilation au masque.
- Le score d'Apgar était à 6 à 3 minutes et à 7 à 5 minutes.
- En raison de la persistance d'une détresse respiratoire avec un score de Silverman à 4, l'enfant est transféré en pédiatrie.
- Son poids de naissance est de 2 000 g, sa taille de 46 cm, son périmètre crânien de 31 cm.
- L'enfant est perfusé, une antibiothérapie est débutée :
  - Claforan® 50 mg : 2 fois par jour en IV (flacon de 0,50 g avec une dose de solvant de 2 mL). Chaque injection doit passer en 20 minutes à la seringue électrique. Le volume total de chaque seringue doit être de 3 mL (à compléter avec du sérum physiologique) ;
  - Nétromicine® 7,5 mg : 2 fois par jour en IV (ampoule de 25 mg pour 1 mL). Chaque injection doit passer en 30 minutes à la seringue électrique. Le volume total de chaque seringue doit être de 3 mL (à compléter avec du sérum physiologique).

Questions

1 *Quelle est l'étiologie de la détresse respiratoire à rechercher avant tout, compte tenu du contexte ? Justifiez votre réponse.*

2 *Quels sont les signes évocateurs de souffrance fœtale chez cet enfant ?*

3 *Quel est l'intérêt du score d'Apgar ? Quels sont les critères analysés ?*

4 *Quel est l'intérêt du score de Silverman ? Quels sont les signes recherchés ?*

5 *Pour chaque injection de Claforan® :*
- *quel doit être le volume de Claforan® ?*
- *quel doit être le volume de sérum physiologique ?*
- *quelle doit être la vitesse de la seringue électrique ?*

6 *Pour chaque injection de Nétromicine® :*
- *quel doit être le volume de Nétromicine® ?*
- *quel doit être le volume de sérum physiologique ?*
- *quelle doit être la vitesse de la seringue électrique ?*

Proposition de corrigé

1 Étiologie de la détresse respiratoire

Compte tenu du contexte, l'étiologie de la détresse respiratoire à rechercher avant tout est le syndrome d'inhalation : liquide amniotique méconial et liquide méconial ramené par la désobstruction.

2 Signes évocateurs de souffrance fœtale chez cet enfant

Les signes évocateurs de la souffrance fœtale chez cet enfant sont les suivants :
- monitoring fœtal : deux bradycardies ;
- liquide amniotique méconial ;
- indice d'Apgar à 2 à 1 minute.

3 Intérêt du score d'Apgar, critères analysés

Le score d'Apgar permet d'apprécier l'état de santé d'un nouveau-né juste après la naissance.

Les critères analysés pour établir le score d'Apgar sont les suivants :
- fréquence cardiaque ;
- respiration ;
- coloration des téguments ;
- tonus ;
- réaction aux stimuli.

4 Intérêt du score de Silverman, signes recherchés

Le score de Silverman permet d'apprécier l'existence d'une détresse respiratoire et de suivre son évolution.

Les signes recherchés sont les suivants :

- balancement thoraco-abdominal à l'inspiration ;
- tirage intercostal ;
- rétraction xiphoïdienne en entonnoir ;
- battement des ailes du nez ;
- geignement expiratoire.

5 Injection de Claforan® : mise en œuvre, débit

Il faut injecter à chaque fois 50 mg de Claforan® à passer en 20 minutes à la seringue électrique complétée à 3 mL. On dispose de flacons de Claforan® contenant 0,50 g de produit et 2 mL de solvant.

Chaque flacon de Claforan® contient donc 0,50 g, soit 500 mg de produit que l'on doit dissoudre dans 2 mL de solvant. Pour obtenir les 50 mg prescrits pour chaque injection il faut prélever, après dissolution de la poudre du flacon, un volume de solution de :

$\frac{2 \times 50}{500}$ = **0,2 mL.**

Puisqu'il faut compléter la seringue électrique à 3 mL, il faudra adjoindre un volume de sérum physiologique égal à :

3 – 0,2 = **2,8 mL.**

Le volume de sérum physiologique doit être de : 2,8 mL.

Le débit de la seringue électrique sera de :

$\frac{3 \times 60}{20}$ = **9 mL/heure.**

6 Injection de Nétromicine® : mise en œuvre, débit

Il faut injecter à chaque fois 7,5 mg de Nétromicine® à passer en 30 minutes à la seringue électrique complétée à 3 mL. On dispose d'ampoules de Nétromicine® de 25 mg pour 1 mL.

Chaque ampoule de 1 mL de Nétromicine® contient donc 25 mg de produit. Pour obtenir les 7,5 mg prescrits pour chaque injection, il faut prélever un volume de solution de :

$\frac{1 \times 7,5}{25}$ = **0,3 mL.**

Puisqu'il faut compléter la seringue électrique à 3 mL, il faudra adjoindre un volume de sérum physiologique égal à :

3 – 0,3 = **2,7 mL.**

Le débit de la seringue électrique sera de :

$\frac{3 \times 60}{30}$ = **6 mL/heure.**

Gastro-entérite

Le 8 juillet 1997 à 8 heures, Sophie est amenée aux urgences par sa maman.

Sophie est une petite fille née à terme le 16 mai 1997, par forceps pour non-progression du travail. Le poids de naissance est de 4 660 g pour une taille de naissance de 53 cm.

À la naissance, Sophie présentait une paralysie du plexus brachial, traitée par kinésithérapie une fois par semaine, cette paralysie est en cours de récupération. La maman de Sophie est primipare, primigeste.

Depuis le 5 juillet, Sophie présente une fièvre à 38 °C cédant aux antipyrétiques prescrits par son médecin traitant. Depuis le 7 juillet, la fréquence des selles a augmenté, elles sont devenues liquides. Dans la nuit du 7 au 8 juillet, Sophie a vomi deux fois.

L'alimentation habituelle de l'enfant est : 6 biberons par jour de 140 mL de lait Guigoz® 1er âge.

L'examen clinique réalisé aux urgences montre :

- température : 38,5 °C ;
- poids : 5 350 g (poids le 1er juillet : 5 570 g) ;
- examen ORL normal ;
- fontanelle normotendue ;
- abdomen souple ;
- pas de signe de déshydratation, mais langue légèrement desséchée ;
- selles liquides ;
- vomissement durant l'examen.

Le médecin décide d'hospitaliser l'enfant pour gastro-entérite.

Vous êtes infirmière en pédiatrie et accueillez Sophie et sa maman à 9 heures. La maman de Sophie est institutrice, actuellement en congé de maternité. Elle vous demande si elle peut rester toute la journée pour s'occuper de sa fille : elle viendra donc tous les jours de 8 heures à 21 heures, le père de l'enfant viendra de 18 heures à 21 heures.

Sophie semble calme, détendue et vous l'installez dans son lit.

Les prescriptions médicales sont :

- numération formule sanguine ;
- CRP (protéine C-réactive) ;
- **ionogramme sanguin ;**
- **ECBU** (examen cytobactériologique des urines) ;
- coproculture ;
- radio de thorax ;
- **Uvestérol D®** (vitamine D) *per os*, une dose n° 1 par jour ;
- **Adiaril®** (préparation diététique pour réaliser une solution hydroélectrolytique) à volonté, au maximum 6 sachets par jour, chaque sachet étant à diluer dans 200 mL d'eau minérale ;
- arrêt provisoire de l'alimentation lactée (une prescription de lait de régime sera décidée en contre-visite).

Questions

1 *Expliquez l'intérêt des prescriptions médicales en caractères gras dans le texte et pour chacune d'elles développez les actions à mettre en œuvre et la surveillance qui s'y rapporte.*

2 *Citez trois causes de diarrhée chez un enfant de 2 mois.*

3 *Citez quatre signes de déshydratation chez un enfant de 2 mois.*

Proposition de corrigé

1 Prescriptions médicales : intérêt, mise en œuvre et surveillance

➡ **Ionogramme sanguin :**

- intérêt : recherche de désordres électrolytiques occasionnés par une déshydratation ;
- actions et surveillance :

– prélèvement sanguin ;

– accepter la présence de la maman si elle le désire.

➡ **ECBU :**

- intérêt : recherche d'une infection urinaire ;
- actions et surveillance :

– pose d'une poche stérile après toilette stérile ;

– recueil des urines.

L'opération doit être renouvelée s'il n'y a pas eu de miction dans les 30 minutes (au bout de trente minutes, la poche n'est plus stérile).

Informer la maman de l'intérêt et du déroulement de chacun des examens.

Uvestérol D® :

- intérêt : prévention du rachitisme ;
- actions et surveillance : demander à la maman si Sophie a eu la dose d'Uvestérol D® le matin de l'hospitalisation.

Adiaril® :

- intérêt : hydrater l'enfant ;
- actions et surveillance :

– préparer 200 mL d'eau minérale avec un sachet d'Adiaril® dans un biberon ;

– expliquer à la maman qu'elle doit en proposer souvent à Sophie ;

– lui en donner dès l'arrivée ;

– noter les quantités prises.

2 Causes principales des diarrhées chez un nourrisson de 2 mois

Les principales causes de diarrhée sont :
- toutes les infections de la sphère ORL ;
- les infections digestives ;
- les infections urinaires ;
- les erreurs alimentaires.

3 Signes de déshydratation chez un nourrisson de 2 mois

Les signes de déshydratation sont les suivants :
- sécheresse de la peau et des muqueuses ;
- persistance du pli cutané ;
- dépression de la fontanelle ;
- teint gris ;
- marbrures ;
- yeux creux.

Prématurité

Vous êtes infirmier en pédiatrie néonatale et recevez Anne, âgée de 2 heures. Elle est née à 34 semaines d'aménorrhée, pèse 3 500 g et mesure 44 cm. La mère de cette enfant est diabétique insulinodépendante.

Questions

1 *Analysez le terme et le poids d'Anne.*

2 *Compte tenu des informations en votre possession, quels sont les risques encourus par Anne?*

3 *Un gavage gastrique de 2 heures sur 3 est prescrit :*

a. *Pourquoi Anne n'est elle pas alimentée au biberon?*

b. *Quelles sont les actions à réaliser avant la pose du gavage?*

4 *Les parents d'Anne sont assurés sociaux mais n'ont pas de mutuelle. Quelle va être sa prise en charge sociale? Justifiez votre réponse.*

Proposition de corrigé

1 Analyse du terme et du poids d'Anne

Anne est prématurée car le terme est inférieur à 37 semaines d'aménorrhée.

Anne est hypertrophique car son poids est supérieur à celui qu'elle devrait avoir selon son âge gestationnel (3 200 g).

2 Risques encourus par Anne

Compte tenu de sa **prématurité**, il existe un risque :
- d'hypothermie;
- d'infection;
- de détresse respiratoire;
- d'ictère physiologique plus accentué.

Compte tenu du **diabète de sa maman,** il existe un risque d'hypoglycémie (voir page 114).

3 Raisons et mise en œuvre du gavage gastrique d'Anne

a. Anne n'est pas alimentée au biberon car, compte tenu de sa prématurité, elle a un réflexe de succion faible ou absent.

b. Avant la pose du gavage gastrique, il faut :
- vérifier la nature et la quantité de lait en fonction de la prescription;
- vérifier la température du lait;
- vérifier la mise en place de la sonde gastrique par le test à la seringue;
- aspirer les résidus, en évaluer la quantité et l'aspect.

4 Prise en charge sociale d'Anne

Les frais d'hospitalisation d'Anne sont pris en charge à 100 % par la Sécurité sociale car elle est hospitalisée dans le premier mois suivant la naissance.

Autisme

Le service de pédopsychiatrie prend en charge Michel F., âgé de 9 ans. Après une première consultation, une hospitalisation complète d'une semaine, pour observation en vue d'élaborer un projet de soins, a été proposée en concertation avec les parents.
Lors d'une deuxième consultation, à l'issue de cette semaine, le projet est présenté aux parents qui l'acceptent.

Histoire familiale

Cette famille s'est récemment installée dans notre région.
Mme F., mère de Michel, est âgée de 35 ans, elle est monitrice éducatrice, très bien notée par son ancien employeur, car très consciencieuse dans son travail. Actuellement enceinte de 7 mois, elle est en congé de maternité et envisage de rechercher un emploi à l'issue de ce congé.
Monsieur F., père de Michel, est âgé de 36 ans, il a occupé un emploi de contremaître dans une usine de la région Nord-Pas-de-Calais durant plusieurs années. Il est arrivé récemment dans notre région pour occuper un poste identique dans une autre usine du groupe Péchiney.
M. et Mme F. ont aussi une fille, âgée de 13 ans, en bonne santé, scolarisée au collège, en classe de 4e.

Histoire de l'enfant

Elle nous a été résumée par les parents lors du premier entretien.

- Michel est né à terme après une grossesse qui s'est déroulée normalement. Il a eu un développement normal jusqu'à l'âge de 7 mois. Jusqu'à cet âge, la maman dit « qu'elle s'est beaucoup occupée de Michel et l'a particulièrement stimulé sur le plan psychomoteur ».
- À l'âge de 7 mois, la maman reprend le travail dans une institution d'enfants handicapés et confie Michel à la garde d'une nourrice agréée, à l'extérieur du domicile familial.

Mme F. dit avoir eu une inquiétude sur le comportement de son fils vers 9 mois : « il peut rester très longtemps assis dans une pièce », il lui semble alors que son regard est fuyant, elle le retrouve parfois se balançant d'avant en arrière.
Elle rapporte que son fils est un enfant sage, qu'il dort souvent, beaucoup plus que sa fille aînée au même âge.

- À cette époque, la maman dit qu'elle a commencé à s'inquiéter mais qu'elle n'a pu en parler à personne.

Le père dit que lui n'avait rien remarqué, mais qu'il était peu présent à la maison, son travail lui prenant tout son temps.

C'est à l'âge de 12 mois qu'un incident a amené la famille à consulter un psychiatre pour la première fois : l'enfant avait été confié pour la journée aux grands-parents, et avait passé son temps à se taper la tête par terre.
Sur le carnet de santé, le bilan neuropsychiatrique systématique fait en ambulatoire est noté : électroencéphalogramme, caryotype, scanner normaux, pas d'anomalies sensorielles.
À partir de 12 mois, Michel a été suivi par un centre médicopsychologique.
Depuis l'âge de 7 ans, en accord avec les parents, il était hospitalisé en hôpital de jour, dans un CHS du Nord, ses problèmes de comportement nécessitant une structure adaptée.

- Concernant le développement psychomoteur :

– acquisition de la marche vers 24 mois ;
– acquisition de la propreté diurne et nocturne vers 4 ans ;
– absence de langage, si ce n'est parfois des mots comme : maman, boire.

Ses parents, et surtout le père, décrivent Michel comme très dépendant d'eux pour tous les actes de la vie quotidienne.

Observation lors de l'entretien d'admission

Lors de cet entretien sont présents : Michel, le psychiatre, M. et Mme F., une infirmière.
Durant tout l'entretien, Michel reste « collé » à sa maman, refuse toute approche d'un autre adulte, se balance d'une jambe à l'autre. Ne va jamais vers son père, et celui-ci ne recherche pas le contact.
Lorsqu'on aborde le sujet de l'hospitalisation, Michel se met à crier en se mordant les doigts jusqu'au sang ; les parents semblent agacés de ses comportements.

Observation lors de l'hospitalisation après une semaine

Michel ne participe pas de lui-même aux activités, il ignore les autres ; lorsque sa maman s'éloigne, il crie, hurle, se mord, refusant le soutien des soignants, et se réfugie dans un coin de la pièce.
Il émet des sons, mais pas de syllabes.
Il ne supporte aucune frustration, ce qui provoque des comportements inadaptés. Il s'automutile : se tape violemment la tête, se mord le majeur.
Pour les actes de la vie quotidienne :

- il mange seul ;

- il s'habille seul s'il est sollicité ;
- il a besoin de l'adulte pour faire sa toilette et aime beaucoup l'eau ;
- il a besoin d'être accompagné dans toutes les sorties car il s'oriente très mal lorsqu'il est dans un contexte inconnu.

Prescriptions médicales

À l'issue de cette semaine d'observation, le diagnostic d'autisme est posé, le médecin propose une hospitalisation complète 5 jours sur 7, compte tenu des perturbations du comportement et de l'épuisement de la famille, pour prise en charge de cet enfant.

Le traitement suivant est prescrit :

- thérapie individuelle : prise en charge individuelle par des bains thérapeutiques, avec 2 infirmiers référents, 2 fois par semaine durant 1 mois. Une évaluation est prévue après ce délai ;
- thérapie de groupe : travail en groupe de 4 enfants avec une éducatrice et un infirmier référent ;
- prise en charge par une psychomotricienne ;
- prise en charge à l'internat par une équipe pluridisciplinaire (infirmier, éducateur, assistante sociale) ;
- prise en charge de la famille : une aide et un soutien à la famille seront assurés par des visites à domicile, compte tenu de la naissance prochaine du 3e enfant.

Questions

1 *Définissez les modes et les lieux de prise en charge suivants :*
- *hospitalisation complète ;*
- *hospitalisation de jour ;*
- *centre médicopsychologique ;*
- *visite à domicile.*

2 *Définissez l'autisme.*

3 *Relevez dans le texte tous les éléments sémiologiques en faveur de l'autisme.*

4 *Énoncez et argumentez une hypothèse au changement de comportement survenu chez Michel après le 7e mois.*

5 *Vous êtes infirmier référent pour le bain thérapeutique, exposez 4 objectifs et les modalités de ce soin.*

6 *Exposez le projet de soins (objectifs et interventions) pour Michel, en relation avec sa famille, dans le cadre de l'équipe pluridisciplinaire, pour les 2 mois prochains.*

Proposition de corrigé

1 Modes et lieux de prise en charge

➡ **Hospitalisation complète :** l'enfant est accueilli 24 h sur 24 dans la structure d'hospitalisation. Il y a donc une prise en charge thérapeutique mais également une prise en charge d'hébergement. L'enfant est interne dans la structure.

➡ **Hospitalisation de jour :** cette structure accueille des enfants pendant la journée, les jours de semaine, et permet des soins continus aux enfants sans les couper totalement de leur milieu habituel.

➡ **Centre médicopsychologique :** c'est un lieu de consultation en dehors de la structure hospitalière. Il a pour fonction d'assurer les soins ambulatoires, les consultations et les visites à domicile des enfants ne nécessitant pas une hospitalisation.

➡ **Visite à domicile :** l'équipe se déplace au domicile du patient ne nécessitant pas une hospitalisation ou de ceux qui sont suivis au décours d'une hospitalisation.

Hospitalisation de jour, centre médicopsychologique et visites à domicile sont des alternatives à l'hospitalisation.

2 Définition de l'autisme

L'autisme est un trouble du développement mental débutant avant 30 mois.

Il associe à des degrés divers un déficit des fonctions cognitives, linguistiques, psychorelationnelles et psychomotrices.

3 Éléments sémiologiques en faveur de l'autisme

- Peut rester longtemps assis dans une pièce.
- Balancement d'avant en arrière.
- S'isole dans un coin.
- Enfant sage qui dort souvent.
- Se tape la tête par terre (automutilation + stéréotypie).
- Regard fuyant.

- Retard dans les acquisitions :
– marche vers 2 ans ;
– ne parle pas : incapable de communiquer verbalement.
- Très dépendant de ses parents pour les actes de la vie quotidienne.
- Refuse l'approche de tout adulte autre que ses parents.
- Se balance d'une jambe sur l'autre (stéréotypie).
- Automutilation : se mord le majeur jusqu'au sang.
- Communication par des cris et des hurlements ; il émet des sons.
- Comportements inadaptés lors de frustrations.
- Ne peut pas se laver seul.
- Ne se repère pas dans le temps et dans l'espace : a besoin d'être accompagné.
- Ignore les autres.

4 Hypothèse au changement de comportement

À l'âge de 5, 6 mois, l'enfant est capable de reconnaître sa mère et son entourage.

À l'âge de 8 mois : c'est la période d'angoisse à la disparition du visage de sa mère et à l'apparition d'un autre visage. La mère est devenue objet d'amour et de haine (clivage normal).

Michel a 7 mois lorsque sa maman reprend son travail et le confie à une assistante maternelle ; il perd l'objet d'amour qu'est sa mère et est angoissé par la substitution d'un autre visage, d'une autre personne qui le prend en charge.

En fait les hypothèses sont :

- soit il y a autisme méconnu par une mère attendant peu de l'enfant, l'observant et le sollicitant peu (enfant trop sage) : les éléments de stimulation sont donnés par la mère et non vérifiables ;
- soit il y a une décompensation brusque chez un bébé dont l'organisation était, pour certaines raisons, vulnérable.

Il est souvent presque impossible de faire un diagnostic après coup, d'où l'intérêt de certaines recherches utilisant les documents filmés par la famille avant la maladie.

5 Bain thérapeutique

➡ Objectifs du bain thérapeutique :

- aider l'enfant à percevoir les limites de son corps ;
- aider l'enfant à percevoir son corps comme lieu de plaisir dans un milieu de sécurité ;
- favoriser l'échange, la communication par l'intermédiaire de l'eau ;
- faire du moment du bain thérapeutique un moment de relation privilégiée entre l'enfant et l'adulte ;
- favoriser la détente, le bien-être dans un lieu sécurisant ;
- faire accepter à l'enfant la durée limitée du soin : instaurer un cadre.

➡ Modalités :

- il s'agit d'une prescription médicale en ce qui concerne le rythme et la présence de 2 infirmiers référents, porteurs du projet de soins ;
- les infirmiers décident des lieux, jours, heures et durée (entre 1/2 h et 1 h). Ils planifient cette prescription ;
- les jours, heures et durée sont fixes ;
- le lieu choisi doit être une salle de bains d'un autre service (pour bien différencier le bain thérapeutique de la toilette) ou une pataugeoire aménagée ;
- le référent prépare le bain : chauffage de la salle de bains, eau, serviette, sortie de bain, jouet d'eau, éventuellement musique ;
- l'enfant, en présence du référent, se déshabille, choisit des jouets, entre dans l'eau ;
- jeux d'eau entre l'enfant et le référent ;
- après 1/2 h : sortie, séchage, maternage ;
- synthèse par écrit de ce qui s'est passé, par le référent ;
- dans un deuxième temps, une élaboration orale pourra être faite en réfléchissant, soit avec un superviseur psychothérapeute habitué à ce type d'enfants et de prise en charge, soit avec le groupe soignant.

6 Projet de soins

➡ Objectifs :

- éducationnels :
– en rapport avec le maintien et le développement des acquisitions des gestes de la vie courante ;
– concernant le développement des conduites sociales ;
- thérapeutiques :
– en rapport avec l'adaptation aux nouvelles personnes et structures ;
– réduire l'angoisse ;
– rechercher des moyens de communication, d'échange ;
– acquérir des repères dans le temps et l'espace dans cette unité d'hospitalisation ;

• familiaux :
– préserver l'équilibre familial et l'intégration de Michel dans sa famille ;
– amener Michel à intégrer la naissance prochaine.

Plan d'action :
• réaliste : Michel arrive dans un service, donc les actions infirmières consisteront à observer, écouter, comprendre, mettre en place un projet de soins qui sera évalué 2 mois après et réajuster suivant les connaissances acquises par le personnel sur cet enfant ;
• prenant en compte les éléments relevés dans le texte concernant l'équipe et les moyens mis à disposition :
– le travail de groupe avec une éducatrice et un infirmier référent ;
– le bain thérapeutique ;
• comprenant la gestion des actes de la vie courante : habillage, propreté, repas ;
• prenant en compte la structure familiale :
– la prise en charge adaptée des parents et le travail en collaboration avec eux ;
– la nécessité de soutenir la maman pour qu'elle maintienne la relation avec Michel ;
– le risque de perturbation de l'équilibre familial du fait de la naissance prochaine, à évaluer lors des visites à domicile ;
– l'évaluation avec la famille de sa capacité à tolérer Michel : actuellement, après la naissance, à long terme en évitant la culpabilisation et en recherchant, avec eux, un internat de prise en charge de longue durée si tel est leur projet ;
• prévoyant le travail avec Michel sur la naissance prochaine.

Troubles psychotiques

Vous travaillez comme infirmière dans un hôpital de jour du secteur de pédopsychiatrie d'une capacité d'accueil de 4 enfants.
Vous avez, avec une autre infirmière, la responsabilité soignante d'un groupe d'enfants, âgés de 18 mois à 3 ans.
Le médecin psychiatre, responsable de l'hôpital de jour, vous informe de l'arrivée prochaine d'un enfant dans ce groupe.

Informations

- L'enfant est un garçon prénommé J., âgé de 18 mois.
- Le médecin l'a rencontré alors qu'il était encore hospitalisé en service de pédiatrie.
- Cette hospitalisation s'était faite à la demande de la PMI (Protection maternelle et infantile) et du médecin de famille pour « cassure de la courbe de poids et vomissements ».
- Cette hospitalisation a duré 2 mois et vient juste de prendre fin.

Compte rendu d'hospitalisation

- Troubles des conduites alimentaires, de type mérycisme [1], expliquant la perte de poids.
- Troubles importants du contact avec isolement relationnel, indifférence au contact, fuite du regard (début de langage sans valeur d'échange).
- Grande instabilité psychomotrice avec déambulations incessantes (l'enfant a acquis la marche), peu d'intérêt aux jouets, difficultés à maintenir son attention, tendance à jouer exclusivement avec son corps.
- Troubles du sommeil : aucune régularité en ce qui concerne les périodes de sommeil, difficultés d'endormissement importantes.
- Apparition de crises d'épilepsie vers la fin de l'hospitalisation : épisodes d'absences avec parfois chute de la tête et contractures de courte durée.

Traitement médical mis en place

- Prépulsid® (modificateur de la motricité digestive) : 1 dose par 10 kg, 4 fois par jour.
- Dépakine® (antiépileptique) : 150 mg 2 fois par jour.
- Alimentation mixée.
- Surveillance et contrôle sur le plan neurologique assurés par le pédiatre.
- Contrôle de la dépakinémie : 1 fois par mois.
- Contrôle EEG : prévu dans 2 mois.

À ce jour, l'enfant a repris un poids normal (11 kg). Il s'alimente nettement mieux qu'à son entrée en pédiatrie mais il existe encore une certaine persistance des ruminations et son alimentation est très sélective : « préfère essentiellement les mets sucrés ». L'apprentissage de la propreté n'est pas acquis. Il a été aussi observé que le moment du bain était très apprécié par l'enfant durant son hospitalisation, « accepte alors et apprécie le toucher, le contact ».
Le médecin psychiatre vous explique que, selon lui, l'hospitalisation en hôpital de jour a pour objectif « d'éviter une évolution vers une structuration psychotique ».
Les parents ont eu beaucoup de mal à accepter l'indication de prise en charge par le secteur de pédopsychiatrie.
Ils ont, dans un premier temps, refusé une proposition d'orientation vers une famille d'accueil thérapeutique. La notion de séparation, même partielle, leur paraissait tout à fait irréalisable.
Ils acceptent désormais l'hospitalisation de jour et se proposent d'accompagner l'enfant le matin et de venir le chercher le soir.

La famille est connue depuis longtemps des services sociaux et notamment de la PMI :

- elle est présentée comme fruste et défavorisée sur le plan socioculturel ;
- aucun des deux parents ne travaille ;
- ils sont mariés et vivent sous le même toit. Le père a 50 ans et la mère 34 ans ;
- ils ont 5 enfants. J est le benjamin ;
- deux frères sont accueillis en IME (Internat médicoéducatif) en internat de semaine. Ils présentent des troubles du comportement et un retard intellectuel ;
- la puéricultrice de PMI, qui connaît bien la famille, précise que la mère de J. le « nourrit correctement mais s'en occupe assez peu » ;
- le père serait beaucoup plus proche de l'enfant et le stimulerait plus souvent.

Ressources dont vous disposez à l'hôpital de jour :

- une équipe pluridisciplinaire composée de :
  – psychiatre ;

1. Mérycisme : symptôme digestif caractérisé par la régurgitation provoquée des aliments, suivie d'une rumination plus ou moins partielle. Cette activité complexe se produit répétitivement quand l'enfant se croit seul.

– psychologue ;
– psychomotricien ;
– orthophoniste ;
– assistante sociale ;
– infirmières ;
– cadre infirmier ;
– agents des services hospitaliers ;

(Cette équipe se réunit une fois par semaine. Les projets de soins sont élaborés puis évalués et réajustés en réunion de synthèse.)

• un groupe « petits enfants », de capacité maximale de :
– 4 enfants âgés de 18 mois à 3 ans ;
– 2 infirmières attachées à ce groupe : vous et une collègue ;

• un espace réservé à ce groupe :
– 1 salle d'activités avec différents jouets ou jeux… ;
– 1 salle de repos avec matelas, petits lits, matériel pour le change ;
– 1 salle de bain avec baignoire et W-C pour petits enfants ;
– 1 salle de repas ;

• une salle pour les prises en charge individualisées assurées par les infirmières avec jeux, jouets, etc. ;
• une salle d'accueil pour la famille et les enfants lors de l'arrivée ou du départ à l'hôpital de jour.

Un carnet de liaison (famille/hôpital de jour) accompagne l'enfant et permet l'inscription d'informations.

Questions

1 *Considérant que, durant 2 à 3 semaines, cet enfant sera en période d'observation, rédigez l'analyse de la situation en établissant des liaisons significatives entre les données du texte et vos connaissances.*

2 *Formulez les problèmes à prendre en considération dès son admission à l'hôpital de jour : problèmes relevant du travail en collaboration et relevant du rôle propre.*

3 *Déduisez-en les objectifs, actions et moyens d'évaluation à mettre en place pour les 15 prochains jours.*

Proposition de corrigé

1 et 2 Analyse de la situation et problèmes à prendre en considération

➡ Problème principal, justifiant l'hospitalisation en hôpital de jour : problème psychique

Manifestations traduisant une pathologie d'allure psychotique et ayant comme risque une structuration de la personnalité sur le mode psychotique (selon le psychiatre : « le risque d'évolution vers une structuration psychotique »).

Ces manifestations évoquant le risque d'installation d'une psychose infantile sont :

• un syndrome autistique :
– troubles du contact ;
– isolement relationnel ;
– indifférence du contact ;
– fuite du regard ;
– joue surtout avec son corps ;

• une hyperactivité psychomotrice :
– déambulations incessantes ;
– peu d'intérêt pour les jouets ;

• des troubles cognitifs : difficultés d'attention ;

• des troubles du sommeil :
– difficultés d'endormissement ;
– irrégularité des périodes de sommeil ;

• des troubles alimentaires : le mérycisme.

La prescription par le médecin de Prépulsid® et d'une alimentation mixée a pour objectif de réduire, voire de faire disparaître les troubles alimentaires, notamment les phénomènes de régurgitation. En effet, les conséquences possibles du mérycisme sur l'état général de l'enfant peuvent être très graves, ce qui a d'ailleurs justifié son hospitalisation en pédiatrie.

Ce traitement (Prépulsid® et alimentation mixée) est donc essentiellement symptomatique (il ne s'attaque pas aux causes du mérycisme), mais il a pour but de limiter les complications potentielles dues à ce symptôme.

➡ Problème d'origine organique et neurologique : l'épilepsie

Cette affection neurologique s'est jusqu'alors traduite par des épisodes d'absences avec parfois chute de la tête et contractures de courte durée.

Elle est d'apparition assez récente (fin de l'hospitalisation en pédiatrie). Les manifestations plus ou moins visibles de l'épilepsie chez cet enfant

nécessiteront une observation et une surveillance particulières de la part des infirmières.
Le problème somatique est important à prendre en compte car à la souffrance psychologique se traduisant par des manifestations d'allure psychotique se surajoute une souffrance cérébrale.
L'administration régulière (2 fois par jour) de Dépakine® a pour objectif de limiter cette souffrance cérébrale et d'éviter l'apparition de manifestations épileptiques. Ici encore, l'observation et la surveillance infirmières seront nécessaires notamment pour s'assurer, sur un plan clinique, de la bonne adaptation du traitement (le contrôle mensuel de la dépakinémie confirmant celle-ci).

Autre dimension à prendre en compte pour la situation de soins : la dimension sociale

- Milieu fruste et défavorisé, passé lourd (2 enfants en IME).
- Une mère qui selon la PMI est assez peu stimulante. La question de carence de nature affective sera à aborder. L'hypothèse de cette carence est renforcée par le mérycisme qui signe bien souvent un investissement insuffisant de la mère pour son enfant. Le père apparaît comme pouvant être plus facilement une ressource.
- La difficulté des parents à accepter un travail avec la pédopsychiatrie. Or, un des éléments essentiels à prendre en compte, lors de l'élaboration d'une démarche de soins, est l'implication de la famille dans ce projet de soins : cela accroît les chances d'atteindre les objectifs.
- Les partenaires :
  – la présence de la PMI : partenaire intéressant car bonne et ancienne connaissance de la famille : travail de partenariat à développer ;
  – médecin de famille : avait décidé l'hospitalisation en pédiatrie ;
  – pédiatrie : connaissance de l'enfant (longue hospitalisation) et de la famille, assure une surveillance pédiatrique sur les plans organique et neurologique.

La qualité de la collaboration des différents partenaires (pédopsychiatrie, PMI, pédiatrie, médecin de famille), la possibilité pour la famille de comprendre et de participer à la démarche soignante, les ressources potentielles de l'enfant (son âge : 18 mois, son potentiel de développement…) sont des facteurs qui vont déterminer en grande partie l'élaboration puis l'évolution du projet de soins pour J.

3 Problèmes, objectifs, actions et moyens d'évaluation à mettre en place

Problèmes	Objectifs et buts	Actions et moyens	Évaluations
Manifestations psychiques se traduisant par :	Aider l'enfant à accéder progressivement à une structuration psychique et à établir une relation avec l'autre.		• Lors des réunions de synthèse hebdomadaire, évaluer la validité de ce cadre thérapeutique et le réajuster, si besoin.
• des troubles du contact : – isolement relationnel ; – fuite du regard ; – indifférence au contact ; – tendance à jouer exclusivement avec son corps.		• Poser un cadre structurant : – importance des repères dans la structuration de son temps, de son espace ; – définir un emploi du temps régulier : . heures d'arrivée ; . heures de départ ; . horaires des temps de groupe, des temps de prise en charge individualisée ;	

Problèmes	Objectifs et buts	Actions et moyens	Évaluations
• des troubles du comportement : – grande instabilité psychomotrice ; – manque d'intérêt pour les jouets ; – difficultés à maintenir son attention.		– bien différencier les temps, les lieux, les activités, les personnes intervenant auprès de l'enfant ; – assurer les principes de régularité et de continuité. • À l'intérieur de ce cadre : proposer à l'enfant des situations lui permettant d'entrer en relation avec l'infirmière. *Le change* : moment de relation privilégiée : – les soins corporels ont valeur de maternage ; – à effectuer dans un endroit calme et confortable ; – qualité de présence de l'infirmière : bien observer les réactions de l'enfant, possibilité d'échanges, de regards, de paroles. *Le bain* : – valeur relationnelle ; – eau = qualité structurante (notion d'enveloppe) ; – peut être aussi le support de jeux, d'échanges ; – salle d'activités de groupe ; – simplifier l'environnement spatial. Là encore, l'environnement doit être tranquille ; – aider l'enfant à se centrer sur une activité ; – proposer à l'enfant les jouets, un à un ; – avoir une attitude rassurante, chaleureuse mais stimulante ;	• Faire, par écrit, un relevé quotidien des observations.

Problèmes	Objectifs et buts	Actions et moyens	Évaluations
		ex. : prise en charge infirmière individualisée ; – utiliser tous les canaux de communication pour stimuler l'échange avec J. : voix, gestes, regards… ; – proposer des jeux à 2 ; – être attentif à tous les signaux que peut envoyer l'enfant afin d'être prêt à lui répondre ; – gratifier J. quand un échange s'est produit : exprimer sa satisfaction.	• Si des séances de supervision existent, les utiliser pour comprendre et faire évoluer la relation infirmière-enfant.
Troubles des conduites alimentaires (persistance du mérycisme).	Assurer à l'enfant un apport alimentaire suffisant en quantité et qualité : éviter risques de perte de poids, déséquilibre nutritionnel, déshydratation.	• Assurer une régularité dans la prise des repas (mêmes heures, même endroit). • Offrir à l'enfant, lors du repas, un environnement suffisamment calme. • Nommer une infirmière référente pour le repas (important car l'alimentation est aussi un moment de relation). • Proposer de préférence à J. des mets qu'il apprécie, tout en veillant à assurer une alimentation équilibrée. • Faire preuve de patience face aux possibles manifestations du mérycisme souvent difficiles à vivre. • Administrer du Prépulsid®. • Surveiller l'éventuelle apparition de troubles secondaires (ex. : diarrhée…). • Tenir informés les parents de l'évolution de	• Noter les apports quotidiens. • Surveiller régulièrement le poids ; ex. : 1 fois par semaine à heure fixe (dans des conditions semblables d'une fois à l'autre). • Noter dans le dossier, la fréquence et l'intensité des ruminations et de leur contexte. • Recueillir auprès des parents, des informations

Problèmes	Objectifs et buts	Actions et moyens	Évaluations
		l'enfant, sans pour cela se centrer essentiellement sur ce problème.	sur son comportement alimentaire à la maison.
Troubles du sommeil (difficultés d'endormissement, irrégularité des périodes de sommeil).	Atténuer progressivement les troubles du sommeil afin de permettre à l'enfant de s'assurer un repos réparateur.	• Aménager dans l'emploi du temps de l'enfant à l'hôpital de jour, des périodes à heure fixe et un lieu lui permettant de s'endormir dans de bonnes conditions ; ex. : sieste après le déjeuner, dans un endroit calme et paisible. • Mettre en place des rituels préparant à l'endormissement ; ex. : utilisation d'une petite musique d'endormissement et d'une chansonnette. • Demander aux parents de fournir un objet familier à l'enfant (1 peluche, 1 mouchoir…). • Assurer un accompagnement de préférence par la même infirmière. • Durant la journée, surveiller l'état de l'enfant. S'il apparaît très fatigué, l'accompagner sur le lieu d'endormissement habituel. • Informer les parents de son sommeil à l'hôpital de jour (si pas de contact direct avec la famille, utiliser le carnet de liaison).	• Noter les phases d'endormissement : heures de début, durée du sommeil. • Noter la qualité du sommeil. • Noter la qualité du réveil. • Obtenir auprès des parents des informations sur la qualité de son sommeil à la maison.
Épilepsie (risque d'apparition de crises).	Éviter l'apparition ou la répétition de crises épileptiques.	• Administration régulière du traitement (Dépakine®).	• Veiller au contrôle régulier de la dépakinémie par le pédiatre :

Problèmes	Objectifs et buts	Actions et moyens	Évaluations
		• Surveillance et observation de l'enfant : son état général, pâleur, fatigue, son activité… ; • Éviter de placer l'enfant dans des situations fragilisantes et agressantes : bruits, excès lumineux. • Assurer une bonne régularité de vie (sommeil, alimentation). • Prévoir le matériel en cas de crise (voir avec médecin si besoin d'une prescription anticonvulsivante au cas où…). • S'assurer du contrôle régulier EEG. • S'assurer du contrôle clinique régulier par le pédiatre.	prendre connaissance des résultats. • Noter dans le dossier de soins toutes les variations de l'état général et du comportement. • Si des crises se produisent : noter précisément les caractéristiques (prodrome, symptômes, durée, intensité, etc.). • Noter les effets secondaires de la Dépakine® : – risque d'hépatopathie (abattement, somnolence, asthénie, anorexie…) ; – risque de réapparition des crises d'épilepsie. • Veiller à la prise du rendez-vous d'EEG par les parents : s'assurer de la communication des résultats. • Veiller à la prise de rendez-vous avec le pédiatre : s'assurer de la communication d'un compte rendu.
		• Action éducative auprès des parents.	• Entretiens réguliers avec les parents pour évaluer les effets de l'action éducative.
Famille réticente à un travail avec l'équipe de pédopsychiatrie	Faciliter l'acceptation d'un accueil en hôpital de jour.	• Accueil initial de la famille : – 1er contact : très important ; – se rendre disponible lors de leur visite ; – se présenter, présenter l'hôpital de jour (visite des lieux) et le fonctionnement de l'unité ; – choisir des mots adaptés au niveau socio-culturel de la famille. • Une fois l'emploi du temps de J. établi : leur	• Lors des réunions de synthèse : – regroupement des informations par les différents membres de l'équipe pluridisciplinaire ; – bien déterminer en équipe, « qui fait quoi » auprès de la famille.

Problèmes	Objectifs et buts	Actions et moyens	Évaluations
		donner par écrit cet emploi du temps : – insister sur l'importance des notions de régularité de fréquentation de l'hôpital de jour, et de régularité des heures d'arrivée et de départ ; – leur expliquer qu'ils ont un rôle important à jouer dans la réalisation du projet ; – expliquer l'intérêt d'échanges entre famille et équipe sur la vie quotidienne de l'enfant à l'hôpital de jour et/ou chez lui. • Établir un travail de partenariat avec les autres professionnels intervenant auprès de la famille : – prise de contact avec PMI : les informer des objectifs de l'hospitalisation ; – établir avec eux des rencontres régulières pour harmoniser les approches ; – recueillir des informations complémentaires ; – prise de contact médecin/famille.	 • Mise en place des réunions partenariales. • Point sur l'évolution du projet de soins. • Détermination d'actions et programmation des évaluations de ces actions.

4

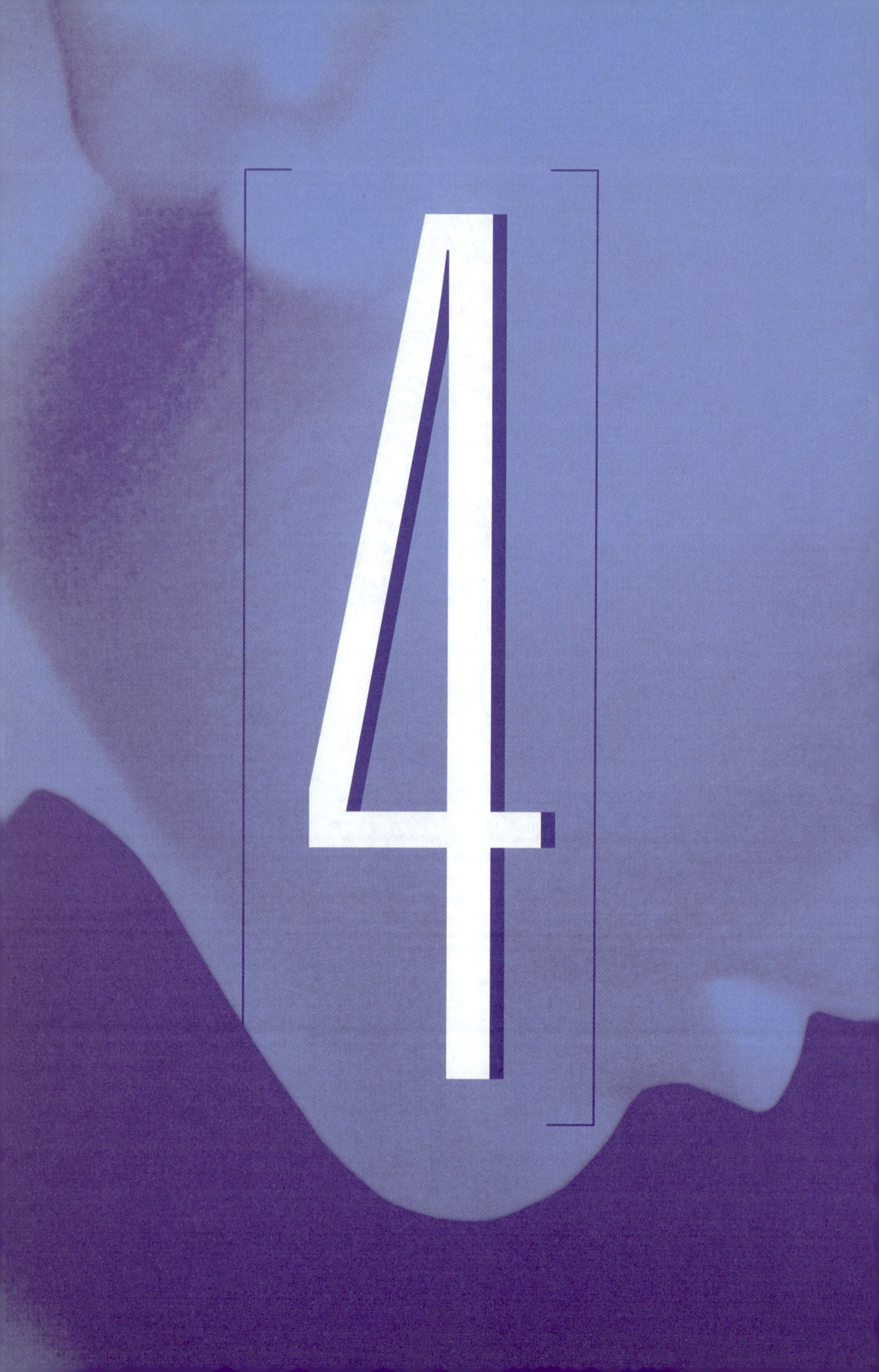
4

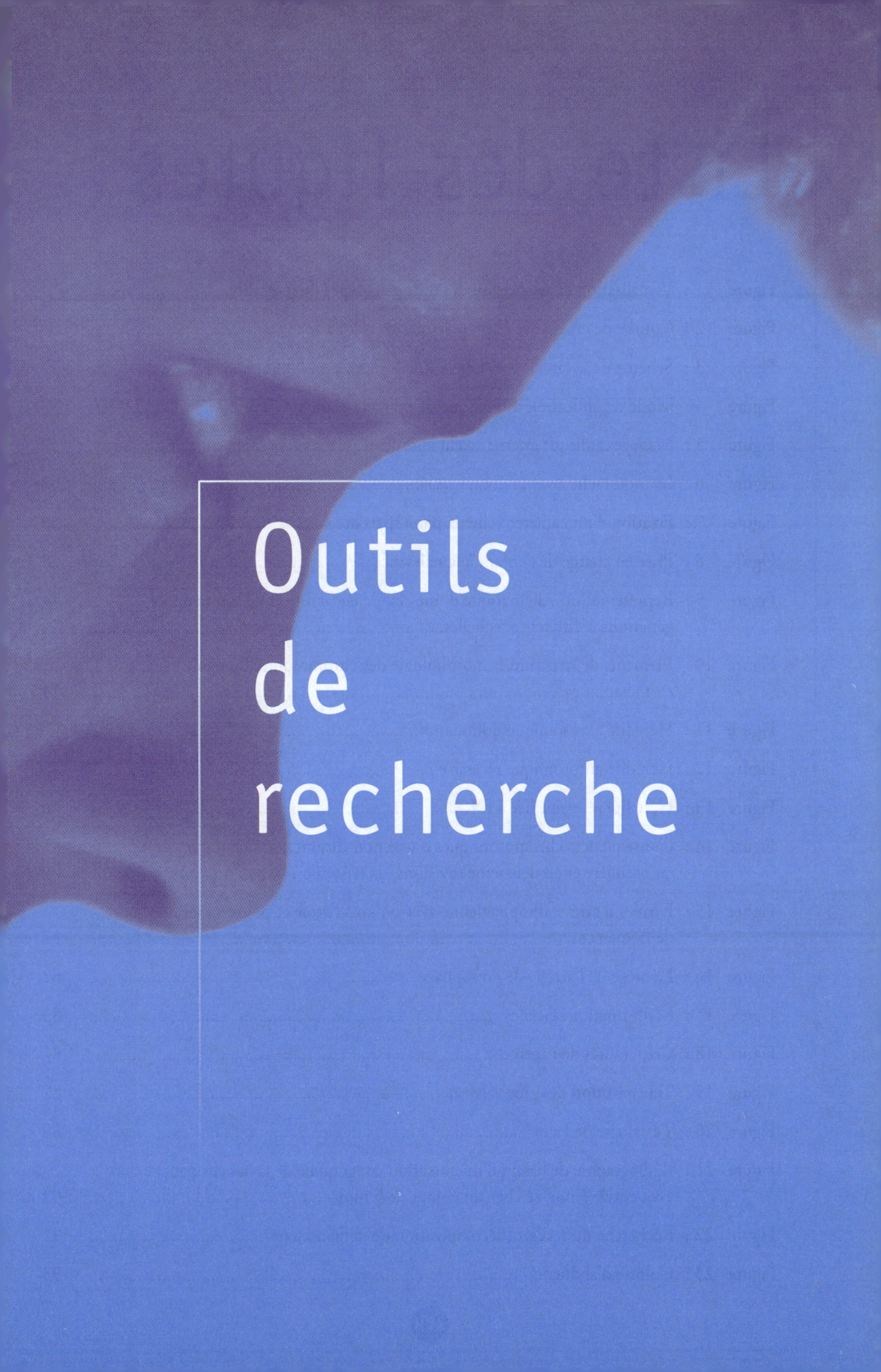

Outils de recherche

Liste des figures

Liste des tableaux

Bibliographie

ALGRANTI-FILDIER B., FORTINEAU J., *Dépression mère-nourrisson. Pour une intervention précoce.* Neuropsychiatr. Enf. Adolesc., N° 1-2, 1999.

BRODIN M., DOMMERGUE J.-P., DEHAN M., *et al., Enseignement et avenir de la pédiatrie.* Société française de Pédiatrie, Paris, Doin Éditeurs, 1995.

GHANASSIA E., PROCUREUR V., *Embryologie, Biologie du développement et de la reproduction*, Paris, éditions Estem, 1999.

GOLSE B., *Du corps à la Pensée*, Le Fil rouge, Paris, PUF, 1999.

HOCHMAN J., *Pour soigner l'enfant psychotique*, Toulouse, Privat, 1984.

KLEIN M., *La psychanalyse des enfants*, 1932, Paris, PUF, 1959.

KREMP L., *Puériculture et pédiatrie*, Rueil-Malmaison, éditions Lamarre, 2005.

LEPORRIER M., *La Petite Encyclopédie Médicale Hamburger*, Paris, Médecine-Sciences, Flammarion, 1993.

MALHER M., *Psychose infantile*, 1968, Paris, Petite Bibliothèque Payot, 1977.

MICHELI J.L., DUC G., *Précis de pédiatrie*, sous la direction de SIZONENKO P. C., GRISCELLI C., Lausanne, éditions Payot, Paris, Doin Éditeurs, 1996.

SILBERNAGL S., DESPOPOULOS A., *Atlas de poche de Physiologie*, Paris, Médecine-Sciences – Flammarion, 1995.

SIZONENKO P. C., GRISCELLI C., *Précis de pédiatrie*, Lausanne, éditions Payot, Paris, Doin Éditeurs, 1996.

SPITZ R. A., *De la naissance à la parole*, Paris, PUF, 1968.

TUSTIN F., *Les États Autistiques de l'Enfant*, 1981, Paris, Le Seuil, avril 1986.

VIDAIHET M., VIDAILHET H C., MARET M., *Soins infirmiers en pédiatrie et en pédopsychiatrie*, Nouveaux cahiers de l'infirmière, 25, Paris, Masson, 1998.

WEBER Michel L., *Dictionnaire de thérapeutique pédiatrique*, Les Presses de l'Université de Montréal, Paris, Doin Éditeurs, 1994.

WINNICOTT D. W., *De la pédiatrie à la psychanalyse*, Paris, Payot, 1969.

Listes des lois, décrets et circulaires

Consulter également sur le site du ministère de la Santé (www.sante.gouv.fr) :

Infections invasives à méningocoques, décembre 2001 (actualisation novembre 2004).

Infections nosocomiales, 16 février 1999 (actualisation février 2006), programme national de lutte contre les infections nosocomiales 2005-2008.

Index

N

O

P

Q

R

S

Notes

Mise en page : Euronumérique
Achevé d'imprimer en juin 2006
sur les presses de l'imprimerie Euradius
Dépot légal : juin 2006

Imprimé aux Pays-Bas